普通高等医学院校五年制临床医学专业第二轮教材

医学生物学

（第2版）

（供临床医学、预防医学、口腔医学、护理学、药学等专业用）

主　　编　张　闻　郑　多
副 主 编　龙　莉　夏米西努尔·伊力克　方　玲　吴　静
编　　者　（以姓氏笔画为序）
　　　　　方　玲（广西医科大学）
　　　　　龙　莉（昆明医科大学）
　　　　　吴　静（云南中医药大学）
　　　　　张　闻（昆明医科大学）
　　　　　郑　多（深圳大学医学院）
　　　　　夏米西努尔·伊力克（新疆医科大学）
　　　　　殷晓蕾（山东第一医科大学）
　　　　　崔照琼（昆明医科大学海源学院）
　　　　　韩洋洋（新疆医科大学）
　　　　　霍　静（长治医学院）
编写秘书　杨榆玲（昆明医科大学）
绘　　图　吴艳瑞（昆明医科大学）
　　　　　周　萍（云南中医药大学）

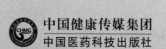
中国健康传媒集团
中国医药科技出版社

内 容 提 要

　　本书是"普通高等医学院校五年制临床医学专业第二轮教材"之一，根据全国普通高等医学院校五年制临床医学专业教材编写总体原则和医学生物学课程教学大纲的基本要求和课程特点编写而成。内容包括细胞、遗传和演化3篇共16章，涵盖细胞生物学、医学遗传学、进化生物学、生态学、生物技术等方面的基本知识，重点是有关细胞和遗传的内容。本书具有贴近医学教学、简明扼要、内容新颖而不失系统性、重点突出等特点。

　　本书供全国普通高等医学院校临床医学、口腔医学、预防医学、护理学、药学等专业使用。

图书在版编目（CIP）数据

医学生物学/张闻，郑多主编 . —2 版 . —北京：中国医药科技出版社，2022. 12

普通高等医学院校五年制临床医学专业第二轮教材

ISBN 978 - 7 - 5214 - 3667 - 9

Ⅰ. ①医…　Ⅱ. ①张… ②郑…　Ⅲ. ①医学 – 生物学 – 医学院校 – 教材　Ⅳ. ①R318

中国版本图书馆 CIP 数据核字（2022）第 221362 号

美术编辑　陈君杞
版式设计　友全图文

出版　**中国健康传媒集团** | 中国医药科技出版社

地址　北京市海淀区文慧园北路甲 22 号

邮编　100082

电话　发行：010 - 62227427　邮购：010 - 62236938

网址　www. cmstp. com

规格　889×1194mm $\frac{1}{16}$

印张　16 $\frac{1}{4}$

字数　475 千字

初版　2016 年 10 月第 1 版

版次　2022 年 12 月第 2 版

印次　2022 年 12 月第 1 次印刷

印刷　三河市万龙印装有限公司

经销　全国各地新华书店

书号　ISBN 978 - 7 - 5214 - 3667 - 9

定价　55.00 元

获取新书信息、投稿、为图书纠错，请扫码联系我们。

为了贯彻《中共中央、国务院中国教育现代化2035》"加强创新型、应用型、技能型人才培养规模"的战略任务要求，落实《国务院办公厅关于加快医学教育创新发展的指导意见》，紧密对接新医科建设对医学教育改革的新要求，满足新时代医疗卫生事业对人才培养的新需求，中国医药科技出版社在教育部、国家药品监督管理局的领导下，通过走访主要院校对2016年出版的"全国普通高等医学院校五年制临床医学专业'十三五'规划教材"进行了广泛征求意见，有针对性的制定了第二版教材的出版方案，旨在赋予再版教材以下特点。

1.立德树人，融入课程思政

把立德树人贯穿、落实到教材建设全过程的各方面、各环节。课程思政建设应体现在知识技能传授中厚植爱国主义情怀，加强品德修养、增长知识见识、培养奋斗精神灌输，不断提高学生思想水平、政治觉悟、道德品质、文化素养等。医学教材着重体现加强救死扶伤的道术、心中有爱的仁术、知识扎实的学术、本领过硬的技术、方法科学的艺术的教育，培养医德高尚、医术精湛的人民健康守护者。

2.精准定位，培养应用人才

坚持体现《中共中央、国务院中国教育现代化2035》"加强创新型、应用型、技能型人才培养规模"的战略任务，落实《国务院办公厅关于加快医学教育创新发展的指导意见》中"立足基本国情，以服务需求为导向，以新医科建设为抓手，着力创新体制机制，分类培养研究型、复合型和应用型人才"的医学教育目标，结合医学教育发展"大国计、大民生、大学科、大专业"的新定位，注重人才培养应从疾病诊疗提升拓展为预防预防、诊疗和康养，以健康促进为中心，服务生命全周期、健康全过程的转变，精准定位教材内容和体系。教材编写应体现以医疗卫生事业需求为导向，以岗位胜任力为核心，以培养医工、医理、医文学科交叉融合的高素质、强能力、精专业、重实践的本科医学人才培养目标。

3.适应发展，优化教材内容

必须符合行业发展要求。构建教材内容结构，要体现医疗机构对医学人才在临床实践能力、沟通交流能力、服务意识和敬业精神等方面的要求；体现临床程序贯穿于教学的全过程，培养学生的整体临床意识；体现国家相关执业资格考试的有关新精神、新动向和新要求；注重吸收行业发展的新知识、新技术、新方法，体现学科发展前沿，并适当拓展知识面，为学生后续发展奠定必要的基础；满足以学生为中心而开展的各种教学方法的需要，充分发挥学生的主观能动性。

4. 遵循规律，注重"三基""五性"

遵循教材规律。针对普通高等医学院校本科医学类专业教学需要，教材内容应注重"三基"（基本知识、基础理论、基本技能）、"五性"（思想性、科学性、先进性、启发性、适用性）；内容成熟、术语规范、文字精炼、逻辑清晰、图文并茂、易教易学；注意"适用性"，即以普通高等学校医学教育实际和学生接受能力为基准编写教材，满足多数院校的教学需要。

5. 创新模式，提升学生能力

加强"三基"训练，着力提高学生分析问题和解决问题的能力。在不影响教材主体内容的基础上要保留"案例引导""学习目标""知识链接""目标检测"模块，去掉知识拓展模块。进一步优化各模块的内容，培养学生理论联系实践的实际操作能力、创新思维能力和综合分析能力；增强教材的可读性和实用性，培养学生学习的自觉性和主动性。

6. 丰富资源，优化增值服务内容

搭建与教材配套的中国医药科技出版社在线学习平台"医药大学堂"（数字教材、教学课件、图片、视频、动画及练习题等），实现教学信息发布、师生答疑交流、学生在线测试、教学资源拓展等功能，促进学生自主学习。

本套教材凝聚了省属院校高等教育工作者的集体智慧，体现了凝心聚力、精益求精的工作作风，谨此向有关单位和个人致以衷心的感谢！

尽管所有参与者尽心竭力、字斟句酌，教材仍然有进一步提升的空间，敬请广大师生提出宝贵意见，以便不断修订完善！

普通高等医学院校五年制临床医学专业第二轮教材

建设指导委员会名单

主 任 委 员　樊代明

副主任委员　（以姓氏笔画为序）

于景科（济宁医学院）　　　　　　王金胜（长治医学院）

吕雄文（安徽医科大学）　　　　　朱卫丰（江西中医药大学）

杨　柱（贵州中医药大学）　　　　吴开春（第四军医大学）

何　涛（西南医科大学）　　　　　何清湖（湖南医药学院）

宋晓亮（长治医学院）　　　　　　郑金平（长治医学院）

唐世英（承德医学院）　　　　　　曾　芳（成都中医药大学）

委　　　员　（以姓氏笔画为序）

于俊岩（长治医学院附属和平　　　于振坤（南京医科大学附属南京
　　　　医院）　　　　　　　　　　　　　明基医院）

马　伟（山东大学）　　　　　　　丰慧根（新乡医学院）

王　玖（滨州医学院）　　　　　　王伊龙（首都医科大学附属北京天坛医院）

王旭霞（山东大学）　　　　　　　王育生（山西医科大学）

王桂琴（山西医科大学）　　　　　王雪梅（内蒙古医科大学附属医院）

王勤英（山西医科大学）　　　　　艾自胜（同济大学）

叶本兰（厦门大学医学院）　　　　付升旗（新乡医学院）

朱金富（新乡医学院）　　　　　　任明姬（内蒙古医科大学）

刘春杨（福建医科大学）　　　　　闫国立（河南中医药大学）

江兴林（湖南医药学院）　　　　　孙国刚（西南医科大学）

孙思琴（山东第一医科大学）　　　李永芳（山东第一医科大学）

李建华（青海大学医学院）　　　　李春辉（中南大学湘雅医学院）

杨　征（四川大学华西口腔医　　　杨少华（桂林医学院）

　　　　　学院）　　　　　　　　杨军平（江西中医学大学）

邱丽颖（江南大学无锡医学院）　　何志巍（广东医科大学）

邹义洲（中南大学湘雅医学院）　　张　闻（昆明医科大学）

张　敏（河北医科大学）　　　　　张　燕（广西医科大学）

张秀花（江南大学无锡医学院）　　张晓霞（长治医学院）

张喜红（长治医学院）　　　　　　陈万金（福建医科大学附属第一医院）

陈云霞（长治医学院）　　　　　　陈礼刚（西南医科大学）

武俊芳（新乡医学院）　　　　　　林友文（福建医科大学）

林贤浩（福建医科大学）　　　　　明海霞（甘肃中医药大学）

罗　兰（昆明医科大学）　　　　　周新文（华中科技大学基础医学院）

郑　多（深圳大学医学院）　　　　单伟超（承德医学院）

赵幸福（南京医科大学附属　　　　郝少峰（长治医学院）

　　　　　无锡精神卫生中心）　　郝岗平（山东第一医科大学）

胡　东（安徽理工大学医学院）　　姚应水（皖南医学院）

夏　寅（首都医科大学附属北京　　夏超明（苏州大学苏州医学院）

　　　　　天坛医院）　　　　　　高凤敏（牡丹江医学院）

郭子健（江南大学无锡医学院）　　郭崇政（长治医学院）

郭嘉泰（长治医学院）　　　　　　黄利华（江南大学附属无锡五院）

曹玉萍（中南大学湘雅二医院）　　曹颖平（福建医科大学）

彭鸿娟（南方医科大学）　　　　　韩光亮（新乡医学院）

韩晶岩（北京大学医学部）　　　　游言文（河南中医药大学）

数字化教材编委会

21 世纪是生命科学的世纪。生命科学是一个活跃的知识体系，也是医学的重要基础。医学生物学作为一门通论性的医学基础课程，它的任务是帮助医学生了解生命科学的全貌，并获得普遍的、规律性的生命知识。生命科学博大精深，有些知识非常古老，有些知识则在不断更新。本教材对生物医学的一些重要的基础知识，在系统框架下做了深入浅出的阐释，以利于医学生进一步学习后续的医学课程。

本教材的第二版与第一版相比，在系统性、科学性和实用性上有了明显提高。第二版将医学生物学的教学内容按细胞、遗传和演化三大主题分为三篇，每篇五章，加上第一章生命概论，全书共十六章，内容涵盖细胞生物学、医学遗传学、发育生物学、进化生物学、生物分类学、生态学、生物实验技术、生物工程等方面的基础内容。第一篇"细胞"的五章是认识细胞、细胞膜、细胞核、细胞质和细胞的生命历程，比第一版更符合教学习惯。第二篇"遗传"的五章为遗传与变异、染色体遗传、人类孟德尔遗传、复杂性状的遗传和遗传医学，也更贴近教学的实际需求。第三篇"演化"分为生物进化、生物简史、人的由来、人与自然和生物技术五章，在继承一些传统生物学内容的同时，引入了一些学科新进展。

本书的编者均为来自高等医学院校具有丰富教学经验的一线教师，编写的内容主要是针对医学本科各专业的实际教学需要，力求做到贴近医学教学、简明扼要和内容新颖。在编写过程中，我们不仅注重生物学基础知识的系统讲解，而且兼顾培养医学生的职业道德、医学人文素养和临床实践能力。在编写时还注意与高中生物学、本科医学教育标准、执业医师资格考试、住院医师规范化培训相衔接。除正文外，各章还包括学习目标、临床讨论、知识链接、本章小结和目标检测等模块，进一步强化重点、化解难点，以培养学生临床综合思维能力及解决实际问题的能力。同时，为丰富教学资源，强化教学互动，更好地满足教学需要，本教材免费配套在线学习平台（含数字教材、PPT 课件、图片、视频和在线习题）。

本教材的编写得到了各参编老师所在单位的大力支持，并提出很多宝贵的修改意见，在此一并致谢。由于生物学和医学的发展非常快，而编者的水平有限，虽殚精竭虑，但书中存在不足之处在所难免。我们热忱欢迎广大师生和其他读者在使用本教材后能提出宝贵的意见和建议，以帮助我们在修订教材时加以改进和完善。

编　者

2022 年 10 月

目 录 CONTENTS

第二篇　遗传：生命的编码传承

第三篇　演化：生命的时空景观

第一章　生命概论

PPT

📖 学习目标

1. **掌握**　生命的概念和基本特征；健康和疾病的概念。
2. **熟悉**　生物学和医学的概念；人的生物学特点。
3. **了解**　医学生物学与其他医学课程的关系；生物医学的发展历程。

我们生活的地球上遍布着各种各样的生物，展现着奇妙的生命现象。人类认识和解决各种生命问题和医学问题已有悠久的历史。本章概述生物学和医学的基本概念框架。

第一节　生物学与医学

生物学（biology）又称生命科学（life science），是研究生命现象和生命活动规律的科学。生命现象非常复杂，人类至今还不能完全把握生命的本质。但是经过一代代的不懈努力，我们正在逐渐揭开生命的神秘面纱。21世纪的生命科学已经成为一门庞大而发展迅速的主导学科，研究对象包括微生物、植物、真菌、动物和人；研究角度包括分类、形态、生理、病理、免疫、神经、遗传、发育、进化等；研究层次包括分子、细胞、组织、器官、个体、群体、生态环境，直至整个生物圈以及地外生命探索；学科的交叉则产生了生物化学、生物物理学、生物力学、生物数学、生物统计学、生物信息学、生物工程学、生物医学等。如此庞大的生命科学体系，不仅为满足人们对于生命的好奇心和求知欲，更是为了解决各种生命相关的实际问题而提供概念、理论和方法。生命科学可以使我们更好地认识自己，并用生物学知识来指导生产、保护环境和维护健康。生物学最重要的研究目标和应用领域是医学。

医学（medicine）是研究人类生命过程以及防治疾病、保护健康的科学体系。医学研究的对象包括人类生命活动及其与外界环境的相互关系，疾病的发生、发展与防治的规律，以及增进健康、延长寿命和提高生命质量的有效措施。医学也是保护和增进人类健康，预防和治疗疾病的实践活动。健康所系、性命相托！人的生命只有一次，医学工作者肩负着治病救人和维护生命的崇高使命，就需要首先建立起关于生命、健康和疾病的认知框架。

医学生物学（medical biology）是为医学生开设的一门基础课程，主要介绍生物学的基本理论、基本知识和基本技能，并反映生命科学的最新进展。医学本科生的基础医学课程包括解剖学、组织学、胚胎学、生理学、病理学、药理学、生物化学、分子生物学、细胞生物学、遗传学、微生物学、寄生虫学和免疫学等，所有这些课程都是生物学的分科，都遵从生物学的一般规律。

医学生物学不仅是后续医学课程的重要基础，而且广泛涉及医学前沿。医学的发展历程表明，生物学概念和理论的建立往往对医学发展起着重要的推动作用。现代医学的发展主要是基于生命科学的发展，而未来医学的进步也将取决于不断加深对于生命的认识。

医学生大多在中学阶段已经学习了不少关于人体生理和卫生保健的知识，打下了良好的生物学基础，进入大学后学习医学生物学，建立生物学与医学的更深入的联系，将使今后的学习和工作受益良多。本书将在中学生物学的基础上，根据医学院校本科的教学要求，围绕生物学的三大主题（细胞、遗传和演化）来系统介绍与医学相关的生物学基础知识和最新进展。

第二节　生命的探索

生物学和医学的历史揭示了人类认识和解决各种生物医学问题的思想历程和实践积累。生物学和医学的源头都已无从考证，因为即便是低等动物，其神经系统也已经能完成某种程度的记忆和学习，从而能分辨亲属、同伴、敌害、食物和毒物。很多动物善于利用周围生物的生活习性以趋利避害，并用一些方法来复原伤口。蚂蚁、蜜蜂和候鸟等动物则可以完成令人惊异的交流和社会行为。从某种意义上说，动物也具备某些"生物医学知识"。

一、古代的积累

原始人类为了生存，非常需要认识自身和利用周围的生物。智人自二十万年前出现以来，一直在积累着生存斗争、饮食起居和生育保健等方面的经验。大约在一万年前，人们学会了种植作物和饲养家畜，从而定居下来，通过学习和交流，使各种生存和劳动技能得以更好地代代相传。到五千多年前，很多地域出现了最早的文明，包括中东的苏美尔楔形文字、古埃及的纸草书和历法、爱琴海文明、玛雅文明、印度文明和中华文明，这些远古文明对于生命和医药都有着各具特色的领悟和传承。

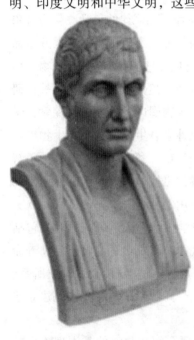

两千多年前，欧亚大陆的东、西方在认识水平上都发展到一个高峰阶段，对后世产生了深远的影响。古希腊的希波克拉底（Hippocrates）是西方的医学之祖，也是医德楷模，他认为医生对于病人，"一是要救治之，二是至少不要伤害之"。亚里士多德（Aristotle）被尊为生物学之父和百科全书式的学者（图1-1），他教导学生要相信自己的观察，而不只是听从老师的话。他留下的大量著作成为后世广泛引用的经典。

在古代的东方有很多重要的生物医药典籍。《周易》是东方哲学的源头，认为宇宙和生命的本质在于阴阳之气的生生不息。《黄帝内经》是中医的理论基础，总结了中医的阴阳、五行、藏象、养生、病机、诊法、治则、经络等理论体系，还包含大量的解剖、生理、病理和药理知识。《诗经》中有对二百多种动植物的诗意表述，如"呦呦鹿鸣，食野之蒿"。《尔雅》是最早的中文百科全书，将三百多种生物注解为七类，即草、木、虫、鱼、鸟、兽、畜。《夏小正》相传是夏代的历法，记载了一年里的动植物生长繁殖、鸟类迁徙、鱼类洄游、鹿角脱换、熊的冬眠等现象。汉代成书的《神农本草经》将365种植物药列为一年中的上品、中品和下品，并奠定了药书的体例。北魏贾思勰的《齐民要术》

图1-1　生物学之父亚里士多德

描述了果树生苗、扦插和嫁接的方法，以及马的选育和骡的杂种优势。明代李时珍的《本草纲目》（1596年）分类记述了1892种药物，是药学的集大成之作，也建立了一套影响世界的生物分类体系。

二、近代的总结

16世纪以后，大航海导致世界范围的物种重新分布和人口迁移增长，在欧洲引发了启蒙运动、文艺复兴和近代科学的兴起。在近代科学早期，维萨里（Vesalius）的《人体构造》（1543年）开启了解剖医学时代，哈维（Harvey）的《心血运动论》（1628年）是近代生理医学的奠基性著作。胡克（Hooke）在《显微图》（1665年）中第一次描绘了细胞。大约九年之后，列文虎克（Leeuwenhoek）首次报道了显微镜下的活细胞和微生物。1735 年，林奈（Linnaeus）的《自然系统》出版，为博物学建立了生物分类阶元和双名法。1796 年，琴纳（Jenner）受东方的启发，用接种牛痘来预防天花，挽救了无数人的生命。1798 年，马尔萨斯（Malthus）在《人口原理》中阐述了人口指数增长所引发的社会问题。这些近代科学的早期进展为生物学的诞生奠定了基础。

到了 19 世纪，生物学从自然哲学和博物学中独立出来，随后建立了关于细胞、进化和遗传的三大理论，使人们对于生命的认识发生了质的转变。细胞学说（1838—1855 年）第一次以细胞的概念统一了纷繁复杂的生命世界。达尔文（Darwin）进化论揭示了自然选择是生物起源和物种演变的统一机制。孟德尔（Mendel）遗传理论首次提出生物特征的世代传递是基于颗粒遗传因子，即基因（图 1 - 2）。19 世纪的其他生物医学成就还包括：巴斯德（Pasteur）用鹅颈瓶实验推翻了自然发生论，并研制出多种疫苗；米歇尔（Miescher）于 1868 年发现核酸；弗莱明（Flemming）于 1878 年首次描述了人染色体及有丝分裂过程；弗洛伊德（Freud）的《梦的解析》（1899 年）开创了精神分析领域。

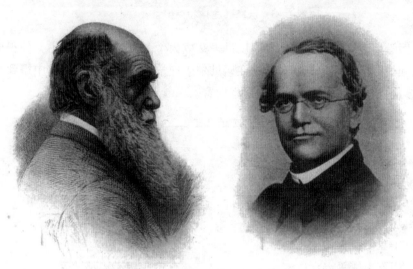

图 1 - 2 现代生物学理论的奠基人达尔文（左）和孟德尔（右）

三、现代的突破

20 世纪早期，经典遗传学、生物统计学、免疫学、生理学和生物化学获得了发展。1900 年重新发现孟德尔遗传定律，开启了致病基因研究的热潮。1901 年兰德斯坦纳（Landstainer）发现 ABO 血型抗体，为安全输血提供了依据。1921 年班廷（Banting）发现胰岛素，为糖尿病患者带来福音。1926 年摩尔根（Morgan）在《基因论》中系统阐述了遗传的染色体理论。1928 年弗莱明（Fleming）发现青霉素，为医学带来了抗生素革命。1935 年出现的电子显微镜将人类的微观视野扩展到纳米水平。1953 年沃森（Watson）和克里克（Crick）发现 DNA 双螺旋结构（图 1 - 3），促使分子生物学、细胞生物学和遗传工程迅速发展起来。胰岛素是第一个完成测序（Sanger，1955 年）、化学合成（中国，1965 年）和基因工程生产（Beckman 公司，1978 年）的蛋白质药物。1986 年穆利斯（Mullis）发明了 PCR 技术，后来广泛用于生物医学各领域。1990 年启动的人类基因组计划将整个生物医学带入基因组时代，并于2000 年获得人类基因组全序列草图。

四、未来的展望

21 世纪的生物医学进入基因组和大数据时代，科技日新月异，生命科学取得了一个又一个重大突

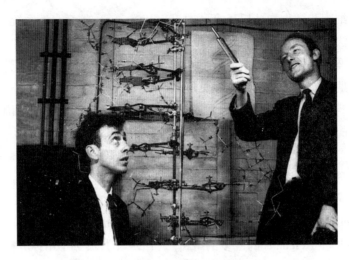

图1-3　沃森（左）和克里克（右）

破，极大地推动了医学的发展，而医学的发展反过来又成为生命研究的主要动力，使得生物医学成为自然科学中发展最快和最有活力的主导学科，这在诺贝尔生理学或医学奖和化学奖中得到突出的体现（表1-1），其中的很多成果也是我们将要学习的课程内容。

表1-1　21世纪诺贝尔生理学或医学奖和诺贝尔化学奖的获奖成果

年度	诺贝尔生理学或医学奖	诺贝尔化学奖
2000	神经系统信号转导	导电聚合物
2001	细胞周期的关键调控因子	手性催化氢化反应
2002	发育的遗传调控；细胞的编程死亡	大分子质谱；溶液大分子 NMR
2003	磁共振成像	水通道；离子通道
2004	嗅觉受体和嗅觉系统	泛素介导蛋白质降解
2005	幽门螺杆菌与胃肠道疾病	有机合成的复分解方法
2006	RNA 干扰	真核生物的转录机制
2007	胚胎干细胞基因修饰小鼠	固体表面化学
2008	人乳头瘤病毒；人免疫缺陷病毒	绿荧光蛋白
2009	端粒和端粒酶	核糖体的结构和功能
2010	体外受精	有机合成的钯催化交联
2011	先天性免疫激活；适应性免疫递呈	准晶体
2012	细胞重编程	G 蛋白偶联受体
2013	细胞囊泡运输	复杂化学系统模型
2014	脑定位细胞	高分辨率荧光显微术
2015	青蒿素和阿维菌素治疗寄生虫病	DNA 修复机制
2016	细胞自噬	分子机器
2017	昼夜节律	冷冻电镜观测生物分子
2018	癌症的免疫疗法	酶定向演化；噬菌体展示技术
2019	细胞的供氧感应	锂离子电池
2020	丙型肝炎病毒	基因组编辑的 CRISPR 方法
2021	温度和触觉受体	不对称有机催化
2022	古基因组学和人类进化	点击化学和生物正交化学

生物医学正向深度和广度进军，一方面逐渐从个体到器官、到组织、到细胞、到分子，甚至到量子

水平；另一方面又回归到器官系统、个体、群体、生态系统水平，对生命活动和疾病过程进行宏观的综合研究，把人作为一个与环境和社会密切相连的整体。

近年来的生命科学和医学研究在个性化基因组、干细胞、非编码核酸、细胞结构和功能、表观遗传、发育机理、免疫治疗、微生物代谢、生态系统可持续利用、合成生物学、神经科学、基因组医学、系统医学等领域取得一系列突破，为人类的未来发展带来无限的可能性。

总之，生物学已经能在分子水平上利用定量的物理、化学等手段来研究基本的生命过程和重大疾病的分子基础，从根本上理解生命、促进健康。这是人类理性和智慧的荣耀。当然，生物学也有大量激动人心的未解之谜等待我们去破解。在未来，需要更多的研究人员一起努力，解开生命的更多奥秘。

⊕ 知识链接

精准医学

精准医学（precision medicine）是 2015 年提出的新型医学概念和医疗模式，针对个人基因、环境和生活方式的差异，通过基因组、蛋白质组等组学技术和医学前沿技术，对大样本人群和特定疾病进行生物标记物的分析鉴定，精确找出病因和治疗靶点，并对疾病状态和过程进行精确分类，最终用精密仪器对特定患者进行个体化的精准治疗。精准医学重视疾病的深度特征和治疗的高度精准，是对人、病、药深度认识基础上形成的高水平医疗。

作为一种将个人基因组成、环境与生活习惯差异考虑在内的疾病预防和治疗的医学模式，精准医疗体系是现代科技与传统医学的融合与创新，精准体现在医疗的各个方面。精准诊断将越来越多地依靠基因组测序等组学技术，例如，将来可能只需要呼口气就能检测早期肺癌。精准外科将整合传统经验、先进技术和精密仪器，例如 3D 打印和术前模拟可以减少手术时间和提高成功率。精准药物将针对疾病主因的精确缺陷来抑制功能紊乱和恢复健康，而基因检测有助于确定用药的疗效和副作用。智能手机将用于侦测呼吸、心率、血压、血糖等生理指标，所得大数据的分析可找到最适合的健康生活方式。随着测序成本的下降、各种标志物的出现和计算能力的大幅提升，通过 DNA 测序找到关键病因，精准用药，为病人定制独特的医疗方案，这个构想将成为现实。

第三节　生命的基本概念

生命是什么？古往今来的很多学者都试图用简单明确的定义来概括复杂多变的生命。亚里士多德认为，生命是躯体与灵魂的结合，有自己摄取营养和生灭变化的能力。笛卡儿（Descartes）提出"我思故我在"。黑格尔（Hegel）将生命看作是整个对立面的结合和自然所达到的最高存在。恩格斯（Engels）指出生命是蛋白体的运动方式。艾根（Eigen）提出生命的判据是自我复制、变异选择和代谢熵减。美国宇航局（NASA）将生命定义为自我维持的化学系统，并能进行达尔文进化。

生命的魅力不仅在于生命现象的丰富多彩，而且在于内在机制的高度统一。从最简单的细菌到最复杂的人类，所有生物都拥有某些共同的生命特征。生物学研究就是要通过认识各种生命现象来把握生命的基本特征，探讨生命活动的一般规律，最终揭示生命的本质。生命科学的进步使我们不断重新思考生命的基本概念和共同特征，不断完善生命的认知框架。

一、生命活动由核酸和蛋白质主导

从化学角度来看，所有生命活动都是在分子水平上运行的。各种生物分子的相互协作，共同建立了新陈代谢、生殖遗传、生长发育和适应进化的生命系统。其中，核酸和蛋白质以特有的遗传信息编码、表达和催化功能，在各种生命活动中发挥着主导作用。

核酸包括 DNA 和 RNA，是遗传信息的载体，在生物体的遗传变异和蛋白质合成中具有重要的信息编码作用。核酸的单体是核苷酸，由五碳糖、磷酸和碱基组成，遗传信息就贮存在不同碱基的排列顺序中。目前已经测定了上万物种的基因组 DNA 序列，科学家们正在为解读大量核酸序列中蕴藏的生命信息而忙碌着。

蛋白质由氨基酸以肽键连接而成，是生物体中含量最丰富的有机物，也是各种生命活动的主要承担者，可以说，一切生命活动都离不开蛋白质。人类基因组编码数万种蛋白质，承担着结构、催化、物质运输、能量转换、信息传递、免疫等功能。

生老病死等生命过程在微观世界都有其分子基础，DNA 所承载的遗传信息被传递到 RNA 和蛋白质，从而执行细胞丰富多彩的功能。目前已经解析了很多核酸和蛋白质的结构、功能和相关生物医学机制（图 1-4）。我们在讨论生物体的各种结构和功能时，将以核酸和蛋白质为主要的分子基础。

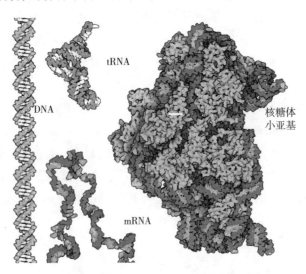

图 1-4　DNA、tRNA、mRNA 片段和核糖体小亚基的分子结构模型

二、生命系统以细胞为基本单位

生物体绝非只是化学物质的简单堆砌。各种生物分子只有按照一定的形式组装成细胞，才能实现的生命过程。细胞是所有生物系统结构和功能的基本单位，即便是亚细胞水平的病毒，也只有在细胞内才能实现复制。

已知最小、最简单的细胞是支原体（mycoplasma），直径不足 0.3μm，但已具备了细胞的基本结构和功能，能在培养基中独立生存（图 1-5）。支原体具有完整的细胞膜，没有细胞壁，遗传物质是很小的环状双链 DNA。肺炎支原体和生殖道支原体与临床关系密切。1995 年，美国科学家文特尔（C. Venter）领导的研究组对生殖道支原体的基因组进行了测序，发现它仅有 38 万核苷酸对，480 个基因。进而，

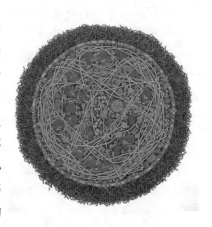

图 1-5　生殖道支原体

文特尔等人通过对支原体的基因敲除，筛选出 300 个生命活动必不可少的基因。2010 年，文特尔团队将山羊支原体的 DNA 彻底清除，注入化学合成的人造基因组 DNA，结果这个新的"支原体细胞"开始自我繁殖，表达人造基因组的遗传信息，成为首个"人造细胞"，命名为 Synthia。无论 Synthia 是否算得上是第一个真正的人造细胞，文特尔的成功是人类认识和改造细胞的征途中迈出的重要一步。

人体是一个最庞大的"细胞城"，数以万亿计的细胞各自执行着既定的功能，因此，了解人体细胞是认识人体生命的基础。本书第一篇将分五章介绍细胞，尤其是人体细胞的结构、功能及细胞的增殖、分化和衰亡等生命历程。

三、生命延续依靠生殖和遗传

活细胞看起来是如此微小脆弱而复杂多变，却已经在地球上持续繁衍了三十多亿年。生物个体都将走向死亡，而地球上的生命却一直存在，可见生殖是物种延续的基本环节。最早的生殖方式是无性生殖，又称为克隆，后代与亲本的遗传信息几乎完全相同。后来出现了有性生殖，使得生殖细胞可以发生遗传物质的重组，后代可以在保持物种特性的基础上发生多种多样的变异（图 1 - 6）。

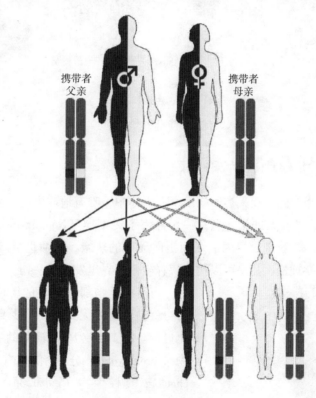

图 1 - 6　等位基因的遗传

遗传学（genetics）是关于生物的遗传和变异的科学。遗传原指各种生物的亲代与子代相似的现象，变异则是指同种个体之间的差异，这些相似的和不同的表型都受基因组的控制。随着研究的深入，遗传学已从遗传和变异现象的描述转变成围绕基因和基因组的科学，在整个生命科学中居于核心位置。一方面，DNA 可以按照碱基互补原则进行准确复制，从而保证遗传信息的稳定传递；另一方面，DNA 可以发生突变和重组，改变遗传信息，从而使生命程序发生变化，产生生物多样性、遗传病、生物进化等现象。我们将在第二篇中用五章来介绍遗传与变异、染色体遗传、人类孟德尔遗传、复杂性状的遗传和遗传医学。

四、生命程序在代谢和发育中展现

新陈代谢（metabolism）是指生物体不断地与周围环境进行物质和能量交换，从而实现自我更新的过程。同化作用指机体从外界摄取营养和能量以构建自身；异化作用则是自身物质分解和能量释放的过程。细胞和机体在新陈代谢的基础上进行着精密的信息传递，以维持生命活动的稳定、协调和秩序。

当机体的同化作用大于异化作用，就会表现出生长现象，即细胞的增大和数量增加。机体细胞的生长、分裂和分化导致发育（development），即多细胞机体结构和功能的一系列有序变化。发育是多细胞生物体实现其物种遗传程序的过程，是生命的高级形式（图1-7）。我们将在第三篇讨论人的生殖和发育。

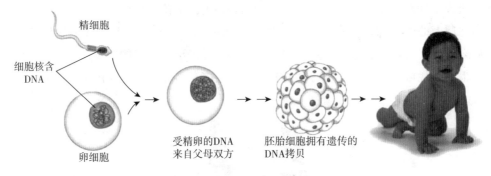

图1-7 生殖和发育

五、生命机制在进化中建立和发展

当你仰望星空，你是否想到，在人类所知的所有天体中，唯有地球生机勃勃。正如生物学家杜布赞斯基（Dobzhansky）所说，"若无进化之光，一切都将了无生趣（Nothing in biology makes sense except under the light of evolution）"。物理世界因熵增而走向无序的热寂，生命世界却因进化而走向有序的繁荣。进化论是生物学的统一理论，几乎可以用来解释生命世界里发生的一切。

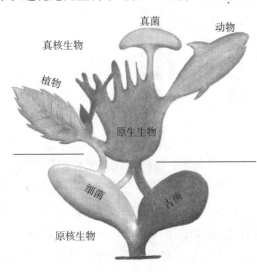

图1-8 生物演化的主要类群

所有的生物都是数十亿年长期进化的结晶。生命的历史就是生物从无到有，从少到多，从低效到高效的演化过程。图1-8为生物演化的主要类群，其中，原核生物（prokaryota）分为细菌（bacteria）和古菌（archaea）；真核生物（eukaryota）分为原生生物（protista）、植物（plantae）、真菌（fungi）和动物（aminalia）。生物的存在从来不是孤立的，一切生物都离不开特定的生存环境。古代有天人合一的思想，现代科学则将生物视为地球整体的一部分。生物界的基本法则寓于生物与环境间的物质循环、能量转换和信息交流。我们将在第三篇探讨生物进化、人类进化、生态学、人与自然等内容。

现代生命科学的主体是实验科学。生物技术是当代生物医学研究和技术发展的主要内容，是人类探索生命奥秘的实践和智慧的结晶。我们将在第十六章介绍生物实验的基本方法、基因工程、细胞工程、生物信息学和药物研发，以展示生物科技对现代医学的影响。

第四节　人的生命、健康与疾病

人，既是科学研究的主体，也是医学和生物学的研究对象。从生物学的角度来看，全球 80 亿人都属于生物圈中的同一个物种——智人（*Homo sapiens*）。智人的分类地位可以描述为：细胞生物、真核生物总界、动物界、脊索动物门、脊椎动物亚门、哺乳纲、兽亚纲、灵长目、人猿总科、人科、人属。

在个体水平上，人之初只是一个受精卵细胞，经过细胞分裂和分化，逐步发育成由数百种类型的细胞组成的上皮、结缔、肌肉和神经组织，进而构成由不同的器官系统整合而成的复杂生命体。成年人的体细胞数超过 30 万亿，而人体微生物细胞的总量更多，这些细胞及其分泌物共同构成复杂的人体生态系统。

人体化学成分中，水占 2/3 以上。一个体重 60kg 的人大约有 20L 细胞内液、16L 组织间液、4L 血浆和淋巴液，还有唾液、消化液、尿液、汗水、关节液等组织外液。人每天大约摄入和排出 2L 水，水电解质平衡是人体稳态调节的基础。以水为介质，人体的生命活动主要依赖于各种蛋白质的功能。我们的基因组中约有两万个蛋白质编码基因，能按需要表达合成各种不同活性的蛋白质，与其他分子共同完成细胞的生理活动和人体的生命过程。

在器官系统水平上，人的生理功能需要身体各部分协同完成：皮肤系统负责保护和感应，消化系统吸收营养，呼吸系统交换气体，排泄系统排出代谢废物，心血管系统负责运输养分、废物、免疫细胞和激素。我们的各种运动受到感觉的调节。眼、耳、口、鼻可产生视觉、听觉、味觉和嗅觉，而在肌肉、骨骼、关节、肌腱、韧带和脏器中有大量的微感受器，产生触觉、本体感觉和痛觉，并通过神经内分泌系统来协调身体的姿势、动作和各种生理活动。人脑能产生知觉、意识、情感、思维等高级智能活动，使人可以认识周围的事物和自身的生命。

健康（health）与疾病（disease）是医学最基本的概念和主题。健康不仅是无病无伤，而且是处于身心良好和社会适应的生命状态。疾病是一种异常的生命状态，引发机体一系列形态结构和代谢功能的变化，表现为症状、体征和行为的异常。亚健康（subhealth）是人体处于非病非健康、有可能趋向疾病的状态，是人在身体、心理和社会环境等方面表现出不适应，介于健康与疾病之间的临界状态，机体各系统的生理功能和代谢活力降低，表现为身心疲劳，创造力下降，并伴有自感不适应症状。健康—亚健康—疾病是一个连续的过程，没有明显界限。

健康是人类永恒的追求。人民健康是民族昌盛和国家富强的重要标志。2019 年 7 月启动实施健康中国行动，目前已提前实现 2022 年的主要目标，中国人均预期寿命达到 78 岁，主要健康指标居于中高收入国家前列，群众健康素养稳步提升，健康生活方式得到逐步推广，疾病预防控制工作取得积极进展和明显成效，全生命周期健康维护能力明显提升。

目前，气候变化、新发传染病、抗生素耐药性、食品安全、野生动植物疾病以及其他影响健康的问题给全球的生命安全带来了前所未有的挑战，为了应对这些挑战，有些专家提出"同一健康"（One Health）的概念，旨在通过人类、动物和环境三方知识的交叉和整合，在全球协作、沟通和协调下，最终实现人、动物和环境的最佳健康。

随着社会的进步，人们更加珍惜生命、追求健康。医学对于疾病的治疗方法在不断完善，使得越来越多的个人和家庭受益，并朝着"人人享有健康"的目标而努力。现代医学形成了生物 - 心理 - 社会医学模式，其基础是生物医学（biomedicine），即以生命科学为主要基础的医学和以医学为主要目标的生物学。学好生物医学的基本理论、知识和技能，将有助于我们更好地理解疾病和维护健康。

答案解析

目标检测

1. 试述生命科学研究的对象、角度、层次和学科交叉等情况。

2. 生物学和医学的关系如何，为什么医学生必须掌握生物学的基础知识和技能？

3. 什么是健康？什么是疾病？什么是亚健康？

4. 生物学在 19 世纪建立的三大基础理论是什么？

5. 生命的基本概念包括哪些方面？

6. 试述你对精准医学的理解。

（张　闻）

书网融合······

本章小结

题库

第一篇
细胞：生命的基本单位

第二章　认识细胞

📖 学习目标

1. **掌握**　细胞学说的要点；细胞的分子组成；原核细胞与真核细胞的比较。
2. **熟悉**　细胞的发现者；细胞的基本共性。
3. **了解**　细胞学和细胞生物学的发展历程。

　　细胞是自然界最神奇的创造，是生命之本。生命从细胞开始，生命离不开细胞。离开细胞，就没有神奇的生命乐章，更没有地球上瑰丽的生命画卷。细胞是一切生命的基础，细胞不仅构建了所有的生物个体，而且实现了所有的生命过程。因此，生物世界的所有现象和规律都可以从细胞的角度来加以认识，所有的生命问题都要到细胞中去寻找答案。

　　在第一篇中，我们将学习细胞这个生命的基本系统，本章先概述细胞的探索，细胞的成分和细胞的特征，后续章节将讨论细胞膜、细胞核、细胞质和细胞的生命历程。

第一节　细胞的探索

　　细胞作为最基本的生命系统，值得每个人去了解，以形成对生命和我们自身的科学认识。然而，在很长的历史时期里，人们并不知道细胞的存在。在 17 世纪，当科学家最初用显微镜看到细胞时，并不清楚细胞的作用和意义。直到 19 世纪，细胞学说的建立才使人们认识到，细胞是生命的统一基础。现代细胞生物学在生命科学体系中起到承上启下的关键作用。21 世纪以来，有关细胞基因组、蛋白质组等的大量新知识在不断加深着人们对于生命的理解。

一、细胞的发现

　　1665 年，英国伦敦皇家学会出版了胡克（Robert Hooke）的《显微图》（*Micrographia*）。书中有 58 幅插图，生动描绘了显微镜下的世界，其中一幅栩栩如生地画出了软木（栎树皮）薄片的微观结构（图 2 - 1），并把软木中大量的小腔室称为"cells"（细胞）。胡克因此成为第一个描绘和命名细胞的人。

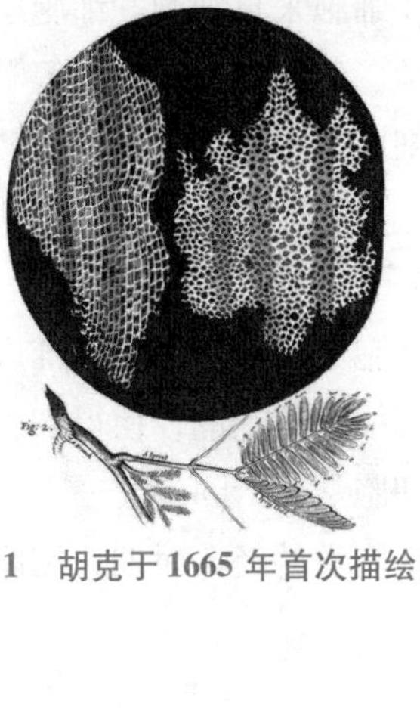

图 2 - 1　胡克于 1665 年首次描绘的细胞

但是严格说来，胡克所描绘的只是植物细胞死去后残留的细胞壁。第一个看到活细胞的是荷兰学者列文虎克。他从 1673 年开始，陆续制作了 400 多个透镜，放大率可达 270 倍。在透镜下，他第一次看到了鱼的红细胞和细胞核、牙垢中的细菌、水中的原虫，以及多种动物和人的精子。因此，列文虎克不仅首次看到了活细胞，还是精子和细胞核的发现者，被称为微生物学之父。除此之外，他还首次观察到了蝌蚪和人的毛细血管中的血液回流，从而直接证实了哈维的血液循环理论。他甚至还发现了蚜虫不受精的孤雌生殖。

胡克和列文虎克向人类揭示了前所未见的、奇妙的微观生命世界，但是他们显然都还没有意识到细胞对于生命的重要性。细胞学作为一门学科的正式诞生，还要等到一百多年后两篇论文的发表和细胞学说的建立。

二、细胞学说

细胞学说（cell theory）是关于细胞是动植物结构和生命活动的基本单位的学说，由德国植物学家施莱登（Schleiden）和动物学家施旺（Schwann）于 1838～1839 年提出。施莱登在《植物发生论》中指出，植物是由细胞构成的。施旺在《关于动植物的结构和生长的一致性的显微研究》中正式提出细胞学说，包括三个方面的内容。

（1）细胞是动植物的基本结构单位，也是生命活动的基本单位。施旺系统论证了"植物的所有类别都是由可以辨认的细胞构成的"，并认为每个细胞都有独立的生命过程，细胞是生命活动的基本单位。他也论证了任何类型的动物组织都是由细胞组成的，还提出动物和植物的构造有显著的一致性，因此"细胞构造可能是有机体构造的普遍原则"。他还进一步指出生命的基础过程，如营养、代谢和生长等也都是以细胞为单位进行的。

（2）动植物的各种细胞具有共同的基本构造、基本特征，按共同的规律发育，有共同的生命过程。施旺提出，动植物的各种细胞在外形和功能上虽有很大差别，但基本结构却是共同的。他还强调新陈代谢是细胞生命活动的基本特点，"代谢现象完全是细胞所特有的"。

（3）细胞发生问题。施莱登和施旺认为个体发育中细胞有自己生成和发展的过程。他们在承认细胞核在细胞生活中特别重要的同时，却提出一种纯属推测的细胞发生的假说：先由核仁出"芽"，再逐渐发展为新的细胞。这个错误不久就被其他学者修正。

1858 年，德国医生魏尔肖（Virchow）出版了《细胞病理学》，成为病理学的奠基性著作。书中把细胞学说应用于解释病理现象，认为病理过程是在细胞和组织中进行的，还进一步提出"细胞来自细胞（omnis cellula a cellula）"。翌年，达尔文的《物种起源》出版，巴斯德用鹅颈瓶实验推翻了自然发生论，这都印证了"细胞只能来自细胞分裂"的观点。

综上所述，细胞学说可以概括为生命的三个基本原理：①生物由细胞构成；②细胞是基本的生命系统；③细胞来自细胞。细胞学说揭示了动物和植物的统一性，从而第一次阐明了生物界的统一性，也使解剖学、生理学、胚胎学等学科获得了共同的基础，这对生物医学的发展具有重大的意义。因此，恩格斯把细胞学说、能量守恒与转化定律、进化论并称为 19 世纪自然科学的三大发现。

三、细胞学

细胞学说的提出大大推进了人类对整个生物界的认识，在当时的科学界掀起了对多种细胞进行广泛观察和描述的热潮，使得细胞学迅速建立起来。

细胞学（cytology）是在光学显微镜水平上研究细胞的化学组成、形态、结构及功能的学科。19 世纪是细胞学的经典时期，细胞学说的建立掀起了人们对细胞进行广泛观察和描述的高潮，各种细胞器和细胞分裂活动相继被发现。进入 20 世纪以后，人们开始在显微镜下对细胞进行各种科学实验，称为实验细胞学时期，实验内容包括细胞遗传学、细胞生理学、细胞化学等。今天，细胞学水平上的病理诊断技术主要对游离细胞及组织碎片进行涂片镜检，通过查找细胞异常生理状态及病原菌，进而诊断疾病，如应用痰涂片检查呼吸道感染，胸腔积液、腹水涂片检查胸腔或腹腔的原发癌或转移癌等。

四、细胞生物学

20 世纪 60～70 年代，细胞研究从显微水平扩展到超微水平和分子水平，逐渐形成了探索细胞生命活动的新学科，即细胞生物学（cell biology）。随着电子显微镜超薄切片技术的发展，在人们眼前呈现出崭新的细胞超微结构，包括清晰度大幅提高的细胞膜、核膜、染色质、核仁、核糖体、内膜系统、线粒体，以及细胞骨架等结构，从而为细胞生物学的形成奠定了基础。在这个时期，分子生物学、生物化学、遗传学等学科与细胞学之间相互渗透，人们对细胞结构和功能的认识水平达到了新的高度，使得细胞生物学这一学科得以确立。

20 世纪 70 年代以后，各种新技术快速发展，极大地促进了人们在分子水平上对细胞的基本生命活动规律的探索，使细胞生物学成为一门综合性很强的前沿学科。纵观 21 世纪以来荣获诺贝尔生理学或医学奖、化学奖的课题内容（表 1－1），很多都是与细胞生物学密切相关，因为细胞生物学从显微、超微与分子水平上研究细胞结构和功能，细胞的增殖、分化、衰老、死亡，细胞信号转导与基因调控，细胞起源与进化等重大生命过程，正在深刻影响和改变着人类的生活。

第二节　细胞的成分

细胞是由原子和分子组成的物质系统，并总是和外界环境进行着物质交换。细胞中的元素在其环境中都有，但细胞代谢产生的分子与周围环境有很大差异。单独的原子和分子并不能表现出生命现象，但特定的原子和分子却可以组装成活细胞这样的生命系统。因此，了解细胞的成分是了解生命本质的基础。下面我们简要介绍人体细胞的元素和分子成分。

一、元素

元素是具有相同质子数的一类原子的总称。元素周期表对所有元素按原子序数排列，并表示出元素属性的周期性变化。周期表中横排数等于元素原子核外的电子层数，纵列数反映原子最外层的电子层构型。在已知的 118 种元素中，天然存在的有 92 种。

1. 大量元素　人体必需元素不少于 28 种，其中 11 种元素称为大量元素，占人体质量的 99.9% 以上。大量元素占人体质量的百分比依次为：氧 65%、碳 18.5%、氢 9.5%、氮 3.3%、钙 1.5%、磷 1.0%、钾 0.4%、硫 0.3%、钠 0.2%、氯 0.2% 和镁 0.1%。

2. 微量元素　人体微量元素是指含量不超过万分之一的必需元素，已确认的 17 种人体微量元素为：铁、铜、锌、钴、锰、铬、硒、碘、镍、氟、钼、钒、锡、硅、锶、硼和砷。微量元素在代谢、抗病、延年益寿等方面都起着重要作用，若缺乏某种微量元素，就会引起相应的代谢紊乱或疾病。例如，缺铁会导致贫血，缺碘会患甲状腺肿大，缺锌可导致免疫力低下，缺氟易患龋齿。因此，我们需要通过平衡膳食或药物来补充微量元素。

3. 核素和同位素　核素（nuclide）是指质子数、中子数及原子核状态都相同的原子，而同位素（isotope）是指质子数相同而中子数不同的核素。同位素的化学性质相同，在元素周期表中占据同一位置，因而得名。元素的各种天然同位素在自然界有一定的分布，例如，天然的 ^{12}C、^{13}C 和 ^{14}C 含量分别为

99%、1% 和痕量。其中，^{12}C 和 ^{13}C 属于稳定核素，其原子核一般不发生变化；而 ^{14}C 属于放射性核素，其原子核会自行衰变，释放出粒子和能量。天然存在的核素有 340 多种，包括 280 多种稳定核素和 60 多种放射性核素。通过人工方法，已经制造出上千种放射性核素，广泛应用于核医学等领域。

二、无机物

在分子水平上，细胞是由无机物和有机物组成的。有机物包括糖、脂、蛋白质、核酸和维生素等；无机物则是指不含碳的物质和简单的碳化合物（图 2 - 2）。我们周围的空气、水和地表存在着大量无机物，而人体中重要的无机物包括水、无机盐、氧气和二氧化碳等。

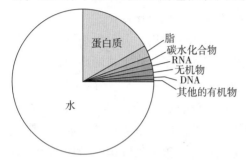

图 2 - 2　人体细胞的分子组成

1. 水　水是生命之源。在地球表面，气、液、固三相的水都很丰富。在水分子中，氧有两对孤对电子，与两个氢共同形成一个四面体，其中的 H—O—H 键角为 104.5°。在水分子的聚集体中，一个水分子能与另外四个水分子以氢键结合，形成大小不同的团簇，其中的氢键在皮秒量级不断快速断裂和重组。

液态水中复杂的氢键网产生了很多反常的性质。水几乎是一种万能溶剂，各种物质多少都会溶解于水，这就给生命带来了各种必需的物质，尤其是一些微量的物质。冰比水轻，使得寒冷时水不致完全冻结，水中生物才能熬过漫长的冬天。此外，水在 0 ~ 100℃ 都是液态，热容量大，体积变化小，表面张力大，能解离产生酸碱等性质，都使得水成为生命的前提。所以说，没有液态水就不可能有生命。

生命来自水、依赖水、利用水。各种生物的体内都含有大量的水，而且发展出了收集和储存水的惊人本领。人体的 2/3 由水组成，这些水不仅是各种生命物质的溶剂，而且参与很多代谢反应，包括大分子的合成与分解。水溶液是生命活动中物质流、能量流和信息流的主要介质。上善若水，生命的奥秘很大程度上就在于细胞水世界中的亲疏、聚散、动静、软硬、溶与不溶、水化与界面化、自由与约束、无形与有形。

2. 无机盐　无机盐是人体必不可少的营养素。体内的无机盐大多解离为离子，占细胞重量的 1% ~ 1.5%。阳离子主要是 Ca^{2+}、Na^+、K^+、Mg^{2+}，阴离子包括 Cl^-、CO_3^{2-}、PO_4^{3-}、SO_4^{2-} 等。无机盐不仅能维持细胞内外的酸碱度、渗透压和膜电位，而且，特定金属常与蛋白质和核酸等形成配位化合物，从而具有不可替代的活性。固相的无机盐是骨、软骨、牙和指甲的主要成分，其中，羟基磷灰石 $Ca_{10}(PO_4)_6(OH)_2$ 占牙釉质的 95%，占骨骼的 65%。

3. 氧气　氧气（O_2）的化学性质活泼，能氧化大部分元素。空气中的氧气被呼吸、腐败、燃烧和其他氧化过程不断消耗，又被光合作用不断补充，因而维持在 21% 左右。呼吸作用的本质是氧化过程。人缺氧会窒息死亡，而过多吸氧会产生大量活性氧，加速衰老进程。

4. 二氧化碳　地球上的二氧化碳（CO_2）平衡与氧气的平衡几乎是相反的过程，即光合作用所消耗的二氧化碳又被各种氧化过程所补充，使得二氧化碳的空气浓度维持在 0.04% 左右。近年来全球变暖已成为公认的最大危机之一，而温室气体（二氧化碳为主）的排放被认为是地球变暖的最主要原因。"低碳生活"包括节水、节电、节油、节气等。

三、糖类

糖类（carbohydrates）又称碳水化合物，是由碳、氢、氧组成的多羟基醛或酮，主要来源于光合作用，可占植物干重的 80%，而人体中的糖只占干重的 2%。糖类不仅是生物的能源物质和结构成分，而且是合成其他有机物的碳源。糖类大致可分为单糖、二糖、多糖和复合糖类。

1. 单糖 单糖的化学通式为 $(CH_2O)_n$，n 一般为 3~7。葡萄糖（glucose）是最重要的六碳糖，其他单糖还包括三碳的甘油醛、四碳的赤藓糖、五碳的核糖和脱氧核糖、六碳的果糖和半乳糖，七碳的景天庚酮糖等。

2. 二糖 由两个单糖分子脱水聚会而成。常见的蔗糖（sucrose）、麦芽糖（maltose）和乳糖（lactose），化学式均为 $C_{12}H_{22}O_{11}$。蔗糖为葡萄糖 - 果糖，广泛存在于植物中，是白糖的主要成分；麦芽糖为葡萄糖 - 葡萄糖，是淀粉降解的产物；乳糖为葡萄糖 - 半乳糖，占乳汁的 5%，是婴儿糖类营养的主要来源。

3. 多糖 由多个单糖分子聚合而成，是糖类的主要存在形式。常见的多糖包括纤维素（cellulose）、淀粉（starch）和糖原（glycogen），均由葡萄糖脱水聚会而成，因此化学式均为 $(C_6H_{11}O_5)_n$。纤维素占据了生物界碳含量的 50% 左右，是植物细胞壁的主要成分。纤维素不溶于水，也不能被人体消化，但作为膳食纤维，能促进肠道蠕动和排便。淀粉是植物能源的主要储存形式，分为直链淀粉和支链淀粉。糖原又称为动物淀粉，是人体多糖的主要储存形式，分别占肝和肌肉重量的 5% 和 1.5%。

4. 复合糖 在生物体中，糖类不仅单独存在，还与其他类型的分子结合，形成糖衍生物和复合糖，包括果胶、壳多糖（几丁质）、糖脂、糖蛋白、蛋白聚糖等。动物细胞能合成特有的糖蛋白和蛋白聚糖，主要分布于细胞表面和细胞外基质。人类的 ABO 血型取决于血液细胞表面的三种类型的寡糖链。

四、脂类

脂类是脂肪和类脂的总称，包括脂肪、磷脂、胆固醇、脂类激素、脂类维生素、蜡等。脂类的共同特征是含有不溶于水的长链脂肪酸或固醇。脂类的生物学功能多种多样，包括形成生物膜、贮存能量、作为激素和维生素的前体、抗氧化、参与信号识别和免疫、保温和机械保护等。

1. 脂肪和脂肪酸 脂肪即甘油三酯，由甘油（丙三醇）与三分子脂肪酸结合而成，是机体储存能量的主要形式。脂肪酸是含羧基的直链烃，结构通式为 $CH_3(CH_2)_nCOOH$，但不饱和脂肪酸含有双键。必需脂肪酸是指人体不能合成的某些不饱和脂肪酸，主要是亚麻酸和亚油酸。

2. 磷脂 磷脂是含有磷酸的脂类，多为磷酸甘油二酯的衍生物。构成生物膜的磷脂包括磷脂酸、磷脂酰胆碱、磷脂酰丝氨酸、鞘磷脂等，其中，磷脂酰肌醇是第二信使 DAG 和 IP_3 的前体。

3. 固醇 胆固醇是动物特有的一种含有羟基的固醇类化合物，也是动物细胞膜的基本成分。胆固醇不仅能增加膜的稳定性，而且是合成其他固醇类物质（如性激素和维生素 D）的前体，然而血浆胆固醇水平过高是引起心血管病的危险因子。

4. 脂类的消化吸收 食物脂类的消化需要胆汁酸和脂质消化酶。小肠上段是脂质消化和吸收的主要场所。肠黏膜细胞对吸收的脂质进行再合成后，以乳糜微粒的形式分泌，经淋巴系统进入血液循环。血脂是血浆所有脂质的统称，主要包括甘油三酯、磷脂和胆固醇，这些脂质与载脂蛋白结合形成各种血浆脂蛋白颗粒。脂质平衡对于机体健康具有重要作用，脂质平衡的紊乱是肥胖、高血脂、动脉硬化、糖尿病和高血压的重要原因。

五、核酸

核酸是生命的遗传物质，分为核糖核酸（RNA）和脱氧核糖核酸（DNA）。

RNA 是由核苷酸按一定顺序连接而成的线性大分子。核苷酸由核糖、碱基和磷酸组成。核糖是一种五碳醛糖，一般采取环式，即由 1′碳上的羰基与 4′碳上的羟基反应，形成含一个氧的五元环。

碱基是含氮杂环嘌呤和嘧啶的衍生物，RNA 中的四种碱基为腺嘌呤（A）、鸟嘌呤（G）、胞嘧啶（C）和尿嘧啶（U）。碱基互补配对是指核酸链中的 A 与 U 由两个氢键结合；G 与 C 由三个氢键结合，这是核酸进行模板合成和形成稳定结构的基础。

碱基连接到核糖的 1′ 碳上，就成为核苷；核苷的磷酸酯即为核苷酸，如 AMP、ADP 和 ATP，这三种核苷酸的相互转化是生物利用能量的主要方式。此外，环核苷一磷酸 cAMP 和 cGMP 是细胞内的第二信使。

RNA 的生物合成是由核苷三磷酸脱去二磷酸后，剩下的一个磷酸与另一个核苷三磷酸的 3′ 碳连接，因而核苷酸单元之间的连接键称为 3′5′ - 磷酸二酯键。核苷酸链的延伸方式只能是在 3′ 碳上添加核苷酸，因而核酸序列的正方向规定为从 5′ 到 3′。

RNA 既能编码信息，也能产生某些催化性，因而可以成为一种能遗传的自我复制分子。科学家们猜测，在生命起源的早期阶段，曾经存在一个 RNA 世界。现代生物主要以 DNA 片段为模板来合成 RNA。按照生物功能，可以将 RNA 分为 mRNA、rRNA、tRNA、siRNA、miRNA、lncRNA 等类型。

DNA 与 RNA 的不同之处在于，DNA 的五碳糖 2′ 碳脱去了羟基，成为脱氧核糖，这使得 DNA 的稳定性明显提高。在 DNA 的碱基中，尿嘧啶 U 替换为胸腺嘧啶 T，这进一步增加了 DNA 的稳定性和碱基配对的可靠性。由于性质稳定，DNA 通常是很长的完整双螺旋，例如人染色体 DNA 平均长达 1.3 亿核苷酸对。DNA 双螺旋结构的发现揭示了遗传的分子奥秘在于核酸信息的复制、表达和演化。DNA 序列编码了所有细胞生物的生理和发育程序。

DNA 分子的双螺旋结构包含五个要点。

（1）DNA 由两条反向平行的脱氧核苷酸链组成，脱氧核糖和磷酸在外侧，碱基在内侧。

（2）碱基配对规则是 A 与 T 形成两个氢键配对，G 与 C 形成三个氢键配对，这是 DNA 复制、转录及反转录的基础。

（3）自然状态下的大多数 DNA 形成右手双螺旋结构。

（4）DNA 分子中四种碱基的排列顺序蕴含了各种性状的遗传信息。

（5）DNA 双螺旋的表面有大沟和小沟，可与不同蛋白质结合，调节遗传信息的表达。

六、蛋白质

蛋白质是由基因组编码，经转录和翻译而合成的，其结构单位氨基酸通过形成肽键而连接为线性的多肽链，再经折叠加工，形成具有特定结构和活性的蛋白质。人类的数万种蛋白质约占体重的 18%，主导着几乎所有的人体生命过程。

氨基酸是由一个碳与氨基、羧基、氢和侧链连接而成的小分子，不同氨基酸的差别只是侧链不相同。组成蛋白质的 20 种氨基酸可用 20 个英文大写字母表示，依次为：A 丙氨酸，C 半胱氨酸，D 天冬氨酸，E 谷氨酸，F 苯丙氨酸，G 甘氨酸，H 组氨酸，I 异亮氨酸，K 赖氨酸，L 亮氨酸，M 甲硫氨酸，N 天冬酰胺，P 脯氨酸，Q 谷氨酰胺，R 精氨酸，S 丝氨酸，T 苏氨酸，V 缬氨酸，W 色氨酸，Y 酪氨酸。必需氨基酸是指人必须从食物中摄取的 8 种氨基酸，即 F、I、K、L、M、T、V 和 W。

肽键是由一个氨基酸的氨基与另一个氨基酸的羧基脱水缩合而成。肽链的正方向规定为从氨基末端（N 端）到羧基末端（C 端）。一些小肽具有生物活性，如肽类激素、神经肽、谷胱甘肽、肽类药物和疫苗等。

蛋白质的一级结构是指其肽链的氨基酸排列顺序，此外，所有二硫键的位置也属于一级结构的范畴。一级结构决定了蛋白质的空间结构，而空间结构决定了蛋白质的功能。序列相似的蛋白质在进化上往往具有较近的同源性。根据不同物种的某种蛋白质的序列相似性，可以绘制生物的分子进化树。

蛋白质的二级结构是指多肽的主链原子之间由氢键维系的相对空间位置，主要包括 α - 螺旋、β - 折叠、β - 转角和无规卷曲等。二级结构不涉及蛋白质侧链的构象，但是侧链的类型和组合可影响二级结构的形成。蛋白质中的几个具有二级结构的肽段可组合形成特定的超二级结构，又称为模体（motif）。更进一步的较完整折叠区称为结构域（domain），是球蛋白的三维空间结构的单位。

蛋白质的三级结构是指整条肽链形成的空间结构。多亚基的蛋白质还具有各亚基在其三级结构基础上结合而成的四级结构。

生物体可以对蛋白质的氨基酸侧链进行各种化学修饰，如 S、T、Y 的磷酸化，N、S、T 的糖基化，C 的硒化等，这些修饰增加了蛋白质功能的多样性和可控性。在细胞中，磷酸化和去磷酸化是一种开关机制，可以调控很多蛋白质的活性。

七、维生素

维生素（vitamin）是生物维持代谢和生长所必需的微量有机物，分为脂溶性维生素（维生素 A、D、E、K 等）和水溶性维生素（B 族维生素和维生素 C）两类。脂溶性维生素随脂类吸收，主要储存于肝脏，不仅直接参与代谢，还能与细胞核受体结合而调控基因表达。水溶性的 B 族维生素多为辅酶的成分，而维生素 C（抗坏血酸）作为一些羟基酶的辅基，可直接参与体内的抗氧化过程。某些维生素不能由人体合成或合成量不足，必须由食物供给。维生素是保持人体健康的重要活性物质，缺乏维生素时不能正常生长，并发生特异性病变，即维生素缺乏症（表 2 - 1）。

表 2 - 1 主要维生素

维生素	活性形式	主要来源	需要量（mg/d）	主要功能	缺乏症
A	11 - 顺视黄醛	肝、蛋黄、牛奶	0.75	感光、抗氧化	夜盲症
B$_1$（硫胺素）	TPP	谷类、豆类	1.4	糖代谢	脚气病
B$_2$（核黄素）	FMN、FAD	酵母、蛋	1.7	递氢	口角炎
B$_3$（PP）	NAD、NADP	酵母、肝、蛋	20	递氢	糙皮病
B$_5$（泛酸）	CoA	广泛	10	转移酰基	未发现
B$_6$	磷酸吡哆醛	蛋黄、肉、谷类	2	转氨、脱羧	多种症状
B$_7$（H）	生物素	肝、肾、谷类	0.25	羧化	多种症状
B$_9$（叶酸）	四氢叶酸	肝、酵母	0.2	一碳转移	多种症状
B$_{12}$	甲钴胺素	肝、肉、鱼	0.002	一碳代谢	多种症状
C	抗坏血酸	新鲜水果、蔬菜	80	羟化、抗氧化	坏血病
D	1,25 - 二羟 D$_3$	肝、蛋黄、牛奶	0.0025	钙磷代谢	佝偻病
E	生育酚	植物油、豆类	20	抗氧化、生殖	多种症状
K	甲基 1,4 - 萘醌	肝、蔬菜	1	凝血、骨维持	内出血

第三节 细胞概观

细胞是最基本的生命系统，是生物体结构和功能的基本单位。人的生命始于一个受精卵细胞，到成年已经拥有三十多万亿个细胞，而寄生在人体的微生物细胞的数量更多。在人体这个巨型生态系统中，每个细胞都很复杂。事实上，即便是最简单的支原体细胞，也已经复杂到让人难以理解的程度。可见，揭示活细胞的分子结构和运行机制是生物学的一个巨大挑战，也是认识生命的根本。繁忙的细胞生命活动涉及各种分子之间环环相扣的相互作用，形成复杂而巧妙的反应链和代谢网，使物质、能量、信息的有序流动和不断转化，就像上演一出连续而变化莫测的情景剧，演员是各种类型的细胞。

一、细胞的基本共性

地球上只存在一种完整的生命形式，就是以细胞为基本形态结构的生命体。细胞作为生命活动的基本单位，具有 4 个共同的基本特征。

1. 共同的化学组成 所有细胞都是由水、无机盐、蛋白质、核酸、脂类、糖类等组成的，且都能对这些物质进行新陈代谢。

2. 共同的细胞质膜 所有细胞的表面都有主要由脂质双分子层与蛋白质构成的细胞质膜，使细胞与周围环境保持相对的独立性，形成相对稳定的细胞内环境，并能与周围环境进行物质交换和信号传递。

3. 共同的遗传机制 所有细胞都以双链 DNA 作为遗传信息载体，以 RNA 为转录物指导蛋白质合成，蛋白质合成场所都是核糖体。几乎所有细胞都使用同一套遗传密码。

4. 共同的分裂方式 所有细胞的增殖都以一分为二的方式进行分裂，两个子细胞各获得一套完整的遗传物质，这是生命繁衍的基础与保证。

细胞的基本共性揭示了所有细胞都起源于共同的原始祖先。最早的细胞可能形成于 35 亿年前，并且不间断地繁衍延续下来。现存的所有细胞都是共同原始祖先的后代，它们演化为丰富多彩的生物类型，具有形态和功能各异的细胞。

二、细胞的形态大小

地球上形形色色的生物都是由细胞构成。细胞的形态多种多样，大小不一，都与细胞的位置和功能相适应。游离的单个细胞大多呈圆形或圆盘形，如卵细胞、白细胞和红细胞。上皮细胞呈扁平形，肌细胞为纺锤形，神经细胞为星芒状，胞体直径通常为数十微米，但从胞体发出的神经纤维最长却可超过一米，这与其传导功能相适应。

细胞比灰尘还小，肉眼难以识别，但不同细胞的直径和长度有很大的变化范围。细胞的大小一般常用微米（μm）和纳米（nm）为单位。细菌的直径一般在 $1\mu m$ 上下（图 2-2），人和动物的大多数细胞的直径为 $10\sim100\mu m$。最小的人体细胞是蝌蚪形的精子，头部直径仅 $4\mu m$ 左右，但全长可达 $60\mu m$。最大的人体细胞是卵子，直径超过 $100\mu m$，可在受精后不吸收营养的情况下分裂为超过 100 细胞的胚泡。

三、细胞的基本结构

地球上所有的细胞可分为原核细胞和真核细胞两大类（表 2-2）。相应地，所有的细胞生物分为原核生物和真核生物。原核生物分为细菌和古菌，都是单细胞；真核生物不仅有单细胞的原生生物，还有多细胞的植物、真菌和动物。

表 2-2　原核细胞与真核细胞的比较

	原核细胞	真核细胞
类型	细菌、古菌	原生生物、植物、真菌、动物
细胞大小	$0.3\sim10\mu m$	$3\sim100\mu m$
细胞核	没有真正的细胞核	由核膜、核仁、核质和染色质组成
细胞膜	不含胆固醇	含胆固醇
细胞器	通常没有细胞器（除核糖体外）	有线粒体、内质网、溶酶体等细胞器

续表

	原核细胞	真核细胞
细胞壁成分	肽聚糖为主	纤维素为主
核糖体	70S（由50S和30S两个亚基组成）	80S（由60S和40S两个亚基组成）
染色体	仅有一条裸露双链DNA	有多条染色体，DNA与蛋白质结合
DNA	环状，存在于细胞质中	线状，存在于细胞核中
核外DNA	有的细胞有质粒	有线粒体DNA和叶绿体DNA
转录和翻译	转录和翻译都在细胞质中进行	在细胞核中转录，在细胞质中翻译
内膜系统	无	复杂
细胞骨架	简单	复杂
细胞分裂	二分裂	通常为有丝分裂和减数分裂
细胞组织	主要是单细胞生物，不形成组织	多细胞生物体可形成组织

原核细胞体积小，结构简单，有完整的细胞膜，但没有真正的细胞核，缺乏核膜和膜相细胞器（图2-3）。原核细胞的基因组通常为一条环状的双链DNA，不与组蛋白质结合，遗传信息的复制、转录和翻译都在细胞质中进行，核糖体为70S，细胞分裂方式为较简单的二分裂。

真核细胞区别于原核细胞的重要标志是出现了线粒体，这种"动力工厂"的能量利用率大幅提高，促使真核细胞朝着更大、更复杂、更多样的方向演变，核糖体增至80S，细胞骨架变得更为发达。内膜系统的复杂化和区室化，不仅产生了内质网、高尔基体、溶酶体等膜相细胞器，还形成了膜包裹的间期细胞核，使核内的遗传信息处理与核外的新陈代谢分开。核内可以有多条染色体，遗传信息量增加，进而演化出有丝分裂、减数分裂、组织分化、机体发育等复杂的生命现象（图2-4）。

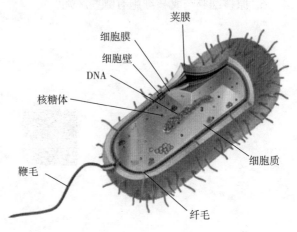

图2-3 细菌的结构

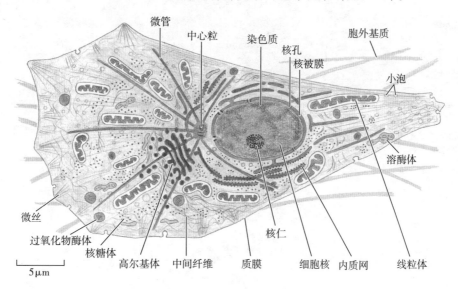

图2-4 动物细胞的结构

在接下来的四章里，我们将重点学习真核细胞，尤其是人体细胞的细胞膜、细胞核和细胞质的结构和功能，然后探讨细胞分裂、分化、衰老、死亡等生命历程。

答案解析

目标检测

1. 简述发现细胞的过程。
2. 试述细胞学说的三个要点。
3. 构成细胞的大量元素有哪些？
4. 试述氧气与生命的关系。
5. 细胞的基本共性有哪些？
6. 原核细胞与真核细胞有哪些区别？

（郑　多　张　闻）

书网融合……

本章小结　　　　题库

PPT

第三章　细胞膜

📖 **学习目标**

1. **掌握** 流动镶嵌模型；钠钾泵的生理功能；LDL 介导的胞吞作用；cAMP 信号通路。
2. **熟悉** 细胞膜的基本成分；跨膜运输的途径；受体和配体。
3. **了解** 细胞表面；细胞外基质；细胞连接。

任何系统都有边界，边界对系统的稳定至关重要。细胞作为基本的生命系统，其边界就是细胞膜，又称质膜（plasma membrane）。作为围绕在细胞最外层的界膜，质膜将细胞质与环境隔开，使细胞有一个相对独立而稳定的内环境。此外，细胞膜在细胞进行物质运输、能量转换及信息传递的过程中起着十分重要的作用。

第一节　细胞膜的成分

细胞膜主要由脂类、蛋白质和糖类三种成分组成。不同种类细胞的膜的成分组成基本相同，但膜的组分比例存在差异。在大多数细胞膜中，脂类约占 50%，蛋白质占 40%～50%，糖类占 2%～10%。脂类在细胞膜上以双分子层形式排列，即脂双层，构成膜的基本结构。蛋白质以不同形式与脂类结合，是细胞膜的功能主体。糖类多分布于细胞膜外表面，与脂类或蛋白质结合形成糖脂或糖蛋白。

一、膜脂

细胞膜上的脂类称为膜脂（membrane lipid），主要包括磷脂（phospholipid）、胆固醇（cholesterol）及糖脂（glycolipid），其中磷脂含量最多。

1. 磷脂 含有磷酸基团的脂类称为磷脂，包括甘油磷脂和鞘磷脂两类，占膜脂含量的 50% 以上。甘油磷脂主要包括磷脂酰胆碱（卵磷脂）、磷脂酰乙醇胺（脑磷脂）、磷脂酰丝氨酸、磷脂酰肌醇等。甘油磷脂以甘油为骨架，磷酸基团分别于不同的化学集团结合形成不同类型的磷脂分子。如图 3 – 1 所示，磷脂分子的主要特征是：①具有一个极性头部和两个非极性尾部，但存在于线粒体内膜和某些细菌质膜上的心磷脂具有 4 个非极性尾部；②脂肪酸链的碳为偶数，多数碳链由 16个、18 个或 20 个碳原子组成；③除饱和脂肪酸（如软脂酸）外，还常含有不饱和脂肪酸（如油酸）。鞘磷脂在神经细胞膜中含量较多，不以甘油为骨架，而是以鞘氨醇代替甘油。磷脂分子的头部极性很强，被称为亲水头；由脂肪酸链构成的磷脂分子的尾部无极性，被称为疏水尾，因此磷脂分子被称为兼性分子。

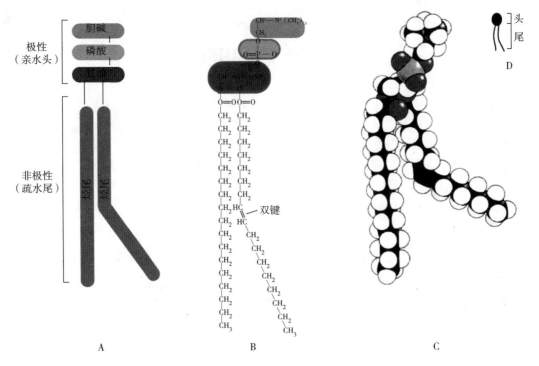

图 3-1　磷脂酰胆碱分子的结构

A. 分子结构示意图；B. 结构式；C. 空间结构模型；D. 空间结构符号

2. 胆固醇　胆固醇是细胞膜中另一类重要的脂类，散布在磷脂分子之间。胆固醇也是兼性分子，极性的头部连接在固醇环上的羟基，靠近磷脂分子的极性头部，固醇环另一端连接疏水的尾部，埋在磷脂分子疏水尾部之间（图 3-2）。胆固醇在调节膜的流动性、增加膜的稳定性，以及降低水溶性物质的通透性等方面具有重要作用。细菌质膜不含胆固醇，但某些细菌的膜脂中含有甘油酯等中性脂类。

3. 糖脂　糖脂普遍存在于原核细胞和真核细胞的细胞膜表面，由脂类和寡糖组成。糖脂也是兼性分子，极性的头部由一个或多个糖基组成，非极性的尾部由两条烃链组成。糖脂含量不到膜脂总量的 5%，但神经细胞膜的糖脂含量较高，占 5%～10%。目前已发现 40 余种糖脂，不同细胞膜所含糖脂的种类不同。

由于膜脂分子具有极性的头部和非极性的尾部，属于兼性分子，所以膜脂分子在水环境中会自发地将头部露在外面与水接触，而尾部被藏在内部。这种特殊的排列方式会形成球状分子团（micelle）、脂双层（lipid bilayer）、脂质体（liposome）三种结构（图 3-3）。

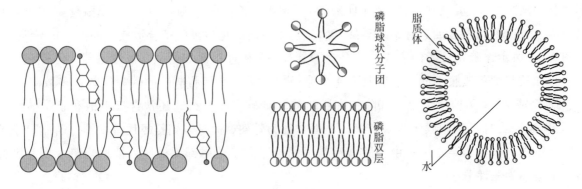

图 3-2　胆固醇与磷脂分子关系示意图　　　　　图 3-3　磷脂分子的特殊排列结构

二、膜蛋白

细胞膜上与脂双层结合的蛋白质统称为膜蛋白，其含量和种类与细胞膜的功能密切相关。例如，有些膜蛋白可以转运特定的物质进出细胞，有些膜蛋白可以作为受体识别配体，还有些膜蛋白具有酶的催化活性。因此，功能越复杂的膜，其上的蛋白质含量也越丰富。膜蛋白以不同形式与脂双层结合，且结合紧密程度也不尽相同。依据不同结合形式和膜蛋白在细胞膜上的分布，可将膜蛋白分为整合蛋白（integral protein）、脂锚定蛋白（lipid-anchored protein）、外周蛋白（peripheral protein）三种类型（图3-4）。

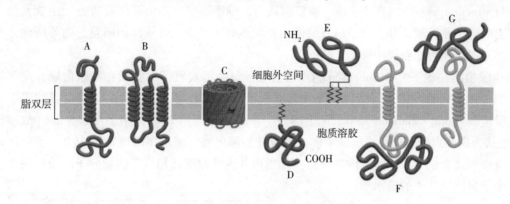

图3-4　膜蛋白与脂双层结合的不同方式

A、B、C 是膜整合蛋白；D、E 是脂锚定蛋白；F、G 是外周蛋白

1. 整合蛋白　整合蛋白的多肽链可以单次或多次跨膜，因此又称跨膜蛋白，占膜蛋白总量的70%~80%。跨膜蛋白常以 α 螺旋穿越脂双层，以非极性氨基酸直接与膜脂双层的疏水区相互作用而嵌入膜内，与脂双层结合牢固。也有跨膜蛋白以 β 折叠形式穿越细胞膜，形成 β 筒。

2. 脂锚定蛋白　脂锚定蛋白以共价键的方式与脂类分子结合，可分布于细胞膜两侧，又称为脂连接蛋白（lipid-linked protein）。脂锚定蛋白通过两种方式与脂类分子结合，第一种是存在于胞质面的蛋白质直接与脂双层中的脂肪酸链形成共价键，第二种是存在于细胞膜外的蛋白质与脂双层外层上的相连的寡糖链形成共价键。

3. 外周蛋白　外周蛋白又称周边蛋白，一般占膜蛋白总量的20%~30%。外周蛋白以非共价键（静电作用、离子键、氢键等）形式附着在脂类分子极性头部或者跨膜蛋白亲水区。这种结合方式并不紧密，使用一些温和的方式就可以使其从膜上脱落，例如改变溶液的离子浓度或者酸碱度等。

三、膜糖

细胞膜中的糖类占膜总量的1%~10%，膜糖以各种形式连接在膜脂或膜蛋白上，以糖脂和糖蛋白的形式存在。膜糖在质膜外表面形成细胞外被（cell coat）或者糖萼（glycocalyx）。大部分暴露于细胞膜外侧的膜蛋白都带有寡糖链，并且寡糖链中单糖的种类和排列多样。在动物和人体细胞膜上的糖类主要有葡萄糖、半乳糖、甘露糖、岩藻糖、半乳糖胺、葡萄糖胺及唾液酸。人类 ABO 血型抗原就是一种糖蛋白，不同抗原的差别就在于血型糖蛋白在红细胞膜外表面的寡糖链组成不同。

第二节　细胞表层结构

人体细胞的表面在结构上包括细胞膜、细胞被、细胞外基质和各种细胞连接。细胞表面除为细胞提供一个合适的微环境外，其特异分子还能接受外界信号，引起细胞一系列反应。本节先讨论细胞膜的结构模型和特性，然后简要介绍细胞表面、细胞外基质和细胞连接。

一、细胞膜的结构模型

前面已经介绍膜脂、膜蛋白、膜糖是细胞膜的主要成分，那么它们如何排列和组成细胞膜呢？为了阐明生物膜的分子结构，科学家们提出了多种不同的生物膜分子结构模型。本章将介绍四种具有代表性的模型。

1. 片层结构模型 1935 年，Danielli 和 Davson 提出了第一个细胞膜分子结构模型，称为片层结构模型（lamella structure model）（图 3 - 5）。该模型认为，细胞膜中央是由双层脂质分子组成，蛋白质以静电作用与脂质分子相吸附，并分布于内外两侧面。脂质分子的亲水性头部朝向膜的内外两侧，而疏水的非极性尾部则尾尾相对埋在膜中央。

2. 单位膜模型 1959 年，Robertson 利用透射电子显微镜观察了细胞膜和细胞内膜，发现生物膜均呈现清晰的"两暗一明"的三层结构，内外为电子密度深的暗层，中间为电子密度浅的明层，于是提出了单位膜模型（unit membrane model）（图 3 - 6）。暗层厚度约 2 nm，明层约 3.5 nm，故单位膜厚约 7.5nm。他认为磷脂双分子层构成膜的主体，其极性头部向外，疏水尾部埋在膜中央。蛋白质以静电方式与磷脂极性端结合，分布于膜的内外两侧，并指出其内外致密层相当于磷脂分子的极性头部和蛋白质分子，浅染层是脂质分子的疏水端。

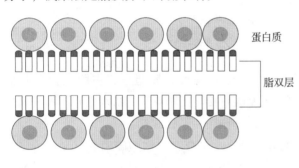

图 3 - 5 　片层结构模型

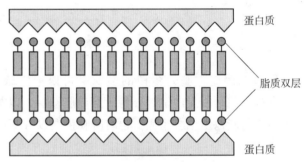

图 3 - 6 　单位膜结构模型

3. 流动镶嵌模型 1972 年，Singer 和 Nicolson 提出流动镶嵌模型（fluid mosaic model），又称液态镶嵌模型。该模型认为生物膜是球形蛋白质和脂质二维排列的流体，膜中的各种成分具有流动性；有的蛋白质分布在膜的表面，有的蛋白质则全部或部分地嵌于磷脂双分子层中。流动镶嵌模型强调了膜的流动性和膜结构的不对称性，被人们广泛接受。但该模型不能合理的解释具有流动性的质膜在变化过程中怎样保持膜结构的相对完整和稳定，蛋白质分子对脂质分子流动性的控制作用以及膜各部分流动的不均匀性等。

4. 脂筏模型 1988 年，Simon 提出了脂筏模型（lipid raft model），他提出生物膜上胆固醇形成的有序脂相如同脂筏一样载着执行某种特定功能的膜蛋白（图 3 - 7）。脂筏是富含胆固醇和鞘磷脂的质膜微结构域，其中聚集一些特定种类的膜蛋白，是一种动态结构，位于质膜的外侧。脂筏可能在内质网或高尔基体上形成，然后转运到细胞膜上。有些脂筏可不同程度地与膜下细胞骨架蛋白交联。目前认为，脂筏与细胞信号转导、蛋白质分选、物质跨膜运输及病原微生物侵染等密切相关。

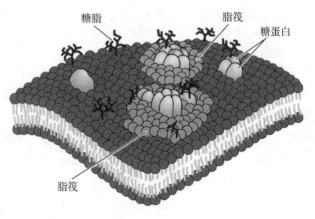

图 3 - 7 脂筏模型

由于生物膜的结构复杂，功能多样，目前仍没有一个完善通用的模型。

二、细胞膜的特性

细胞膜由脂双分子层、蛋白质和其他成分共同构成，其不仅构成细胞与外界之间的屏障，还具有多种功能和特性。

1. 不对称性　细胞膜内外两侧的结构不同，甚至内外两侧的化学成分也不一样，这导致细胞膜内外两侧的功能也有很大差异，这种差异称为膜的不对称性。以红细胞为例，脂双层外层分布更多的鞘磷脂和卵磷脂，而脂双层内层分布较多的磷脂酰乙醇胺、磷脂酰丝氨酸和磷脂酰肌醇等。膜蛋白在细胞膜中的分布也是不对称的，例如受体多位于细胞膜的外侧、腺苷酸环化酶位于细胞膜内侧。膜糖在细胞膜上的分布具有显著的不对称性，糖脂和糖蛋白只分布于细胞膜的外表面。

2. 流动性　膜的流动性主要是指膜脂和膜蛋白的流动性。目前认为，膜脂分子的运动方式有五种，分别是侧向扩散、翻转运动、旋转运动、弯曲运动。膜蛋白的运动方式主要是侧向扩散和旋转运动。脂肪酸链的长度和不饱和度、卵磷脂与鞘磷脂的比值、胆固醇等因素均会影响膜的流动性。

三、细胞表面的概念

电镜下可见细胞膜的外表面具有大量的绒毛状或细丝状结构，主要由糖蛋白和糖脂组成，称为细胞外被，又称糖萼。

细胞膜下是一层含有高浓度蛋白质的黏稠状液体物质，称为胞质溶胶（cytosol）。胞质溶胶中含有较多的微丝和微管，具有抗张强度，对于维持细胞形态、极性及调节膜蛋白的分布和运动十分重要。

细胞外被、胞质溶胶与细胞膜共同构成一个多功能复合结构，称为细胞表面（cell surface）（图3-8）。动植物细胞间的连接结构、细胞表面的特化结构、细菌与植物细胞的细胞壁都是细胞表面的组成部分。

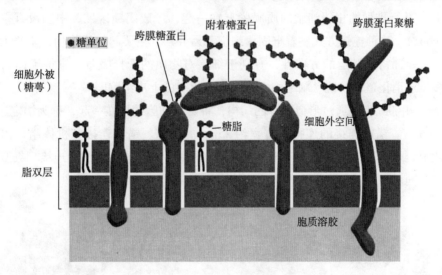

图3-8　细胞表面结构

细胞表面是细胞的边界，是一个具有复杂结构的多功能体系，除了保护作用和提供一个合适的微环境外，还与细胞识别、细胞连接、物质能量交换、信息传递、细胞形态、细胞运动以及细胞增殖等密切相关。与细胞行使的功能相适应，细胞膜常与膜下的细胞骨架系统相互联系，形成细胞表面的一些特化结构，如变形足、皱褶、微绒毛、纤毛、鞭毛等。

四、细胞外基质

细胞外基质（extracellular matrix）是分布于细胞外空间的非细胞性物质，主要由细胞分泌的蛋白质和多糖组成，构成纤维网络结构（图3-9）。

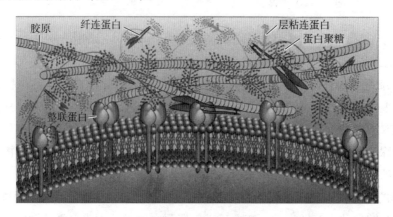

图3-9　细胞外基质

近来的研究表明，人体细胞外基质的成分复杂多样，但均包含5类不溶性大分子：胶原、非胶原糖蛋白、弹性蛋白、糖胺聚糖和蛋白聚糖。细胞外基质不仅在组织中或组织之间起支持作用，还可控制细胞增殖分化、转移迁徙、通讯联络、识别黏着等多种生命活动。

五、细胞连接

邻近细胞之间在细胞表面接触区域形成的连接特化结构，称为细胞连接（cell junction）。它对细胞间的机械连接，维持细胞的完整性，调控细胞间的物质交换、信息传递和代谢活动发挥重要作用。根据结构和功能的差异，细胞连接分成多种不同的类型（图3-10）。

1. 紧密连接　并行排列的相邻细胞的质膜紧靠在一起，形成闭锁区域，中间没有空隙，称为紧密连接（tight junction）。这种连接方式黏着牢固，细胞不易分开，主要起封闭作用，阻止大分子物质在细胞间隙自由通过，保证物质转运的方向性，有利于细胞对物质的选择吸收，维护了体内环境的相对稳定。紧密连接多见于消化道、膀胱、脑毛细血管等上皮组织的上皮细胞间。

2. 锚定连接　相邻细胞间通过形似铆钉的结构，将两个细胞铆接在一起，称为锚定连接（anchoring junction）（图3-11）。锚定连接的连接处有宽约25nm的间隙。锚定连接在机体组织内普遍存在，皮肤、心肌、消化道、子宫、阴道等处的上皮细胞间尤为丰富。锚定连接将细胞连接到细胞骨架上或胞外基质上，使细胞共同承受和抵御机械张力，维持结构稳定。

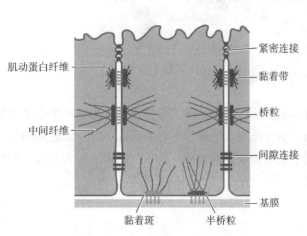

图3-10　细胞不同连接类型

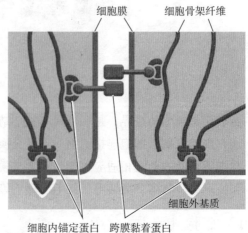

图3-11　锚定连接

根据参与连接的细胞骨架纤维类型和锚定部位差异，锚定连接分为两大类：与肌动蛋白纤维连接的称为黏着连接（adhering junction）；与中间纤维连接的称为桥粒（desmosome）。存在于细胞与细胞之间的桥粒称为点状桥粒，存在于上皮细胞与基底膜之间的桥粒称为半桥粒（hemidesmosome）。

3. 通信连接　细胞间通过通信连接（communicating junction）的方式保持化学信号和电信号的联系，维持细胞协调与合作。动物细胞间的通信连接包括间隙连接（gap junction）和化学突触（chemical synapse）两类。

间隙连接是人和动物组织中最广泛的连接形式，在相邻细胞质膜间有 2 ~ 4nm 的间隙，由连接子组成（图 3 - 12）。每个连接子由细胞膜上的六个柱状蛋白组成中空孔道，相邻细胞膜的连接子跨细胞间隙对合连接，形成沟通细胞的通道。成百上千的连接子对集结成盘状的间接连接区域。

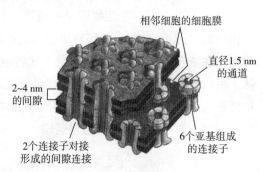

图 3 - 12　间隙连接

突触是神经元之间或神经 - 肌肉细胞之间的特异性接头，通过神经递质完成细胞间的神经冲动传导。

第三节　跨膜运输

细胞膜是细胞与环境之间的选择性通透屏障，它既能保障细胞对基本营养物质的摄取、代谢产物或废物的排除，又能调节细胞内离子浓度，使细胞维持相对稳定的内环境。物质的跨膜运输对细胞的生存和生长至关重要。物质通过细胞膜的转运主要有四种途径：被动运输、主动运输、胞吞作用和胞吐作用。

一、被动运输

被动运输（passive transport）是指物质顺浓度梯度或电化学梯度穿膜的运输方式，是小分子和离子通过细胞膜的主要方式。物质从高浓度一侧向低浓度一侧扩散，不需要消耗细胞的代谢能。由于细胞膜的磷脂双分子层的中间部分是疏水性结构，绝大多数极性小分子和离子是不易透过细胞膜的。因此，以被动运输形式穿膜的物质与其大小有关，但更重要的是取决于物质分子的脂溶性和带电程度。脂溶性越强和带电越弱的小分子，越容易穿过细胞膜。

（一）简单扩散

简单扩散（simple diffusion）又称自由扩散（free diffusion），是一种被动运输，物质在穿膜中既没有消耗细胞的代谢能，也不需要膜蛋白的帮助，只要物质在膜两侧保持一定的浓度差即可进行运输。一些脂溶性物质如苯、醇、甾类激素以及气体分子如 O_2、CO_2 和 N_2 等是以简单扩散的方式进行穿膜运输，其扩散所需要的动力来自物质的浓度梯度。一些极性小分子如尿素、甘油等，因为它们不带电荷且分子很小，也能以简单扩散的形式穿膜。另外，H_2O 虽然不溶于脂并且具有极性，但因其分子小，能借助膜脂分子运动产生的间隙自由透过细胞膜。简单扩散的溶质扩散速率与膜两侧的溶质浓度差成正比。

（二）易化扩散

有些物质尽管在膜的两侧存在浓度差，但也不能直接穿过膜的脂双层。物质的带电性是限制其简单扩散的一个重要的因素，带电的物质通常与水结合形成一个水合的外壳，在增加自身体积的同时，还大大降低了其脂溶性。因此，带电荷的分子和离子，无论多小都不能以简单扩散的形式穿膜。较大的不带电荷的极性分子如葡萄糖、氨基酸及核苷酸等，更难以直接穿过膜的脂双层，必须借助膜转运蛋白（membrane transport protein）的帮助。在细胞膜上镶嵌有两种膜转运蛋白，一种是通道蛋白（channel protein），能形成贯穿细胞膜的亲水通道，允许大小和带电合适的物质顺浓度梯度或顺电化学梯度穿膜，其作用似"隧道"；另一种膜转运蛋白是载体蛋白（carrier protein），具有高度特异性，能与所运输的物质特异性结合，并通过自身构象的变化转运物质穿膜，其作用似"船"。当被转运物到达目的地后，载体 3 蛋白就解除结合同时"卸货"。可见这种结合是临时性的。各种离子或极性分子借助膜转运蛋白的帮助顺浓度梯度或顺电化学梯度的运输方式称为易化扩散（facilitated diffusion）。易化扩散也不需要消耗代谢能，与简单扩散同属被动运输。

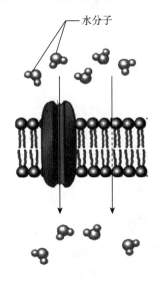

图 3 – 13　水分子从水通道穿膜（左箭头），
也能以简单扩散穿膜（右箭头）

1. 水通道　单个水分子可以直接穿过膜的脂双层进行简单扩散，也可以通过水通道进行易化扩散。水孔蛋白（aquaporin），是位于细胞膜上的通道蛋白，它构成持续开放的水通道，能够选择性地让水分子通过。水通道的孔径非常狭窄，其构型仅能使水分子通过，并帮助水分子旋转，使水分子以适当角度穿越狭窄的通道。水孔蛋白的作用是减少水跨膜运动的阻力，使细胞间水分子迁移的速度加快（图 3 – 13）。

2. 离子通道　离子通道（ion channel）是一类跨膜的通道蛋白，其中心可形成亲水性通道，对特定的离子具有高度的亲和力，能瞬间完成大量离子从膜的高浓度侧向低浓度侧的转运。借助离子通道，一些离子如 Na^+、K^+、Ca^{2+}、Mg^{2+}、Cl^- 等均能快速穿膜。由于离子通过时只是借"通道"穿膜，并不与通道蛋白结合，所以离子通道扩散比载体蛋白介导的运输速度快 1000 倍，一个开放的离子通道每秒钟可转运 $10^7 \sim 10^8$ 个离子。但这种"通道"也有选择性，只允许相应的离子通过。

离子通道可分为非门控离子通道（non – gated channel）和门控离子通道（gated channel）。前者不受控制，持续开放，相应的离子可以随时进出细胞。后者能像闸门一样开启或关闭。闸门的开和关实际上是通道蛋白发生构象变化造成的，闸门开放时间极短暂（数毫秒），瞬间开放随后立即关闭。闸门的开放受三种因素调控：配体、膜电位和应力。

（1）配体门控通道（ligand – gated channel）　这类通道的开和关受配体控制。例如乙酰胆碱受体阳离子通道，配体是乙酰胆碱，受体是通道蛋白。当乙酰胆碱与乙酰胆碱受体结合时，通道蛋白的构象发生改变，开启阳离子通道，Na^+ 等迅速流入细胞。这种通道开放的时间极短，配体与受体解离，通道蛋白恢复原来构象，闸门随即关闭。

（2）电压门控通道（voltage – gated channel）　这类通道的开和关受膜电位的变化控制。正常情况下，膜两侧的电位差是外正内负，即外侧是正离子的浓度高，内侧是负离子的浓度高，膜通道处于关闭状态；膜电位改变，电压门控通道构象发生变化，闸门打开，特定离子瞬间从高浓度侧向低浓度侧大量流入。等电位差恢复，闸门快速自动关闭。

（3）应力激活通道（stress – activated channel）　这种通道的打开受一种力的作用。例如，内耳听觉毛细胞的离子通道就是通过感应声波的震动来调节通道蛋白的构象，从而开启通道，离子进入听觉毛细胞，产生电信号，并且从听觉毛细胞传递到听觉神经，然后传递到脑产生听觉。

3. 营养载体　营养载体（nutrient carrier）是镶嵌在细胞膜上的一类载体蛋白。营养载体转运物质有以下几个特点：①高度专一性，一种营养载体只转运一种物质，例如葡萄糖载体（glucose carrier）只介导葡萄糖的运输，不帮助与葡萄糖结构类似的其他糖类的运输。②通过营养载体的构象发生可逆性变化实现转运。③饱和性，营养载体转运的速率在一定限度内同物质的浓度差成正比，但由于营养载体的数量相对恒定，当所有的营养载体的结合部位都被占据而处于饱和状态时，转运速率达到最大值。在这种情况下，即使膜两侧的浓度差很显著，转运速率也不会再加快。

葡萄糖是通过营养载体进行易化扩散的典型实例。动物细胞从细胞外液吸收葡萄糖时，由于细胞外液中葡萄糖浓度高，在葡萄糖载体的帮助下，将细胞外液中的葡萄糖转运到细胞内。转运时，首先葡萄糖载体在非胞质面暴露出葡萄糖的结合位点，当葡萄糖与葡萄糖载体结合后，葡萄糖载体的构象发生改变，将葡萄糖的结合位点转向胞质面，此时的葡萄糖与载体结合的亲和力降低，从而将葡萄糖释放到细胞内。当葡萄糖被释放后，营养载体又恢复到原来的构象，进行下一轮循环。由于葡萄糖一旦被细胞吸收很快就被代谢，因此细胞内葡萄糖浓度始终低于细胞外，这使葡萄糖载体的转运方向始终是从胞外到胞内。然而，肝细胞可以将葡萄糖释放至血流中去，肝细胞营养载体对葡萄糖转运的方向则是从细胞内到细胞外。

二、主动运输

某些物质特别是一些离子在细胞内外的浓度差别很大，如人红细胞内的 K^+ 浓度为血浆中的 30 倍，而 Na^+ 浓度却比血浆低 13 倍，但 K^+ 仍由血浆进入红细胞，Na^+ 则由红细胞运到血浆中。这种浓度差的存在，说明细胞具有逆浓度梯度或逆电化学梯度运输物质的机制，这就是主动运输（active transport）。主动运输是物质逆浓度梯度或逆电化学梯度的运输，需要耗能。协助物质主动运输的膜转运蛋白是载体蛋白，因此载体蛋白既可以介导被动运输也可以介导主动运输，而通道蛋白只介导被动运输。主动运输对于维持细胞的正常生理功能至少有三个方面的作用：一是保证细胞或细胞器从周围环境或表面中摄取营养物质，即使这些营养物质在周围环境或表面的浓度极低；二是能够"主动"将一些代谢废物排出细胞外，即使这些物质在细胞外的浓度比细胞内的浓度要高很多；三是建立和维持细胞和环境之间的离子浓度梯度或电化学梯度，这对于细胞的生存和行使功能至关重要。

（一）ATP 驱动泵

ATP 驱动泵是通过分解 ATP，主动转运物质的载体蛋白。参与主动运输的载体蛋白通常称为泵（pump），这意味着它们能够利用能量做功。泵蛋白本身具有 ATP 酶的活性，通过 ATP 水解所释放的能量来完成物质的主动转运。因此，将转运 Na^+、K^+ 的钠钾泵称为 Na^+,K^+ - ATP 酶；将转运 Ca^{2+} 的钙泵称为 Ca^{2+} - ATP 酶；将转运 H^+ 的质子泵称为 H^+ - ATP 酶，以此类推。

1. 钠钾泵　钠钾泵具有载体和酶的双重活性，它的两种构象分别与 Na^+ 和 K^+ 有着不同的亲和力。钠钾泵属于 P 型 ATP 酶，P 是 phosphorylation 的缩写，意为这种泵在转运物质时，载体蛋白需要磷酸化和去磷酸化。Na^+ 依赖的磷酸化和 K^+ 依赖的去磷酸化引起载体蛋白构象交替变化，不断改变与 Na^+ 和 K^+ 的亲和力，这种交替非常迅速，每秒钟可发生上千次构象变化，每个循环消耗一个 ATP 分子，所释放出的能量可以逆浓度梯度泵出 3 个 Na^+，摄入 2 个 K^+。

钠钾泵工作过程：首先在膜的胞质面，静息状态下的钠钾泵暴露出与 Na^+ 的结合位点，3 个 Na^+ 与 Na^+ 结合位点相结合。这一结合激活了 Na^+,K^+ - ATP 酶的活性，ATP 水解导致 Na^+,K^+ - ATP 酶的磷酸化和构象发生改变，将 Na^+ 结合位点转向非胞质面。这时，磷酸化的酶与 Na^+ 的结合弱，将 Na^+ 释放到胞外。在膜的非胞质面，改变构象的酶对 K^+ 的亲和力大，2 个 K^+ 结合到 K^+ 结合位点，促使磷酸化的 Na^+,K^+ - ATP 酶发生去磷酸化，酶的构象再次发生改变，将与 K^+ 的结合位点又转向胞质面，去磷酸化的酶与 K^+ 结合弱，随即将 K^+ 释放至胞内，Na^+,K^+ - ATP 酶恢复原来的构象。如此反复（图 3 - 14）。

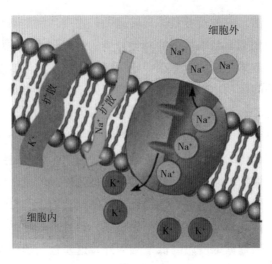

图 3 - 14　钠钾泵的工作原理

钠钾泵存在于一切动物细胞的细胞膜上。一般的动物细胞约消耗 1/3 的总 ATP 来供钠钾泵活动，而神经细胞则要消耗 2/3 的总 ATP 来维持细胞外高 Na^+、细胞内高 K^+ 的离子梯度。这种离子环境的建立对于恒定细胞的体积、调节细胞渗透压、形成膜电位以及神经冲动的传递都是非常必要的，同时这种离子环境也为细胞主动转运葡萄糖、氨基酸等营养物质提供了驱动力。

2. 钙泵　钙泵主要存在于真核生物的细胞膜和肌肉细胞的内质网膜上，它的作用是将 Ca^{2+} 从细胞质泵出细胞外或泵入内质网腔储存起来，使 Ca^{2+} 在细胞内维持低水平的浓度。钙泵也属于 P 型泵，其工作原理类似于钠钾泵，也有磷酸化和去磷酸化的过程。钙泵工作时，在胞质面侧有 Ca^{2+} 的结合位点，一次可结合 2 个 Ca^{2+}，结合 Ca^{2+} 后其 ATP 酶活性被激活，伴随着 ATP 的水解和酶的磷酸化，钙泵构象发生改变，将 Ca^{2+} 结合位点转向非胞质面，与 Ca^{2+} 的亲和力降低，Ca^{2+} 被释放，此时酶发生去磷酸化，钙泵构象恢复到静息状态。

肌肉细胞的内质网特化成肌浆网，肌浆网膜上分布着大量的钙泵，每水解 1 分子 ATP，可以逆浓度梯度将 2 个 Ca^{2+} 泵进肌浆网。肌浆网贮存 Ca^{2+} 如同建造钙库，在调节肌细胞的收缩和舒张中发挥重要作用。当神经递质与肌细胞膜受体结合时，触发了信号的级联反应，导致肌浆网 Ca^{2+} 的释放，引起肌纤维收缩；当钙泵将胞质中的 Ca^{2+} 重新泵入肌浆网时，肌纤维又舒张。

3. 质子泵　质子泵（H^+ 泵）有三种类型。第一种为 P 型泵，存在于细胞膜上，在结构上与钠钾泵类似，在转运 H^+ 的过程中涉及磷酸化和去磷酸化。第二种为 V 型泵，存在于溶酶体膜上，在转运 H^+ 的过程中不需要被磷酸化，但需要 ATP 供能，通过水解 ATP，从细胞质中主动摄取 H^+ 进入溶酶体。V 型泵有助于保持胞质内的中性 pH 环境和溶酶体内的酸性环境。因此 V 型泵为溶酶体水解酶发挥功能创造了最佳的酸性环境。第三种为 F 型泵，这种泵主要存在于线粒体内膜上。F 是 factor 的缩写，F 型泵是氧化磷酸化的偶联因子，当 H^+ 沿质子通道顺浓度梯度流动时，利用 H^+ 浓度梯度蕴含的势能驱动 ADP 磷酸化合成 ATP。因此，F 型泵工作时，是以相反的方式来发挥其生理作用，不是消耗 ATP 而是将 ADP 转化成 ATP，称它为 H^+ - ATP 合成酶更合适。

4. ABC 型泵　ABC 型泵也叫 ABC 转运蛋白（ATP - binding cassette transporter），是一大类以 ATP 供能的运输蛋白。现已发现有 100 多种 ABC 转运蛋白，因此属于一个庞大而多样的蛋白家族。ABC 型泵最早发现于细菌，是细菌质膜上的一种转运 ATP 酶，负责磷脂、糖、氨基酸和肽等物质的转运。在大肠杆菌中有 78 个基因（占全部基因的 5%）编码 ABC 转运蛋白。真核生物的 ABC 型泵主要存在于细胞膜上。虽然每种 ABC 型泵只转运一种或一类底物，但其庞大的蛋白家族具备了转运重金属离子、氨基酸、核苷酸、多糖、多肽等物质的能力。此外，ABC 型泵还可以催化脂双层的脂类在两层之间翻转，使脂双分子层能平行伸展，这在膜的发生和功能维护上具有重要的意义。

每个 ABC 型泵都有两个跨膜结构域和两个 ATP 结合域（ATP - binding cassette），其中跨膜结构域是与底物结合的位点，而位于胞质侧的 ATP 结合域可以结合 ATP，具有 ATP 酶的活性，通过催化 ATP 水解引起跨膜结构域空间构型的变化，实现底物的转运。在真核细胞中发现的第一个 ABC 型泵是多药抗性蛋白（multidrug resistance protein，MRP），该基因通常在肝癌患者的癌细胞中过表达，能够排出用于抑制或杀死癌细胞的治疗药物，产生多药耐药性（multiple drug resistance，MDR），因而降低了化疗的疗效。与此同时，细胞除了对最初的药物产生抵抗作用外，还会抵抗其他类似的药物使细胞对药物产生耐受，药物不再能发挥其治疗作用。MDR 是肿瘤化疗的瓶颈之一。ABC 转运蛋白还与病原体对药物的抗性有关，如临床常用的抗真菌药物氟康唑、酮康唑、伊曲康唑等。真菌对这些药物产生耐药性的一个重要机制也是通过 MDR 降低了细胞内的药物浓度。因此，ABC 型泵抑制剂的研制是阻止细胞产生 MDR 的一条有效途径。

（二）协同运输

协同运输（cotransport）是由 ATP 驱动泵与载体蛋白协同作用，靠间接消耗 ATP 来完成物质转运的一种主动运输方式。协同运输的驱动力不是直接消耗 ATP，而是依靠离子梯度所蕴含的势能来驱动。而建立和维持这种离子梯度的正是 ATP 驱动泵通过消耗 ATP 来实现，所以是间接消耗 ATP 的运输。

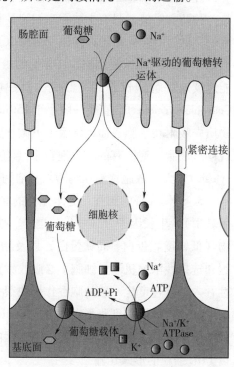

在动物细胞中，参与协同运输的离子常常是 Na^+，如小肠上皮细胞和肾小管上皮细胞吸收葡萄糖或各种氨基酸，就是伴随着 Na^+ 从细胞外流入细胞内而完成的。小肠上皮细胞从肠腔中摄取葡萄糖时，虽然肠腔中的葡萄糖浓度很低，但仍能从肠腔中吸收葡萄糖。这是因为在小肠上皮细胞的肠腔面侧分布着 Na^+ - 葡萄糖转运体，其上有两个结合位点，可分别与肠腔中的 Na^+ 和葡萄糖相结合。Na^+ 和葡萄糖与转运体结合后，转运体的构象发生改变，当 Na^+ 顺浓度梯度进入细胞时，葡萄糖利用 Na^+ 浓度梯度的势能被一起"拉进"细胞内。Na^+ 浓度梯度越大，葡萄糖进入细胞的速度越快；反之，当 Na^+ 浓度梯度变小时，葡萄糖停止转运。可见，葡萄糖逆浓度梯度进入细胞的驱动力是 Na^+ 浓度梯度所蕴含的势能，而这种势能的建立正是依靠小肠上皮细胞基底面的钠钾泵。由于 Na^+ 和葡萄糖的运输方向一致，又称为同向运输（symport）（图 3 - 15）。

图 3 - 15 小肠上皮细胞吸收葡萄糖示意图

肠腔面分布着 Na^+ - 葡萄糖转运体，葡萄糖通过 Na^+ 驱动的同向运输方式进入细胞；基底面分布着营养载体，葡萄糖以易化扩散方式进入血液；基底面的钠钾泵消耗 ATP 维持 Na^+ 浓度梯度。

对向运输（antiport）是指物质运输的方向与离子运输的方向相反的协同运输方式。例如，动物细胞中的钠氢交换体（Na^+ - H^+ exchange carrier）和钠钙交换体（Na^+ - Ca^{2+} exchange carrier）通过对向运输方式完成物质转运。前者是 Na^+ 的流入与 H^+ 的输出相偶联，以清除细胞在代谢中产生的过量 H^+，稳定 pH 环境；后者是当 Na^+ 顺浓度梯度进入细胞时，Ca^{2+} 逆浓度梯度排出胞外，以驱除细胞中过多的 Ca^{2+}。

三、胞吞和胞吐

大分子和一些颗粒物质不能直接穿越细胞膜，它们运输时是由膜将大分子和颗粒物质包裹起来，通过一系列膜泡的形成和融合来完成运输，因此称为膜泡转运（vesicle transport）这是真核细胞特有的一种主动转运过程，需要消耗能量。膜泡转运有多种类型，这里先讨论胞吞（endocytosis）和胞吐（exocytosis）。

（一）胞吞

胞吞作用是通过质膜内陷将外来的大分子和颗粒物质包围成膜泡，然后脱离细胞膜，将物质转运到细胞内的过程。可分为吞噬（phagocytosis）、胞饮（pinocytosis）和受体介导的胞吞（receptor - mediated endocytosis）三种方式。

1. 吞噬 吞噬是细胞摄取较大的固体颗粒或大分子复合物的过程。吞噬时，细胞先伸出伪足包围被吞噬物，然后细胞向内凹陷形成吞噬体（phagosome）或吞噬泡（phagocytic vesicle），直径一般大于250 nm。吞噬体或吞噬泡在细胞内与溶酶体融合，吞噬物被溶酶体酶消化分解。细胞吞噬时伪足的伸出与微丝的聚合有关。用抑制肌动蛋白聚合的药物如细胞松弛素（cytochalasin）处理，伪足消失。

吞噬是单细胞原生动物如变形虫、草履虫等摄取食物的主要方式。在高等哺乳动物和人类中，吞噬是一种防御措施，只有少数吞噬细胞具有此功能，如巨噬细胞和中性粒细胞，它们广泛分布在组织和血液中，通过吞噬作用消灭细菌、病毒以及衰老细胞和细胞碎片等。

2. 胞饮 胞饮是细胞非特异性的摄取细胞外液及其中的溶质或极微小颗粒的过程。大多数细胞都能连续地进行胞饮作用，形成的膜泡叫胞饮体（pinosome）或胞饮泡（pinocytic vesicle）或陷穴泡（caveolae vesicles），直径一般小于150nm。胞饮作用由细胞膜和膜下微丝共同完成，细胞吞饮时，液态物质先吸附在细胞表面，然后膜下微丝收缩，细胞膜凹陷形成一个小窝，包围液体物质，最后从细胞膜脱落形成胞饮泡。有的胞饮泡很小（直径为65nm），需用电镜才能看到，此过程为微胞饮（micropinocytosis）。大多数胞饮泡在细胞内与溶酶体融合，液态物质被溶酶体酶消化分解。

3. 受体介导的胞吞 受体介导的胞吞作用主要用于摄取特殊的生物大分子，例如激素（胰岛素、催乳素）、生长因子（表皮生长因子、血小板衍生生长因子）、淋巴因子（白细胞介素、干扰素）、营养物（低密度脂蛋白、转铁蛋白）以及胎儿摄取母体抗体等。这是一种高效摄取细胞外特定大分子的过程和选择性浓缩机制，细胞不必吸收大量的细胞外液，即使特异性大分子在胞外浓度很低，也能被选择性吞入，且速度比一般的胞吞作用快很多。

细胞摄取低密度脂蛋白（low density lipoprotein，LDL）是受体介导的胞吞的一个典型实例。胆固醇是细胞膜的基本组分，也是类固醇激素的前体。由于胆固醇是疏水性较强的分子，所以它在血液中通常以 LDL 颗粒的形式运输。

LDL 受体是一种单次跨膜蛋白，即使不结合配体，也会在细胞膜集中形成有被小窝（coated pit），有被小窝有类似分子筛的作用，能够捕获膜上的受体，使其聚集于有被小窝，同时牵拉细胞膜进一步凹陷。当血液中的 LDL 颗粒与受体结合后，形成的复合物聚集在有被小窝内，很快封闭成有被小泡（coated vesicle）进入细胞，并迅速脱去衣被成为无被小泡。衣被返回细胞膜再参与形成新的有被小窝。

无被小泡与内体（endosome）融合形成大的内吞体，也叫内体。内体是小泡融合形成的膜泡，其作用是输送新摄入的物质到溶酶体去降解。内体膜上的质子泵能将内体的 pH 不断下降。当内体 pH 下降到 5 时，引起受体和配体的解离，带有受体的内体膜出芽和脱落，可返回细胞膜继续结合 LDL 颗粒参与受体的再循环。含 LDL 的内体与溶酶体融合，LDL 被溶酶体酶降解，胆固醇被释放出来用于质膜的装配或进入其他代谢途径（图 3 - 16）。

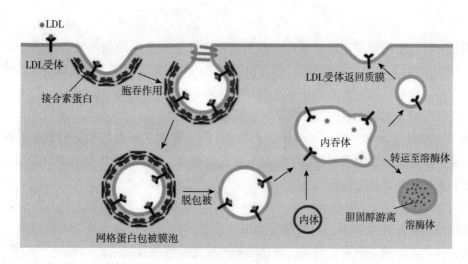

图 3 – 16　LDL 受体介导的胞吞过程

　　有被小窝或有被小泡的衣被是一种网格蛋白（clathrin），这是一种在进化上高度保守的蛋白质，是由 3 条重链和 3 条轻链组成的三腿蛋白复合物（triskelion），形似三条弯曲的臂并排成风车状结构，36个三腿蛋白复合物组装成五边形或六边形的篮网状结构，所以网格蛋白又叫笼蛋白（clathrin）。网格蛋白和膜之间有一种接合素蛋白（adaptin），其作用是识别特异性受体，把特异的受体集聚在有被小窝处，将网格蛋白紧密地连接于有被小窝和有被小泡上，并驱动细胞膜表面凹陷（图 3 – 17）。

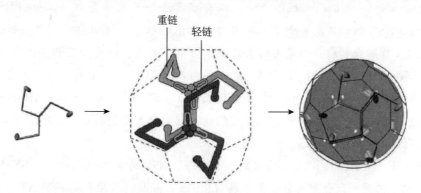

图 3 – 17　网格蛋白的结构（三腿蛋白复合物→装配→篮网结构）

　　细胞本身也能合成胆固醇。当细胞外 LDL 浓度高时，通过细胞膜 LDL 受体，抑制细胞合成胆固醇；反之，细胞外 LDL 浓度低时，细胞又恢复合成胆固醇。如果细胞内游离胆固醇聚集过多，细胞就停止合成胆固醇和 LDL 受体蛋白，此时细胞本身合成和摄入 LDL 均减少，这是一种反馈调节机制。家族性高胆固醇血症（familial hypercholesterolemia）的病因是 LDL 受体基因缺陷，导致患者细胞膜上 LDL 受体结构异常或数量减少，对血液中 LDL 的清除能力下降，致使患者血液中的胆固醇含量很高，出现持续的高胆固醇血症。胆固醇沉积在血管壁上，使血管变小、出现动脉粥样硬化的斑块，并导致心肌梗死、脑梗死。患者常于年轻时死于冠心病。

　　少数内吞小泡可横穿细胞质，从细胞一侧移到另一侧，把胞饮的内容物释放出胞外，这种内吞和外吐相偶联的过程，称为穿胞吞吐（transcytosis）。例如肝细胞膜上有免疫球蛋白 A（IgA）受体，与肝血窦中的 IgA 结合形成复合物，通过受体介导的胞吞，IgA 进入肝细胞。IgA 的内吞泡穿越细胞质，经穿胞吞吐，从细胞的另一侧将 IgA 外排到微胆管中。

(二) 胞吐

胞吐作用是一种与胞吞作用相反的运输，其膜泡的形成主要是由细胞内的膜包围分泌物（分泌蛋白、激素等）或细胞残渣而成。膜泡形成后移至质膜下方，与细胞膜融合，然后膜泡向细胞外开放，把内容物排出细胞外。胞吐作用一方面卸掉膜泡内容物，另一方面膜泡的膜融入质膜，补充膜蛋白和膜脂成分，使质膜得到更新。真核细胞的胞吐有两种分泌途径。

1. 结构性分泌途径（constitutive secretory pathway） 存在于所有类型的细胞中。此过程不需要任何信号的触发，膜泡或分泌泡可以持续不断地与细胞膜融合，将分泌泡中的内容物释放到细胞外，例如质膜外周蛋白及胞外基质成分等的分泌。

2. 调节性分泌途径（regulated secretory pathway） 主要存在于内分泌细胞、外分泌细胞及神经细胞等。分泌泡成群聚集在质膜下，当细胞受细胞外信号的刺激时才启动分泌，分泌泡才与细胞膜融合，将内容物分泌出去，例如激素、黏液、消化酶和神经递质等的分泌。

⊕ 知识链接

分泌泡寻靶的 SNARE 假说

在胞吐过程中，分泌泡必须在膜上找到正确的靶点并与之融合才能把内容物分泌出去。1993年，James Rothman 和他的研究团队提出了 SNARE 假说（SNARE hypothesis）。他们发现动物细胞融合需要一种可溶性的细胞质蛋白，这种蛋白叫 N - 乙基顺丁烯二酰亚胺敏感融合蛋白（N - ethylmaleimide - sensitive fusion protein，NSF）以及可溶性 NSF 附着蛋白（soluble NSF attachment protein，SNAP），NSF/ SNAP 能够介导不同类型的膜泡的融合，说明它没有特异性。于是 Rothman 等提出假设：膜融合的特异性是由膜上的受体蛋白决定的，该蛋白可作为膜融合时 SNAP 的附着点，这种膜蛋白就是 SNARE 或 SNAP 受体蛋白。SNARE 可分为存在于分泌泡膜上的 V - SNARE（vesicle - SNAP receptor）和存在于靶膜上的 T - SNARE（target - SNAP receptor）两种，在不同的分泌泡上存在不同的 V - SNARE，它们能识别靶膜上特异的 T - SNARE 并与之结合，以此保证分泌泡到达正确的目的地。

在结构性分泌途径中，在 SNAPs 的识别和介导下，NSF 与分泌泡上的 V - SNARE 和靶膜上的 T - SNARE 相互识别并结合形成融合复合物（fusion complex）。NSF 是一种 ATP 酶，SNAPs 能激活 NSF 的 ATP 酶活性，催化 ATP 分解，促使分泌泡与靶膜融合，分泌泡的分泌物可持续不断地分泌出去。在调节性分泌途径中，分泌泡上的 V - SNARE 在与靶膜上的 T - SNARE 结合前先结合一种"分子夹"蛋白，然后才与 T - SNARE 膜蛋白结合形成复合物。因有"分子夹"，SNAPs 不能与复合物相结合，分泌活动无法进行。只有当细胞接受细胞外信号的刺激后，"分子夹"移位或从复合物上脱落下来，NSF 才能在 SNAPs 的介导下与复合物结合，引起膜融合，分泌物才分泌到细胞外。例如性腺受脑下垂体刺激时才分泌激素。

James Rothman 因提出 SNARE 假说理论，阐明了囊泡是如何与目标融合并传递的蛋白质机制，于 2013 年获得了诺贝尔生理学或医学奖。

第四节　信号转导

原核细胞和真核细胞在其生命历程中，都在随时监测着细胞内外的环境条件，处理收到的各种信息并对这些信息做出相应的反应，以维持细胞与内外环境的平衡和统一。信息传递是细胞生存的必要条件。细胞与细胞之间的信息传递主要通过信号分子和受体来实现。信号分子与细胞膜上或细胞内的特殊受体（receptor）结合后，将信号转换，然后传给相应的胞内系统，使细胞对信号分子做出适当的反应，这一过程称为信号转导（signal transduction）。

一、信号分子

信号分子是细胞的信息传递物质，种类繁多，包括物理信号诸如声、光、电和温度变化等，以及化学信号诸如激素、神经递质、局部化学介质等。绝大多数信号分子是化学信号，由细胞合成和分泌。信号分子的一级结构或空间构象携带着某些信息，当它们与相应受体结合后，后者将接收到的信息传递给细胞的功能反应体系，从而使细胞对该信号做出应答。除了神经细胞内部主要通过电信号传递信息外，大多数情况下，细胞主要依靠化学信号来传递信息。

根据化学信号的特点及作用方式，可将其分为三类：①激素，由内分泌细胞合成并释放，经血液或淋巴循环到达机体各部位的靶细胞，如肾上腺素、胰岛素和甲状腺素等。这类信号分子的作用特点是作用的距离远、范围大，并且作用时间较长。②神经递质，由神经元的突触前膜释放，作用于突触后膜上的特异受体，如多巴胺、乙酰胆碱和去甲肾上腺素等。这类信号分子的作用特点是作用的距离短和时间短。③局部化学介质，是一大类生物活性物质，由某些细胞合成并分泌，但是它们不进入血液，而是通过细胞外液的介导，作用于临近的同种或异种靶细胞，如生长因子、前列腺素和一氧化氮（nitric oxide，NO）等。NO 发现于 20 世纪 80 年代，是人类发现的第一种气体信号分子，它能进入细胞直接激活效应分子，引起血管平滑肌舒张等多种生物学效应。

根据化学信号的溶解度，可将其分为两类：①亲脂性信号分子，主要代表是甾类激素和甲状腺素。亲脂性信号的分子量小、疏水性强，可直接穿过细胞膜进入细胞，与细胞内受体结合，形成激素 – 受体复合物，进而调节基因表达。②亲水性信号分子，包括神经递质、局部化学介质和大多数肽类激素。这类信号分子不能穿过靶细胞的细胞膜，只能与其细胞膜上的受体结合，将细胞外信号转换为细胞内信号，引起细胞内一系列生化级联反应，最终产生生物学效应。

根据信号分子与受体结合后细胞所产生的效应不同，还可以将它分为激动剂和拮抗剂。与受体结合后不产生细胞效应的称为拮抗剂，而与受体结合后能产生细胞效应的称为激动剂。

一些化学信号分子及其功能见表 3 – 1。

表 3 – 1　部分化学信号分子及功能

信号分子	合成或分泌位点	化学性质	生理功能
激素			
甲状腺素	甲状腺	酪氨酸的衍生物	刺激多类细胞的代谢
胰高血糖素	胰腺 A 细胞	肽	促进糖原分解和糖异生
胰岛素	胰腺 B 细胞	蛋白质	促进肝细胞摄取葡萄糖、促进糖原合成、抑制糖异生等
肾上腺素	肾上腺	酪氨酸的衍生物	升高血压、提高心率、促进肝糖原分解等
神经递质			
乙酰胆碱	神经末梢	胆碱衍生物	促进骨骼肌收缩、心肌舒张等
γ – 氨基丁酸	神经末梢	谷氨酸衍生物	抑制性神经递质、抗焦虑、降血压等
局部化学介质			
表皮生长因子	多种细胞	蛋白质	刺激上皮细胞等多种细胞的增殖
组胺	肥大细胞	组氨酸衍生物	扩张血管、增加渗透、参与炎症反应
NO	神经元和血管内皮细胞	可溶性气体	引起平滑肌松弛、调节神经元活性

⊕ **知识链接**

气体信号分子 NO 的发现

人体内源性活性物质 NO 的发现，是 20 世纪医学的重要成果之一。多年前，人们就知道乙酰胆碱具有舒张血管的作用。1980 年美国科学家 Robert F. Furchgott 以其精妙的实验在 *Nature* 上发表论文，指出乙酰胆碱的舒张血管作用依赖于血管内皮释放的某种可扩散物质。随后他们又发现缓激肽等多种扩血管物质也是通过类似的机制发挥其扩血管的作用，并将该物质命名为血管内皮源舒张因子。1986 年 Robert F. Furchgott 和 Louis J. Ingarro 同时分别证实血管内皮源舒张因子就是 NO，这是人们首次发现气体分子可在生物体内发挥信号传递的作用，开辟了医学研究的一个全新领域。1998 年，Robert F. Furchgott、Louis J. Ingarro 和同样在这一领域做出杰出贡献的 Ferid Murad 因为这一发现荣获了诺贝尔生理学或医学奖。

二、受体概述

信号分子必须与受体结合后才能发挥作用。受体是一类存在于细胞膜上或细胞内的糖蛋白或糖脂，绝大多数为糖蛋白，少数为糖脂（如霍乱毒素受体和百日咳毒素受体），能够与细胞外专一信号分子识别并结合，激活细胞内一系列生化反应，从而引起细胞效应。与受体结合的生物活性物质则称为配体（ligand）。受体在信号转导系统中具有关键作用，它通过识别和结合配体，触发整个信号转导过程。不同类型的受体都包含 2 个功能域，它们是结合配体的功能域和产生效应的功能域，分别具有结合特异性和效应特异性。

（一）受体与信号分子结合的特点

受体能特异性识别并结合相应的信号分子，两者的结合具有以下几个特点。

1. 特异性 受体选择性地与特异配体结合，这种结合特异性主要依赖于配体与受体之间空间结构的互补性。但受体与配体的结合并不是简单的一对一关系，不同细胞对同一化学信号可能具有不同的受体，也就是说一种配体可以结合几种不同的受体，进而产生不同的细胞效应。例如乙酰胆碱作用于心肌细胞降低收缩频率，作用于骨骼肌细胞引起肌肉收缩，作用于唾腺细胞则导致分泌。

2. 高亲和力 受体与配体的结合力极强，极低浓度的配体与受体结合后，就可以产生显著的生物学效应。但是不同受体和配体之间的亲和力差异很大。

3. 可逆性 受体与配体是以氢键、离子键和范德华力等非共价键结合，在它们结合引发相应的生物学效应之后，二者解离。受体与配体的结合与解离处于可逆的动态平衡中。受体与配体解离后，受体可恢复到原来的状态，并被再次利用，而配体则常常被灭活。

4. 可饱和性 某一特定受体在特定细胞中的数量是相对恒定的，因此，随着配体浓度的升高，当所有受体都被配体完全结合后，就不能再结合其他配体，达到饱和状态。这是细胞控制自身对胞外信号反应强度的一种方式。

（二）受体的类型

根据受体存在的部位，可将其分为细胞表面受体（cell - surface receptor）和细胞内受体（intracellular receptor）。细胞表面受体位于细胞膜上，又称为细胞膜受体，或简称为膜受体，主要识别和结合亲水性信号分子，包括神经递质、肽类激素和生长因子等分泌型信号分子和细胞表面抗原、细胞表面黏着分子等膜结合型信号分子。根据信号转导机制和受体蛋白类型的不同，细胞表面受体又可分为三类：离子通道型受体、G蛋白偶联受体和酶联受体。细胞内受体简称胞内受体，主要识别和结合进入细胞质或细胞核的亲脂性信号分子。

（三）受体介导的信号转导

细胞外信号分子与受体结合后，将信号转换然后传给相应的胞内系统，引起细胞内一系列生化级联反应，最终产生生物效应，这一过程称为信号转导。信号分子引起的细胞内生化反应是前后相连的，前一个反应的产物可作为下一个反应的底物或发动者，所以被称为生化级联反应。信号分子引发的细胞效应主要有两类：①调控基因转录，影响细胞内特殊蛋白的表达。②改变细胞内预存蛋白的活性或功能，从而影响细胞的代谢和功能。前者产生通常需要1小时或更长的时间，称为慢反应；而后者产生仅需要数秒或数分钟，称为快反应。受体的类型不同，其信号转导途径也不同。下面我们分别介绍四类受体及其介导的信号转导途径。

三、G蛋白偶联受体及其信号转导途径

G蛋白偶联受体（G protein – coupled receptor，GPCR，图3 – 18）的信号转导参与调节机体内大部分生理活动，并与多种疾病密切相关，是30%以上临床药物的靶点，因而这方面的研究多次获得诺贝尔奖，也是我们在本章要重点学习的内容。

（一）G蛋白偶联受体

G蛋白偶联受体是一种与三聚体G蛋白偶联的细胞表面受体，与配体结合后可激活与之偶联的G蛋白，启动不同的信号转导通路，导致各种生物学效应的产生。G蛋白偶联受体是迄今发现的最大的受体蛋白超家族，其成员有1000多个，分布于不同组织的几乎所有类型的细胞上，如M型乙酰胆碱受体、胰高血糖素受体、视紫红质受体（脊椎动物眼中的光激活受体）、β肾上腺素受体以及脊椎动物鼻中的许多嗅觉受体等。G蛋白偶联受体成员都是一条多肽链构成的糖蛋白，可分为细胞外域、跨膜域和细胞内域三个部分（图3 – 18）。受体的N末端

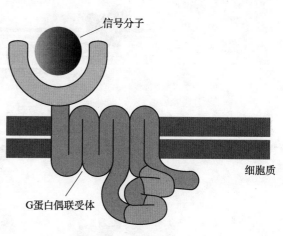

图3 – 18 G蛋白偶联受体

位于细胞膜外侧，构成细胞外域，能与细胞外信号分子结合；C末端在细胞质侧，构成细胞内域。受体的跨膜域由7个穿膜α螺旋组成，其氨基酸组成高度保守。各个穿膜α螺旋之间有环状结构，其中位于螺旋5和螺旋6之间的细胞内环是三聚体G蛋白识别的区域。G蛋白偶联受体介导了很多胞外信号的细胞应答，如多种肽类激素、局部介质、神经递质和氨基酸衍生物，以及气味、味道和光信号等。

（二）G蛋白

G蛋白（G protein）的全称为鸟嘌呤核苷酸结合蛋白（guanine nucleotide – binding protein），是指具有GTP酶活性，在细胞信号通路中起信号转换器或分子开关作用的蛋白质。包括三聚体G蛋白、小分子量的单体小G蛋白和高分子量的其他G蛋白三类。被G蛋白偶联受体激活的是三聚体G蛋白，由α、β和γ三个亚基组成，为可溶性的外周蛋白，锚定在细胞膜的胞质面。其中，α – 亚基上存在GDP或GTP结合位点，能与GDP或GTP结合。在静息状态下，三聚体G蛋白的α – 亚基与GDP结合，α、β和γ三个亚基组成三聚体，此时的G蛋白与受体分离，无活性。当信号分子与G蛋白偶联受体结合后，

受体的构象发生改变，暴露出与 G 蛋白 α - 亚基结合的位点，使受体的胞内部分与 G 蛋白 α - 亚基接触并相互作用，进而使 G 蛋白 α - 亚基的构象改变，与 GDP 的亲和力减弱，与 GTP 的亲和力增强，GTP 则取代 GDP 与 α - 亚基结合，三聚体 G 蛋白被激活。活化的三聚体 G 蛋白解离成两部分：α - GTP 和 βγ 异二聚体。α - GTP 与细胞膜下游的效应蛋白相互作用，激活效应蛋白。另外，G 蛋白的 α - 亚基还具有 GTP 酶活性，在配体与受体解离后，G 蛋白的 α - 亚基水解与它结合的 GTP 为 GDP，α、β 和 γ 三个亚基重新组装成三聚体，三聚体 G 蛋白失活，回到静息状态（图 3 - 19）。

在哺乳动物中已发现 20 多种不同类型的 G 蛋白，如 Gs、Gi 和 Gq 家族。Gs 为激活型 G 蛋白，其 α - 亚基是 αs，能激活效应器腺苷酸环化酶（adenylate cyclase，AC）；Gi 为抑制型 G 蛋白，其 α - 亚基是 αi，能抑制效应器腺苷酸环化酶；Gp 为磷脂酶 C 型 G 蛋白，其 α - 亚基是 αp，能激活效应器磷脂酶 C（phospholipase C，PLC）。

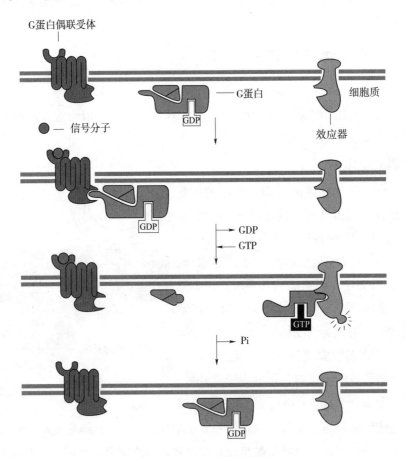

图 3 - 19　G 蛋白的激活与失活

（三）G 蛋白偶联受体的信号转导途径

G 蛋白偶联受体与胞外信号分子结合后，首先激活三聚体 G 蛋白，再由三聚体 G 蛋白激活效应器。效应器的活化，催化细胞内信号的生成。然后由细胞内信号引起细胞内系列生化级联反应，最终产生生物学效应。受体激活后在细胞内产生的、能介导信号转导的活性物质（细胞内信号），称为第二信使（second messenger），胞外信号分子则被称为第一信使（first messenger）。已经发现的第二信使有许多种，其中最重要的有 cAMP（cyclic AMP）、二酰基甘油（diacylglycerol，DAG）、三磷酸肌醇（inositol trisphosphate，IP$_3$）和 Ca^{2+} 等。三聚体 G 蛋白可以激活不同的效应器，例如腺苷酸环化酶、磷脂酶 C 和离子通道等，构成不同的信号通路。

1. cAMP 信号通路　在 cAMP 信号通路中，G 蛋白偶联受体通过三聚体 G 蛋白作用的效应器是腺苷酸环化酶，例如激活型信号的受体（Rs）与其配体结合后，首先激活 Gs 蛋白，使 Gs 解离为 αs – GTP 和 βγ 异二聚体；接着，活化的 αs – GTP 激活下游的腺苷酸环化酶；然后，活化的腺苷酸环化酶催化 ATP 分解形成 cAMP，使细胞内第二信使 cAMP 浓度升高。接下来，将由 cAMP 去启动细胞内的生化级联反应，最终产生细胞效应。

在绝大多数真核细胞中，cAMP 通过 cAMP 依赖性蛋白激酶 A（cAMP – dependent protein kinase A，PKA）来调节细胞活动。PKA 广泛存在于哺乳动物细胞的细胞质中。无活性的 PKA 是由 2 个调节亚基（regulatory subunit，R）和 2 个催化亚基（catalytic subunit，C）组成的四聚体，在每个调节亚基上有 2 个 cAMP 的结合位点。cAMP 与调节亚基结合后，PKA 的构象发生改变，导致调节亚基与催化亚基解离，从而暴露出催化位点，具备了催化功能，PKA 被激活。然后，活化的 PKA 催化靶蛋白的丝氨酸或苏氨酸残基磷酸化，激活靶蛋白。由于 PKA 对底物蛋白特异性要求不高，因此在不同组织中，PKA 可以激活不同的靶蛋白，产生不同的生物学效应，包括调节细胞代谢和基因表达等。

在肝脏，当胰高血糖素与肝细胞膜上的胰高血糖素受体结合后，使胞内 cAMP 浓度升高，激活 PKA。活化的 PKA 磷酸化糖原磷酸化酶激酶，使其激活。然后，活化的糖原磷酸化酶激酶再磷酸化糖原磷酸化酶，使其激活。最后，活化的糖原磷酸化酶刺激糖原分解，生成葡萄糖 – 1 – 磷酸。葡萄糖 – 1 – 磷酸经过变位和去磷酸化变为葡萄糖，释放进入血液，导致血糖升高。

肾上腺素等一些激素与相应受体结合，转换为 cAMP，激活 PKA。然后活化 PKA 的催化亚基进入细胞核中，磷酸化某些重要的转录因子如 cAMP 反应元件结合蛋白（cAMP – response element – binding protein，CREB）。磷酸化的 CREB 被细胞核内的 CBP/P300 蛋白特异性识别并结合，使 CREB 活化。然后，CREB – CBP/P300 蛋白复合体与特异 DNA 序列结合，调节各种靶基因转录，产生生物学效应（图 3 – 20）。

cAMP 信号通路的反应链可表示为：胞外信号分子→G 蛋白偶联受体→三聚体 G 蛋白→AC→cAMP→PKA→靶蛋白→生物学效应。

腺苷酸环化酶除了被激活型信号激活，其活性还能被抑制型信号抑制。抑制型激素（如前列腺素和腺苷）与相应抑制型受体（Ri）结合后，激活 Gi，抑制下游腺苷酸环化酶，使靶细胞的 cAMP 水平降低。

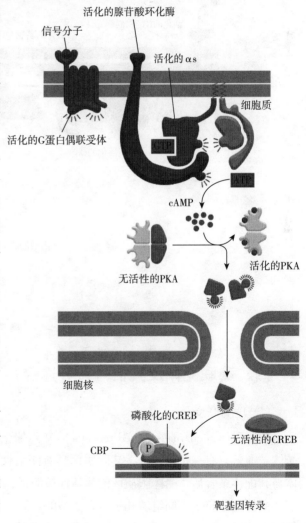

图 3 – 20　cAMP 信号通路

2. 磷脂酰肌醇信号通路　在磷脂酰肌醇信号通路中，G 蛋白偶联受体通过三聚体 G 蛋白激活的效应器是磷脂酶 C。如图 3 – 21 所示，胞外信号分子与 G 蛋白偶联受体结合后，通过 Gp 激活磷脂酶 C；

活化的磷脂酶 C 将细胞膜上的磷脂酰肌醇 – 4,5 – 二磷酸水解为 2 个胞内信使：IP_3 和 DAG，所以该通路又被称为双信使通路。IP_3 在细胞质中扩散，DAG 是亲脂性分子，位于细胞膜上，这 2 个第二信使分别激活 2 条不同的信号通路。IP_3 与内质网膜上的 IP_3 受体（离子通道受体）结合，通道打开。通道打开后，内质网释放 Ca^{2+} 进入细胞质基质，使细胞质基质的 Ca^{2+} 浓度升高。然后，Ca^{2+} 再活化各种依赖 Ca^{2+} 的蛋白质如钙调蛋白（calmodulin，CaM）。活化的钙调蛋白再激活靶酶，引起不同的细胞反应，例如激素分泌、基因表达和启动受精后胚胎发育等，这一通路称 IP_3 – Ca^{2+} 途径。Ca^{2+} 浓度的升高还可以使无活性的蛋白激酶 C（kinase C，PKC）从细胞质基质转位到细胞膜胞质面，被另一第二信使 DAG 激活。活化的 PKC 使靶蛋白的丝氨酸/苏氨酸残基磷酸化，最终产生生物学效应，例如细胞分泌、肌肉收缩、细胞增殖和细胞分化等，这一通路称为 DAG – PKC 途径。

磷脂酰肌醇信号通路的反应链可表示为：胞外信号分子→G 蛋白偶联受体→三聚体 G 蛋白→PLC→①IP_3→Ca^{2+}→CaM→靶酶→生物学效应；②DAG→PKC（依赖 Ca^{2+}）→靶蛋白→生物学效应。

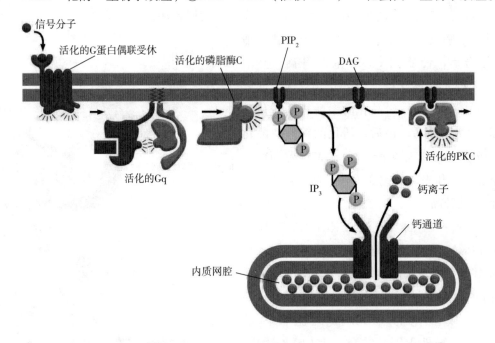

图 3 – 21　磷脂酰肌醇信号通路

四、酶联受体及其信号转导途径

（一）酶联受体

酶联受体（enzyme – linked receptor）又称催化受体（catalytic receptor），是分布在细胞表面的主要受体，通常只有一个跨膜区，其胞质区具有酶活性，或者与细胞质中的酶结合（图 3 – 22）。当酶联受体与其配体结合后，受体胞质区的酶活性被激活，或者与之结合的酶被激活。与 G 蛋白偶联受体一样，酶联受体也分布于不同组织几乎所有类型的细胞上。迄今为止主要发现了 5 类酶联受体，它们是受体酪氨酸激酶（receptor tyrosine kinase，RTK）、受体丝氨酸/苏氨酸激酶（receptor serine/threonine kinase）、受体鸟苷酸环化酶（receptor guanylate cyclase）、酪氨酸激酶偶联受体（tyrosine kinase – linked receptor）和受体酪氨酸磷酸酯酶（receptor tyrosine phosphatase）。

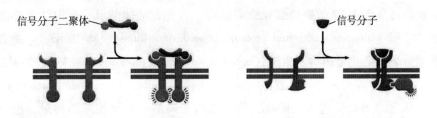

受体胞内区酶活性被激活　　　　　　　与受体胞内区相连的酶被激活

图 3 - 22　酶联受体

（二）酶联受体的信号转导途径

酶联受体的胞外区与配体结合后，激活受体胞内区的酶活性或者与受体结合的酶活性，再激活下游信号蛋白，经过多步传递，最终改变基因表达，调节细胞的生长、增殖和分化等生命活动。

1. 受体酪氨酸激酶介导的 Ras 信号通路　受体酪氨酸激酶是酶联受体中最大的一类，其胞内区具有酪氨酸激酶活性，能将靶蛋白的酪氨酸残基磷酸化。缺乏信号刺激时，其激酶活性很低。当胰岛素和生长因子等配体与它结合后，引发受体二聚化形成二聚体，激活受体胞内区的酪氨酸激酶活性，在二聚体内彼此交叉磷酸化胞内肽链的酪氨酸残基，实现受体的自身磷酸化（autophosphorylation）。磷酸化的受体酪氨酸残基被衔接蛋白的 SH_2 结构域识别并结合，然后衔接蛋白又通过其 SH_3 结构域与 Ras 激活蛋白结合，激活 Ras 激活蛋白。活化的 Ras 激活蛋白促使 Ras 蛋白上结合的 GDP 被 GTP 取代，激活 Ras 蛋白（图 3 -23）。

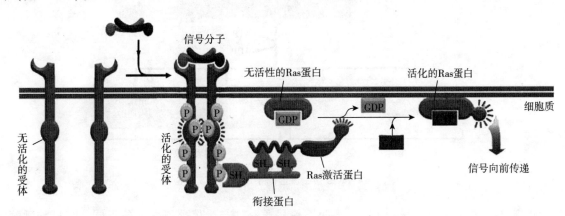

图 3 - 23　受体酪氨酸激酶激活 Ras

Ras 蛋白最初发现于大鼠肉瘤病毒（Ras sarcoma virus，Ras），是 *ras* 基因的产物，为190 个氨基酸残基组成的单体小 G 蛋白，具有 GTP 酶活性。与三聚体 G 蛋白一样，也锚定在细胞膜的胞质面。Ras 蛋白结合 GTP 时为活化状态，结合 GDP 时为失活状态。Ras 蛋白是受体酪氨酸激酶介导的信号通路中的关键组分之一。

SH 结构域全称为 Src 同源结构域（Src homology domain，SH domain），*src* 是一种癌基因，最初发现于 Rous 肉瘤病毒（Rous sarcoma virus），scr 即 sarcoma 的缩写。SH 结构域又分为 SH_1、SH_2 和 SH_3 结构域等，细胞内许多参与信号转导的蛋白都具有 SH 结构域。SH_1 是具有催化活性的结构域；SH_2 可识别受体酪氨酸激酶的磷酸化酪氨酸残基，并与之结合；SH_3 结构域能够识别富含脯氨酸和疏水性氨基酸残基的特异序列的蛋白质，并与之结合，介导蛋白与蛋白的相互作用。具有 SH_2 结构域的蛋白通常也具有 SH_3 结构域。

活化的 Ras 蛋白可激活 MAP 激酶磷酸化级联反应。首先，活化的 Ras 蛋白结合并激活有丝分裂原活化蛋白激酶激酶激酶（mitogen‐activated protein kinase kinase kinase，MAPKKK）。接着，MAPKKK 再结合并磷酸化有丝分裂原活化蛋白激酶激酶（mitogen‐activated protein kinase kinase，MAPKK），使其激活。然后，MAPKK 结合并磷酸化有丝分裂原活化蛋白激酶（mitogen‐activated protein kinase，MAPK），使其激活。最后，活化的 MAPK 进入细胞核，将转录因子磷酸化，调控基因转录，进而影响细胞的增殖、分化等生命活动（图 3‐24）。

受体酪氨酸激酶介导的 Ras 信号通路可表示为：胞外信号分子→受体酪氨酸激酶→衔接蛋白→Ras 激活蛋白→Ras 蛋白→MAPKKK→MAPKK→MAPK→靶蛋白→生物学效应。

受体酪氨酸激酶介导的 Ras 信号通路与细胞的癌变密切相关，Ras 蛋白如果过度激活，将导致细胞增殖失控。有研究发现，30% 癌症患者体内的 *ras* 基因发生了激活突变。

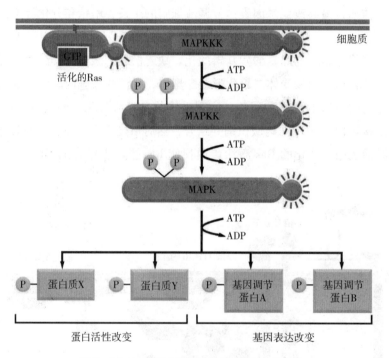

图 3‐24　Ras 蛋白激活的下游蛋白及其效应

2. 酪氨酸激酶偶联受体介导的 JAK‐STAT 信号通路　与受体酪氨酸激酶不同，酪氨酸激酶偶联受体的胞质区不具备酶活性，但是它与细胞质中的酪氨酸激酶如 JAK（janus activatied kinase）相连。当酪氨酸激酶偶联受体与其配体结合后，引发受体二聚化形成二聚体，激活与它相连的酪氨酸激酶如 JAK。活化的 JAK，催化酪氨酸激酶偶联受体胞内区的酪氨酸残基磷酸化。接着，磷酸化的受体酪氨酸残基被信号转导和转录激活因子（signal transducer and activator of transcription，STAT）的 SH_2 结构域识别并结合。然后，STAT 被 JAK 磷酸化后激活。活化的 STAT 与受体解离，在细胞质基质中形成二聚体。随后，STAT 二聚体进入细胞核，发挥转录因子作用，调控靶基因表达（图 3‐25）。细胞内有 30 种以上细胞因子和激素（如干扰素、IL‐6 等）在与细胞因子受体结合，激活 JAK‐STAT 信号通路，调节细胞增殖、分化和凋亡等生命活动。

酪氨酸激酶偶联受体介导的 JAK‐STAT 信号通路可表示为：胞外信号分子→酪氨酸激酶偶联受体→JAK→STAT→靶基因转录→生物学效应。

除了以上介绍的两条信号通路，酶联受体介导的信号通路还有受体鸟苷酸环化酶介导的 cGMP 信号通路和受体丝氨酸/苏氨酸激酶介导的 TGF‐β 信号通路等。

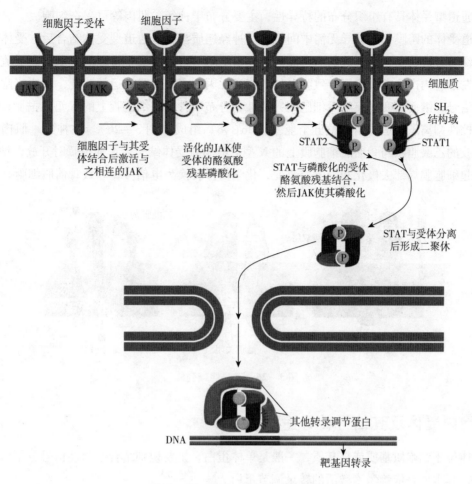

图 3-25 JAK-STAT 信号通路

🌐 知识链接

胰岛素受体与 2 型糖尿病

胰岛素是机体内唯一具备降血糖功能的激素，由胰腺 B 细胞合成，通过与胰岛素受体结合，发挥降低血糖等作用。胰岛素受体属于酶联受体中的受体酪氨酸激酶，分布于肝细胞、脂肪细胞等胰岛素起作用的靶细胞膜上。胰岛素与胰岛素受体结合后，激活受体胞内区域的酪氨酸激酶活性，使靶蛋白磷酸化，最终产生降低血糖等生物学效应。肥胖等因素可使脂肪细胞等细胞上的胰岛素受体减少或功能异常，使脂肪细胞等对胰岛素的敏感性降低，临床上称为胰岛素抵抗。胰岛素抵抗使胰岛素激发的信号转导通路受阻，细胞糖代谢障碍，这是 2 型糖尿病的发病机制之一。当肥胖的 2 型糖尿病患者经饮食控制、体育锻炼后体重减轻时，可以使脂肪细胞等细胞上的胰岛素受体数量增多，与胰岛素结合力加强而使血糖利用改善，这也是 2 型糖尿病治疗中患者必须减肥的理论依据。

五、离子通道型受体及其信号转导途径

离子通道型受体（ionotropic receptor）又称配体门控受体（ligand-gated receptor），即前一节介绍过的配体门控通道，其配体通常是神经递质，所有又称递质门离子通道（transmitter-gated channel）。离子通道型受体是贯穿细胞膜或内质网膜的具有离子通道功能的亲水性蛋白质，通常是多个亚基组成的多

聚体。离子通道型受体具有组织分布的特异性，主要分布于神经、肌肉等可兴奋细胞。

离子通道受体的跨膜信号转导无需中间步骤，神经递质与离子通道型受体结合后，受体构象发生改变，使通道瞬时开放，离子经开放的通道流入或流出细胞。因为离子是带电的，所以离子流入细胞或流出细胞，将在细胞内产生电效应，导致膜电位的改变。因此离子跨膜转运的改变，快速将胞外化学信号转换为了电信号，继而改变了突触后细胞的兴奋性。分布于骨骼肌细胞膜上的 N 型乙酰胆碱受体，又称乙酰胆碱门控性阳离子通道，由四种五个亚基（$2\alpha\beta\gamma\delta$）组成（图 3 - 26）。在神经 - 肌肉接头处，当神经末梢释放的乙酰胆碱与骨骼肌细胞膜上的 N 型乙酰胆碱受体结合后，通道瞬时开放，钠离子等阳离子内流，引起细胞膜局部去极化和膜电位改变，化学信号转换为电信号，导致骨骼肌细胞兴奋。

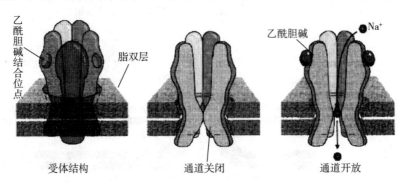

图 3 - 26　乙酰胆碱受体

六、胞内受体及其信号转导途径

胞内受体位于细胞质基质或核基质，一般是单体蛋白，主要识别结合亲脂性信号分子。胞内受体是一个超家族，其本质是依赖激素激活的转录调节蛋白。

在细胞内，受体与抑制性蛋白结合成复合物，处于非活化状态。亲脂性信号分子，如甾类激素、甲状腺素、维生素 D 和视黄酸等，分子小，疏水性强，能直接穿过细胞膜，与胞内受体结合。配体与胞内受体结合后，受体的分子构象发生改变，促使抑制性蛋白从复合物上解离，受体的 DNA 结合位点因此被暴露而活化。活化的胞内受体进入细胞核，与 DNA 结合，调控靶基因的转录（图 3 - 27）。

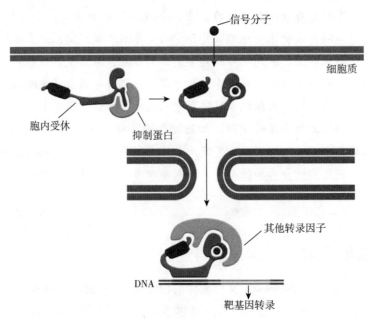

图 3 - 27　胞内受体的信号转导途径

七、细胞对信号的整合与控制

细胞无时无刻不是处在复杂环境的"信息轰炸"之下，例如多细胞生物的细胞经常暴露于以不同状态存在的上百种信号分子的环境中，这些信号分别或协同启动细胞内各种信号通路。细胞需要对这些信号进行整合和精确控制，最后做出适宜的应答。因此，细胞内各种不同的信号通路不是彼此孤立的，而是构成了一个复杂的信号网络系统。人们把信号网络系统中各通路之间的相互关系，形象地称之为"交谈"（cross talking）。细胞对胞外信号的不同组合进行程序性反应，从而决定了细胞存活、分裂、分化或者死亡的命运（图 3 - 28）。

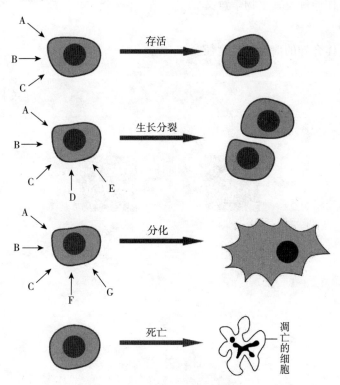

图 3 - 28　细胞对胞外信号的不同组合进行的程序性反应

细胞对信号的反应和控制不仅涉及信号的有效刺激和启动，而且还涉及信号的解除，信号的解除使细胞的反应终止。信号解除的方式多种多样，第二信使降解和信号蛋白失活是其中的 2 种。第二信使 cAMP 可被特异的环核苷酸磷酸二酯酶迅速水解为 $5' - AMP$，失去信号功能。G 蛋白本身具有 GTP 酶活性，能水解与之相连的 GTP 为 GDP，使 G 蛋白失活。

信号的解除和终止异常可导致疾病的发生。例如，霍乱弧菌产生的霍乱毒素具有 ADP - 核糖转移酶活性，进入小肠上皮细胞后催化细胞内辅酶 I NAD^+ 的 ADP 核糖基与 Gsα 亚基共价结合，使 Gsα 亚基丧失 GTP 酶活性，不能水解 GTP 而致使 Gs 蛋白无法失活，持续活化。持续活化的 Gs 蛋白不断地激活腺苷酸环化酶，使小肠上皮细胞内的 cAMP 水平异常升高 100 倍以上，导致小肠上皮细胞内大量 Na^+ 和水分外流，引起严重腹泻而脱水。百日咳毒素则催化 Giα 亚基发生 ADP - 核糖基化，阻止 GDP 从 Giα 亚基上释放，从而将 Giα 亚基"锁定"在非活化状态。而 Gi 的作用是抑制腺苷酸环化酶，非活化的 Gi 无法发挥对腺苷酸环化酶的抑制作用，导致气管上皮细胞内 cAMP 水平异常增高，引起液体、电解质和黏液分泌减少。可见，为了确保细胞对信号的反应适度，信合的解除、终止和信号的启动同样重要。

答案解析

目标检测

1. 细胞膜由哪些化学成分构成？
2. 简述流动镶嵌模型的主要内容。
3. 动物细胞表面有哪三层结构？
4. 简述钠钾泵的工作原理及其生物学意义。
5. 胞吞有哪些类型？
6. 比较不同类型受体介导的信号转导途径。

（吴艳瑞　殷晓蕾　龙　莉）

书网融合……

本章小结

题库

第四章 细胞核

学习目标

1. **掌握** 核膜的超微结构和功能；核仁的周期性变化；遗传信息传递的中心法则。
2. **熟悉** 染色质的类型；亲核蛋白的核输入；核糖体亚基的核输出；DNA 半保留复制。
3. **了解** 核纤层介导的核膜崩解与重建；染色质装配的袢环结构模型；蛋白质的生物合成过程。

细胞核（nucleus）是真核细胞内最大的结构，是遗传物质贮存、复制和转录的场所，是细胞生命活动的控制中心。细胞核通常呈球形或卵球形，核的形态一般与细胞形态相对应亦呈圆形或椭圆形（图 4-1）。在细长的平滑肌细胞中核呈杆状，也有无核或核呈不规则形状的，例如中性粒细胞的核呈马蹄形或分叶状，哺乳动物成熟的红细胞没有细胞核。高等动物细胞核的直径一般为 5～10μm，常用核质比即细胞核与细胞质的体积比来表示细胞核的相对大小。生长旺盛的细胞，核质比往往较大；分化成熟的细胞，核质比较小。只有在间期才能观察到完整的细胞核全貌，间期核由核被膜、染色质、核仁及核基质构成。细胞进入分裂期后，核膜裂解、核仁消失，因此在分裂期看不到完整的细胞核结构。

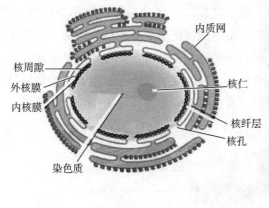

细胞核模式图

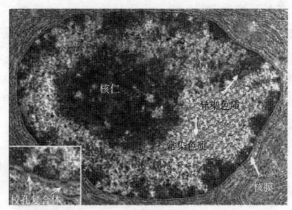

细胞核电镜照片

图 4-1 间期细胞核

第一节 核被膜

核被膜（nuclear envelope）简称核膜，是真核细胞内包围细胞核的双层膜结构，是细胞核与细胞质之间的界膜。核膜的出现是生物进化历程中的一次飞跃，是真核细胞结构完善的主要标志，是细胞区域化的结果。核膜将细胞分隔成核、质两大功能区，遗传物质被核膜包裹在核内，DNA 复制与 RNA 转录及加工在核内，蛋白质翻译在胞质，这种"区域化"作用使基因的表达时空隔离，确保了生命活动井然有序地进行。电镜下可见核膜由外核膜、内核膜、核周隙、核孔复合体和核纤层构成。

一、双层核膜和核周隙

外核膜位于细胞核的最外层，与粗面内质网相连续，外表面有核糖体附着，可进行蛋白质合成，在结构上外核膜可视为内质网的特化区域。在外核膜的胞质面可见细胞骨架网架结构，与核相邻的内质网和细胞骨架发挥着固定和维持细胞核位置和形态的作用。

内核膜与外核膜平行排列，并在多处相互融合形成核孔。表面光滑，无核糖体附着，核质面附着一层结构致密的纤维蛋白网络，称为核纤层，对核被膜起支持作用。此外，内核膜上还有核纤层受体等特有的蛋白质组分。

核周隙（perinuclear space）是内、外核膜之间的腔隙，宽度20～40nm，与内质网腔相通。由于内外核膜在生化性质及功能上各自特化，核周隙被认为是两者之间的缓冲区域。核周隙的宽度可随细胞种类和细胞的功能状态而改变。

二、核孔复合体

核膜上间隔分布着由内、外核膜局部融合形成的核孔。核孔并非单纯孔洞，其上有由蛋白颗粒和连接蛋白颗粒的纤维组成的环形结构，形似捕鱼笼，称为核孔复合体（nuclear pore complex，NPC）。核孔复合体是连通细胞核与细胞质，由多种核孔蛋白构成的复杂隧道结构。

关于核孔复合体的结构，普遍被接受的是捕鱼笼式（fish-trap）模型（图4-2）。这种模型认为核孔复合体由四种结构组成。①胞质环：位于核孔胞质面，与核外膜和柱状亚单位相连，环上有8条伸向胞质的短纤维。②核质环：位于核孔核质面，与核内膜和柱状亚单位相连，环上有8条伸向核质的长纤维，8条长纤维的末端形成一个直径为60nm的终末环。整个核质环形似捕鱼笼，也称为核篮。③辐：呈辐射状，包括柱状亚单位、腔内亚单位和环带亚单位三个结构域，把胞质环、核质环和中央栓连接在一起。柱状亚单位连接胞质环与核质环，起支撑作用；腔内亚单位位于柱状亚单位外侧，与核孔区域接触，并伸入核周间隙，起锚定核孔复合体的作用；环带亚单位在柱状亚单位内侧，由8个颗粒状结构环绕形成。④中央栓：又称中央颗粒，位于核孔复合体中央，在核质交换中发挥通道作用，中央栓也被认为是正在通过核孔复合体的被转运物质。

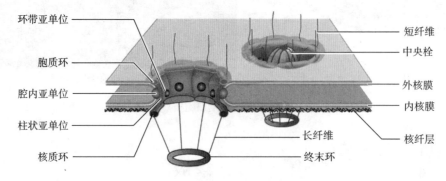

图4-2　捕鱼笼式模型图

核孔复合体是细胞核与细胞质之间物质交换的通道，其运输具有被动运输和主动运输两种方式，一些小分子物质如单糖、双糖、氨基酸、核苷酸等可以自由穿梭于核质之间，但核孔复合体对于大分子物质的运输具有高度选择性，为主动运输。经核孔复合体介导的主动运输兼有核输入和核输出双向功能，亲核蛋白的核输入需要核定位信号受体（importin），RNA及核糖体亚基的核输出需要核输出信号受体（exportin）。

亲核蛋白（karyophilic protein）是指在细胞质中的游离核糖体上合成，经核孔复合体运输到细胞核内发挥作用的一类蛋白质，如 DNA 聚合酶、RNA 聚合酶、组蛋白、核糖体蛋白等，亲核蛋白的入核运输具有三个特点。①亲核蛋白入核时需要核定位信号的帮助，而且在全程运输中不切除核定位信号，这有助于在细胞分裂完成后，这些亲核蛋白能重新入核。核定位信号是亲核蛋白上一段特殊的信号序列，一般是含有 4~8 个氨基酸的短肽，可位于亲核蛋白的任何部位，在引导亲核蛋白入核时能起到定向、定位作用，具有核定位信号的亲核蛋白才能入核。②亲核蛋白入核时由可调节孔径大小的核孔复合体控制，核孔复合体上具有核定位信号受体，能识别核定位信号，将核孔复合体孔径打开，引导亲核蛋白入核。③亲核蛋白通过核孔复合体运输时能保持完全折叠的天然构象，而不用以非折叠的形式运输。

三、核纤层和核骨架

核纤层（nuclear lamina）是位于内核膜下由中间纤维相互交织而形成的一层高电子密度蛋白质网络片层结构，一般厚 10~20nm。核纤层与核基质及胞质中的中间纤维相连，维持核的轮廓。核纤层主要由 lamin A、lamin B 和 lamin C 三种核纤层蛋白组成，三种核纤层蛋白装配成纵横交错的纤维蛋白网，紧贴在内核膜上，极大地增强了核膜的机械强度（图 4-3）。

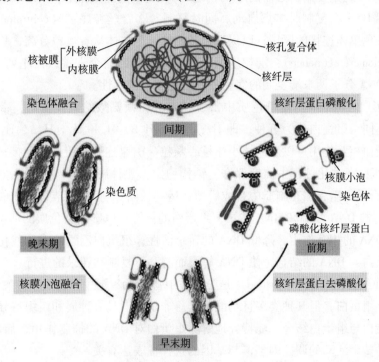

图 4-3 核纤层介导的核膜的崩解和重建

在细胞分裂中，核纤层介导了核膜的崩解与重建以及染色质的凝集与解聚。①间期：核纤层网支撑核膜结构，并提供了染色质在核周边的锚定位点，使锚定的染色质不能凝集。②分裂前期：核纤层蛋白磷酸化，核纤层解聚，核膜崩解成核膜小泡，lamin B 与核膜残余小泡结合，lamin A 和 lamin C 分散在胞质中，失去了对染色质的锚定作用，染色质凝集形成染色体。③分裂末期：核纤层蛋白去磷酸化，三种核纤层蛋白聚集，重新组装核纤层网，核膜小泡融合，核膜重建，染色体解聚成染色质。

核骨架又称核基质，是细胞核内主要由非组蛋白构成的三维纤维网架结构，即除核膜、核纤层－核孔复合体体系、染色体骨架与核仁以外的纤维网架结构，分布在整个细胞核内。网架纤维的粗细不一致，直径为 3~30nm。单纤维的直径为 3~4nm，而较粗的纤维通常是单纤维的复合体。核骨架提供空间支架和锚定位点，参与 DNA 复制、基因表达、RNA 的加工、染色体构建等过程。

第二节 染色质

染色质（chromatin）是细胞核内能被碱性染料着色的物质，是间期细胞核内遗传物质的存在形式。在分裂间期，染色质呈伸展的细丝状；当细胞进入分裂期，染色质盘旋、凝缩成棒状的染色体（chromosome）。染色质和染色体是同一遗传物质在细胞内的两种构象，它们在细胞周期的不同阶段可以相互转换。

一、染色质的化学组成

染色质的主要成分包括 DNA、组蛋白、非组蛋白和少量 RNA。DNA 和组蛋白含量之比接近于 1∶1。非组蛋白的含量比组蛋白少，但种类繁多、功能多样。

1. 染色质 DNA　DNA 是遗传信息的载体，一条功能性的染色质 DNA 必须有三个功能序列，以确保在细胞世代中 DNA 的自我复制、均等分配，保证遗传物质的稳定传递。①复制源序列（replication origin sequence）：是 DNA 起始复制所必需的序列，是 DNA 复制的起始点，一条 DNA 分子上可以存在多个复制源序列，使得 DNA 在复制时多点启动、同时复制。②着丝粒序列（centromere sequence）：是细胞分裂时两条姐妹染色单体连接的区域，以保证两条姐妹染色单体从着丝粒分离，均等分配给两个子细胞。③端粒序列（telomere sequence）：端粒序列存在于染色体的两个末端，在序列组成上呈串联重复、高度保守，以维持 DNA 分子两末端复制的完整性和染色体的稳定性。

2. 组蛋白　组蛋白（histone）是染色质中富含精氨酸和赖氨酸的碱性蛋白，带正电荷。根据精氨酸和赖氨酸的比例不同，组蛋白分为五种，即 H_1、H_2A、H_2B、H_3 和 H_4。H_2A、H_2B、H_3 和 H_4 是核小体组蛋白，四种组蛋白相互作用可以形成核小体核心颗粒。H_1 是连接组蛋白，连接核小体核心颗粒。除了 H_1 以外，四种组蛋白在进化过程中高度保守，结构稳定，无种属和组织特异性。组蛋白在细胞周期的 S 期与 DNA 同时合成。组蛋白在胞质中合成后即转运到核内，与 DNA 结合装配成核小体。组蛋白与 DNA 紧密结合可以抑制 DNA 复制和 RNA 转录，组蛋白的修饰可以影响染色质的活性，如组蛋白甲基化可以增强组蛋白与 DNA 的相互作用，降低 DNA 的转录活性；组蛋白乙酰化或磷酸化可以改变组蛋白的电荷性质，降低组蛋白与 DNA 的结合，使 DNA 解聚而有利于复制和转录的进行。

3. 非组蛋白　非组蛋白（non-histone）是染色质中富含天冬氨酸和谷氨酸的酸性蛋白，带负电荷。非组蛋白数量远少于组蛋白，但其种类多且功能多样。非组蛋白具有种属和组织特异性，在整个细胞周期都能合成。非组蛋白与组蛋白结合，能特异地解除组蛋白对 DNA 的抑制作用，启动和推进 DNA 的复制。有些非组蛋白是转录活动的调控因子，与基因的选择性表达有关。

4. 染色质 RNA　RNA 在染色质中的含量很低，主要为新合成的 tRNA、rRNA 及 mRNA 前体，即不均一核 RNA（heterogenous nuclear RNA，hnRNA），此外还有少量相对分子量低的核内小分子 RNA（small nuclear RNA，snRNA）。

二、常染色质和异染色质

根据间期核中染色质的螺旋化程度和功能状态不同，可以分为常染色质和异染色质两种类型。螺旋化程度低、转录活跃的区域是常染色质，螺旋化程度高、功能惰性的区域是异染色质（图 4-1）。

1. 常染色质（euchromatin）　是指间期核中处于伸展状态，螺旋化程度低，用碱性染料染色后着色较浅的染色质。常染色质多分布于间期核的中央，是转录功能活跃的染色质区域。在核仁相随染色质中，常染色质以袢环形式伸入核仁内。在细胞分裂期，常染色质位于染色体的臂。构成常染色质的 DNA 是单一的 DNA 序列或中度重复的 DNA 序列。常染色质具有转录活性，处于常染色质状态是基因能活跃地进行转录的必要条件。

2. 异染色质（heterochromatin）　是指间期核中处于凝缩状态，螺旋化程度高，用碱性染料染色后着色较深的染色质。异染色质位于核的边缘，呈异固缩状态，是转录不活跃或无转录活性的染色质。异染色质又有结构异染色质和兼性异染色质之分。

（1）结构异染色质　由高度重复的 DNA 序列构成，在染色体上定位于着丝粒、端粒、次缢痕以及染色体臂间的一些节段。除复制以外，在各种类型细胞的细胞周期中始终呈异固缩状态，具有显著的遗传惰性，不转录也不编码蛋白质。

（2）兼性异染色质　是指在一定的细胞类型或一定的发育阶段呈现异固缩状态的染色质，兼性异染色质可以向常染色质转变，恢复转录活性。女性的两条 X 染色质，在胚胎发育早期均为常染色质，至胚胎发育第 16 天，体细胞将随机失活一条 X 染色质，成为异固缩的异染色质，只保留一条 X 染色质有转录活性，呈常染色质状态。

三、染色质的装配

染色质的装配单位是核小体（nucleosome），每个核小体由五种组蛋白和长约 200bp 的 DNA 组成。其中四种组蛋白 H_2A、H_2B、H_3 和 H_4 各两个分子组成一个八聚体，约 140bp 的 DNA 分子缠绕组蛋白八聚体 1.75 圈，形成核小体核心颗粒。相邻的核小体之间以 60bp 的连接 DNA 相连，组蛋白 H_1 位于 DNA 进出核心颗粒的结合处，起稳定核小体的作用。多个核小体形成一条直径约 10nm 的串珠链（图 4-4）。核小体串珠链螺旋盘绕，每一圈包含 6 个核小体，形成外径 30nm，内径 10nm，螺距 11nm 的中空螺线管（solenoid）。组蛋白 H_1 位于螺线管的内侧，是螺线管形成和稳定的关键。

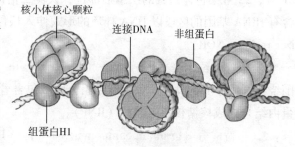

图 4-4　核小体的结构

关于染色质的装配，广泛被接受的是袢环结构模型，该模型认为，30nm 的螺线管沿染色质纵轴缠绕形成一个个袢环，轴心是非组蛋白支架，袢环由轴心向四周伸出，每 18 个袢环呈放射状排列一圈形成微带。微带是染色体高级结构单位，大约 10^6 个微带沿染色质纵轴排列便装配成了染色体。从 DNA 到染色体，DNA 长度被压缩了约一万倍（图 4-5）。

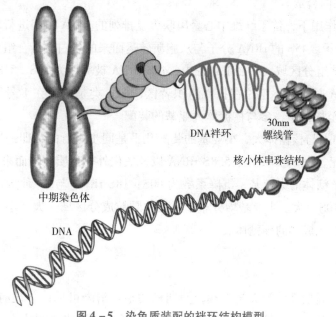

图 4-5　染色质装配的袢环结构模型

第三节　核　仁

核仁（nucleolus）是间期核中最显著的结构，在细胞周期中表现出周期性的变化，是一个高度动态的结构。核仁的功能是核糖体的生物发生，是 rRNA 合成、加工和核糖体亚基装配的场所。

一、核仁的结构

光镜下的核仁似一个匀质的球体，电镜下核仁裸露无膜，为非膜结构（图 4 - 1）。核仁主要由 rRNA 和蛋白质组成，超微结构包括纤维中心、致密纤维组分和颗粒成分，三者不完全分隔。

1. 纤维中心（fibrillar center，FC）　位于核仁的中央，为核仁内浅染低电子密度区，由转录 rRNA 的 rRNA 基因即 rDNA 伸出的 DNA 袢环组成。袢环上的 rRNA 基因成串排列，通过转录产生 rRNA，组织形成核仁，因此称为核仁组织者。人类细胞的 rRNA 基因分别定位于 13 号、14 号、15 号、21 号、22 号染色体短臂的次缢痕部位，人类二倍体细胞共有 10 条染色体上分布有 rRNA 基因，这 10 条含有 rRNA 基因的区段以 DNA 袢环的形式伸入核仁纤维中心，共同构成核仁组织者区（nucleolar organizer region，NOR）。

2. 致密纤维组分（dense fibrillar component，DFC）　是核仁内电子密度最高的区域，呈半月形围绕在纤维中心的外围，致密纤维组分区域包含着处于不同转录阶段的 rRNA 分子，rRNA 与 RNA 结合蛋白结合构成核糖核蛋白颗粒（RNP）。

3. 颗粒成分（granilar component，GC）　其电子密度介于纤维中心和致密纤维组分之间，密布于核仁的致密纤维组分外围，颗粒成分区域是 rRNA 基因的产物进一步剪切、加工、成熟的部位。颗粒成分主要由剪切后的多种 rRNA 分子以及处于不同加工及成熟阶段的核糖体大、小亚基前体组成。核仁大小由颗粒成分决定。

二、核仁的功能

核仁是 rRNA 基因转录、rRNA 加工和核糖体大、小亚基装配的场所，除了 5S rRNA 之外，真核细胞的所有 rRNA 都在核仁内合成。

在 RNA 聚合酶 I 的作用下，位于纤维中心呈串联重复排列的 rRNA 基因进行转录，产生相同的初始转录产物即 45S rRNA 分子。45S 的 rRNA 分子与从胞质转运而来的蛋白质结合组成 80S 核糖核蛋白颗粒（RNP），分布于致密纤维组分区域。在加工过程中，45S rRNA 被剪切为 18S、5.8S 和 28S 三种 rRNA 分子。真核细胞 5S 的 rRNA 基因并不定位在核仁组织者区，如人类是定位在 1 号染色体上，5S rRNA 由 RNA 聚合酶Ⅲ转录后运至核仁中，参与核糖体大亚基的装配。

在核仁内 rRNA 的加工与核糖体大、小亚基的装配几乎是同步进行的，即一边转录和剪切一边进行核糖体大、小亚基的装配。由 28S rRNA、5.8S rRNA 以及核仁外染色质转录而来的 5S 的 rRNA 与 49 种蛋白质一起共同装配成核糖体的大亚基，沉降系数为 60S；18S rRNA 与 33 种蛋白质一起装配成核糖体的小亚基，沉降系数为 40S。大、小亚基均分布于核仁的颗粒成分区域。大、小亚基形成后，经核孔运送至细胞质，进一步装配成成熟的核糖体。

三、核仁周期

核仁随细胞周期发生周期性的消失与重建，间期核的核仁清晰可见，分裂前期随核膜消失而消失，分裂末期随核膜重建而重现，因此核仁是一种动态结构。核仁的周期性变化与位于染色体核仁组织者处的 rRNA 基因的关闭与开放有关。细胞分裂前期，染色质凝集，伸入到核仁组织者区的 rDNA 祥环回缩到相应染色体上的次缢痕处，rRNA 基因关闭，rRNA 的合成停止，核仁逐渐消失；细胞分裂末期，染色体解旋，核仁组织者处含 rRNA 基因的 rDNA 伸展成祥环状并组织形成核仁组织者区（NOR），rRNA 基因启动，rRNA 重新合成，核仁又重新出现。

第四节　遗传信息流

生物的遗传信息储存在遗传物质 DNA 或 RNA 中，是 DNA 或 RNA 中的核苷酸排列顺序，它们决定了生物体的性状和特征。除了噬菌体和病毒等少数生物的遗传物质是 RNA 外，绝大多数生物的遗传物质是 DNA。遗传信息可通过复制从亲代传递给子代；另外，DNA 中的遗传信息还可以通过转录传递给 RNA，再通过翻译传递给蛋白质。蛋白质是生命活动的执行者，通过翻译和转录，DNA 决定了蛋白质的一级结构和功能结构，从而决定了生物体的性状和特征。这就是遗传信息传递的中心法则（central dogma）。随着生命科学的飞速发展，科学家又发现了反转录酶，该酶能以 RNA 为模板催化合成互补的 DNA，这一过程被称为反转录。反转录时，遗传信息由 RNA 逆向传递给 DNA，反转录的发现是对中心法则的重要补充。

一、遗传信息的复制

遗传信息的复制包括 DNA 复制和 RNA 复制，其中以 DNA 复制为主。以亲代 DNA 为模板合成子代 DNA 的过程称为 DNA 复制（DNA replication）。通过 DNA 分子的自我复制，实现了亲代和子代之间遗传信息的传递，保证了物种的相对稳定性。DNA 复制的方式为半保留复制，复制时双链打开，在 DNA 聚合酶的作用下，分别以每条链为模板按照碱基互补原则（A＝T；C≡G）合成新的互补链。这样，一个亲代 DNA 分子经过一次复制，形成了 2 个与亲代 DNA 完全相同的子代 DNA 分子，并且每个子代 DNA 分子均由一条亲代模板链和一条新合成的互补链组成，因此被称为半保留复制。

复制开始于 DNA 链上特定的起始点，一个 DNA 分子中通常有多个复制起始点。例如，果蝇染色体有 6000 个复制起始点，完成一次复制仅仅需要 2 分钟。而大肠杆菌等原核生物的 DNA 往往只有一个复制起始点，复制从这一点开始，沿着环状 DNA 分子的顺时针和逆时针方向双向进行，直至终点，完成一次复制大约需要 40 分钟。DNA 复制是一个复杂的过程，需要多种酶和蛋白质的参与才能完成，例如 DNA 聚合酶、解旋酶和连接酶等。DNA 解旋酶结合在复制起始点处，将复制起始点及其附近的 DNA 双链打开；然后，DNA 聚合酶结合到解开的 2 条模板链上，分别以它们为模板合成互补链。这时松开的 2 条链和未松开的双螺旋，它们的形状像一把叉子，故称作复制叉（replication fork）。在互补链合成过程中，复制叉向前推进。

DNA 聚合酶只能催化延长反应，不能催化从头合成。所以 DNA 复制还需要一段引物（primer），为 DNA 聚合酶提供所需的 3′端。这段引物是 RNA，长约 10 个核苷酸，在 DNA 复制开始时合成。除此之外，DNA 聚合酶还有一个特性，即只能沿 5′→3′方向催化合成新的 DNA 分子，即单核苷酸只能添加到新生链的 3′端。因此，在复制叉推进过程中，2 条新链合成的机制是不同的。当从 3′→5′方向阅读 DNA 模板链时，互补新链的延伸方向正好是 5′→3′，符合 DNA 聚合酶的作用特点，复制连续进行，优先完成新链的合成，称为先导链（leading strand）。那么，另一条模板链的阅读方向则是 5′→3′，新链的延伸方向为 3′→5′，不符合 DNA 聚合酶的作用特点，DNA 聚合酶无法催化新链沿这个方向延伸，那这条新链将怎样合成呢？日本科学家冈崎发现，这条新链的合成是先以 5′→3′合成一些 100～200bp 的不连续的 DNA 小片段，称为冈崎片段（Okazaki fragment）。然后再由 DNA 连接酶将它们连接起来成为一条完整的单链，所以这条链的复制是不连续的，需要更长的时间，结束的时间晚，称为后随链（lagging strand）（图4-6）。每个冈崎片段的合成同样也需要一个RNA引物，合成结束时，这些RNA引物被切掉，余下的空隙在DNA聚合酶的催化下互补合成。然后DNA连接酶再将相邻核苷酸链连接成为一条完整的DNA互补链。

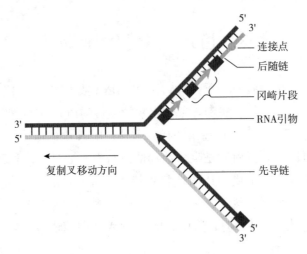

图4-6　DNA的不连续复制

综上所述，DNA复制主要有以下几个特点：①半保留复制；②单一或多起点；③多数为双向复制，少数为单向复制；④需要RNA引物；⑤新链延伸方向均为5′→3′；⑥半不连续复制，新的DNA互补链一条能连续合成，另一条不能连续合成。

二、遗传信息的转录

以DNA为模板合成RNA的过程称为转录（transcription），经过转录，遗传信息从DNA传递到RNA。真核生物的转录在细胞核中进行。

1. 转录过程　转录时，DNA双链打开，以DNA分子中的一条链为模板，在RNA聚合酶的作用下，按照碱基配对原则，沿5′→3′合成一条互补的RNA链。被转录的那条DNA链称为模板链，又叫非编码链，没有被转录的另一条DNA链称为编码链。与DNA复制不同的是，尿嘧啶代替胸腺嘧啶与腺嘌呤配对，产物是一条单链的RNA分子。

2. mRNA的加工　转录生成的RNA是初级转录物产物，又称前体RNA，没有活性，需要进行加工修饰后，才能成为成熟的RNA分子。把新生的、无活性的RNA初级转录产物转变为成熟的、有活性的RNA分子的过程称为转录后加工，也叫RNA成熟。mRNA的初级转录产物是核不均一RNA（heterogenous nuclear RNA，hnRNA），其相对分子量比细胞质中成熟的mRNA大7~10倍。hnRNA在进入细胞质前，经过加工，才能成为成熟的mRNA。hnRNA的加工包括以下三个步骤。①戴帽（capping）：在hnRNA的5′端形成一个7-甲基鸟嘌呤三磷酸（m7Gppp）的帽子，当新生的RNA合成到30个核苷酸时就立即戴帽。"帽子"使mRNA容易被核糖体的小亚基识别并与之结合。另外，"帽子"封闭了mRNA的5′端，防止mRNA分子被核酸外切酶和磷酸酶降解，增加了mRNA的稳定性。②加尾：在hnRNA的3′端加上100~250个腺苷酸组成的多聚腺苷酸"尾巴"（polyA tail）。多聚腺苷酸"尾巴"的主要功能是保持mRNA 3′端稳定，不被酶破坏。另外，它还可以促使mRNA由细胞核转运到细胞质中。③剪接：是指将真核基因的内含子切掉，然后再把外显子接起来的过程。经过以上三种加工，hnRNA转变为成熟的mRNA。

3. tRNA 和 rRNA 的加工　tRNA 和 rRNA 在转录后，也需要进行加工，才能成熟。tRNA 的转录初产物为 4.5S 或稍大的前体，含大约 100 个左右的核苷酸，经过加工，成为成熟的含 70~80 个核苷酸的成熟 tRNA。tRNA 的加工主要包括三个过程。①剪接：即把内含子切掉后，再把外显子接起来的过程。②3′端加 CCA：在 tRNA 核酸转移酶的催化下，在 tRNA 前体的 3′端添加 CCA，以便携带氨基酸参与蛋白质合成。③核苷酸修饰：tRNA 分子中含有较多稀有碱基，所以 tRNA 的转录后加工还包括将部分碱基修饰为稀有碱基的过程。这些稀有碱基的功能还有待深入研究。rRNA 的转录后加工请参见本章第三节。

4. 非编码 RNA　人类基因组计划完成后，人们发现人类基因组约 30 亿的碱基对中，仅有约 2% 负责编码蛋白质，即被转录加工为 mRNA，对其余 98% 基因序列的功能却知之甚少。2003 年，DNA 元件的百科全书计划（ENCODE）启动，旨在识别人类基因组中的所有功能元件。通过 ENCODE 计划的实施，发现超过 60% 的序列会在某些细胞中转录为 RNA。这些不能翻译成蛋白质、具有重要生物学功能的 RNA 分子，称为非编码 RNA（non-coding RNA，ncRNA）。广义上讲，rRNA 和 tRNA 也是非编码 RNA；但狭义上讲，非编码 RNA 不包括 rRNA 和 tRNA。根据大小，可以把非编码 RNA 分为长链非编码 RNA 和短链（小）非编码 RNA。通常把长度大于 200nt 的非编码 RNA 称为长链非编码 RNA，而把长度小于 200nt 的非编码 RNA 称为短链非编码 RNA。以 200nt 为界限只是科学研究过程中的惯例，并没有特殊的生物学意义。短链非编码 RNA 又包括微 RNA（microRNAs，miRNAs）和小干扰 RNA（small interfering RNA，siRNA）等。目前已发现了众多非编码 RNA 的功能，包括调控基因转录、介导蛋白质与蛋白质以及蛋白质与 DNA 之间的相互作用、参与表观修饰等。并且，科学家已经开始以非编码 RNA 为靶点研发新药。随着对非编码 RNA 的研究深入，将发现非编码 RNA 的更多功能，使非编码 RNA 在疾病防治中发挥重要作用。

三、遗传信息的翻译

以 mRNA 为模板在核糖体上合成蛋白质称为翻译（translation），又称为蛋白质的生物合成。

（一）蛋白质合成的直接模板和遗传密码

蛋白质合成的直接模板是 mRNA。转录时，由于 DNA 和 RNA 都是由核苷酸构成的，所以 DNA 中蕴藏的遗传信息，通过碱基互补配对原则传递给了 mRNA。但是蛋白质是由氨基酸构成的，那么翻译时 mRNA 中蕴藏的遗传信息（核苷酸排列顺序）如何传递给蛋白质（氨基酸排列顺序）呢？换句话说，mRNA 的核苷酸排列顺序怎样转换为蛋白质中的氨基酸排列顺序呢？经 Nirenberg 等研究发现，mRNA 上每三个相邻的核苷酸决定一种氨基酸，称为密码子（codon），64 个密码子统称为遗传密码（genetic code）。从表 4-1 中可见，64 个密码子中，除了 UAA、UAG 和 UGA 这 3 个密码子不编码氨基酸，是终止密码外，其余 61 个密码子一共编码 20 种氨基酸。其中，密码子 AUG 具有双重功能，既编码蛋氨酸，又是起始密码，是蛋白质合成的起始信号。因此，核苷酸中由 4 种核苷酸序列编码的遗传信息通过遗传密码破译，解读为蛋白质一级结构中 20 种氨基酸的排列顺序，因此，称这一遗传信息的传递过程为翻译。自然界中由 mRNA 编码的氨基酸只有 20 种，它们是蛋白质生物合成的直接原料。某些蛋白质分子还具有羟脯氨酸、羟赖氨酸等特殊氨基酸，这些特殊氨基酸是在多肽链合成后通过修饰添加上去的。

表 4 - 1　遗传密码表

第一个核苷酸	第二个核苷酸				第三个核苷酸
	U	C	A	G	
U	苯丙氨酸	丝氨酸	酪氨酸	半胱氨酸	U
	苯丙氨酸	丝氨酸	酪氨酸	半胱氨酸	C
	亮氨酸	丝氨酸	终止	终止	A
	亮氨酸	丝氨酸	终止	色氨酸	G
C	亮氨酸	脯氨酸	组氨酸	精氨酸	U
	亮氨酸	脯氨酸	组氨酸	精氨酸	C
	亮氨酸	脯氨酸	谷氨酰胺	精氨酸	A
	亮氨酸	脯氨酸	谷氨酰胺	精氨酸	G
A	异亮氨酸	苏氨酸	天冬氨酸	丝氨酸	U
	异亮氨酸	苏氨酸	天冬氨酸	丝氨酸	C
	异亮氨酸	苏氨酸	赖氨酸	精氨酸	A
	蛋氨酸	苏氨酸	赖氨酸	精氨酸	G
G	缬氨酸	丙氨酸	天冬氨酸	甘氨酸	U
	缬氨酸	丙氨酸	天冬氨酸	甘氨酸	C
	缬氨酸	丙氨酸	谷氨酸	甘氨酸	A
	缬氨酸	丙氨酸	谷氨酸	甘氨酸	G

遗传密码具有以下特点。①通用性：从细菌到人类都共用同一套遗传密码，无种属特异性。但也有例外，比如在动物细胞的线粒体和植物细胞的叶绿体中，有少数的密码子与通用密码的含义不同（参见第五章第二节）。②方向性：翻译时 mRNA 中遗传密码的阅读方向为 5′→3′。起始密码子总是位于编码区的 5′端，而终止密码则位于编码区的 3′端。③简并性：除了蛋氨酸和色氨酸之外，其他氨基酸都有两种或两种以上的密码子编码，这种现象称为密码子的简并性。编码同一种氨基酸的不同密码子称为同义密码子。同义密码子的前两个核苷酸通常相同，不同的是第三个核苷酸。④连续性：从起始密码到终止密码，密码子之间是连续排列的，密码子之间和密码子内部既无间隔也无交叉。翻译时从起始密码开始，连续向 3′方向逐一读码。

（二）蛋白质生物合成的原料和运输工具

蛋白质合成的原料是氨基酸，由 tRNA 活化和转运。氨基酸在氨酰基 - tRNA 合成酶的催化下与相应 tRNA 的 3′末端 - CCAOH 结合，形成氨酰基 - tRNA。氨基酸与 tRNA 的结合，使氨基酸本身被活化，有利于肽键的生成。另外，tRNA 的反密码环上具有反密码子，反密码子与密码子的核苷酸序列互补。翻译时，通过反密码子与密码子的互补配对，识别 mRNA 上的密码子，使携带相应氨基酸的 tRNA 准确地在 mRNA 分子上对号入座，保证翻译的准确性。

（三）蛋白质生物合成的场所——核糖体

蛋白质的生物合成在核糖体上进行，核糖体是 tRNA、mRNA 和蛋白质相互作用的场所，是原核细胞和真核细胞共有的细胞器。

核糖体是由核糖体 RNA（ribosome RNA，rRNA）和核糖体蛋白质组装而成，电镜下呈直径 15～25nm 的颗粒状非膜性结构，由大小两个亚基组成。核糖体的大亚基和小亚基在细胞内一般以游离状态存在，蛋白质合成时，小亚基先与 mRNA 结合，再与大亚基结合，形成完整的核糖体，进行蛋白质的合成。

生物体内含有两种基本类型的核糖体，一类是 70S 的核糖体，存在于原核细胞中；另一类是 80S 的核糖体，存在于真核细胞中。此外，真核细胞线粒体内也有核糖体，其大小接近70S。70S核糖体和80S核糖体，它们的大亚基和小亚基中rRNA和核糖体蛋白质的种类和数量都不同，具体情况见表4-2。

表4-2 真核细胞与原核细胞核糖体成分比较

	真核细胞	原核细胞
完整核糖体	80S	70S
核糖体大亚基	60S	50S
组成大亚基的rRNA	28S，4700个核苷酸	23S，2900个核苷酸
	5.8S，160个核苷酸	5S，120个核苷酸
	5S，120个核苷酸	
组成大亚基的蛋白质	约49种	34种
核糖体小亚基	40S	30S
组成小亚基的rRNA	18S，1900个核苷酸	16S，1540个核苷酸
组成小亚基的蛋白质	约33种	21种

核糖体在翻译过程中发挥着众多作用，核糖体大、小亚基的许多蛋白成分是参与蛋白质生物合成的酶和蛋白质因子。核糖体在翻译过程中的作用包括：①具有容纳mRNA通过的通道，只允许单链RNA通过，防止翻译过程中发生链内配对。②有三个tRNA结合位点，分别是P位、A位和E位。P位，又叫肽酰基-tRNA位（peptidyl-tRNA site）或给位，小部分位于大亚基，大部分位于小亚基，是结合起始氨酰基-tRNA并向A位给出起始氨基酸或延伸中的多肽链的位置。A位，又叫氨酰基-tRNA位（aminoacyl-tRNA site）或受位，小部分位于小亚基，大部分位于大亚基，是结合新进入的氨酰基-tRNA的位置。E位（exit site），位于大亚基上，是肽酰基-tRNA将起始氨基酸或延伸中的多肽链移交后空置的tRNA暂时停靠的部位（图4-7）。③具有转肽酶活性，能催化肽键的生成。④具有起始因子（initiation factor，IF）、延伸因子（elongation factor，EF）和释放因子（release factor，RF）等参与蛋白质合成的因子的结合位点。

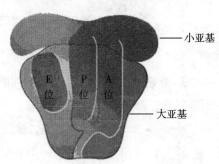

图4-7 核糖体的tRNA结合位点

（四）蛋白质生物合成的一般过程

蛋白质的生物合成是在mRNA、tRNA和核糖体三者的密切配合下完成，需要起始因子、延伸因子和释放因子等多种蛋白质因子的参与。蛋白质的生物合成可分划为三个阶段：肽链合成的起始、肽链的延伸和肽链合成的终止。下面以原核生物为例，讲述蛋白质生物合成的过程（图4-8）。

1. 肽链合成的起始 包括三个主要步骤，首先，在起始因子的作用下，mRNA起始密码上游的SD序列与核糖体30S小亚基中的16S rRNA 3′末端识别并互补结合，形成小亚基-mRNA复合物；然后，蛋氨酰-tRNA通过反密码子UAC与mRNA的起始密码AUG互补结合，形成蛋氨酰-tRNA-小亚基-mRNA复合物；最后，核糖体的50S大亚基与小亚基结合，形成完整的70S起始复合物，即蛋氨酰-tRNA-小亚基-mRNA-大亚基。此时，蛋氨酰-tRNA占据P位。至此，肽链的合成即告开始。

2. 肽链的延伸 在转肽酶和延伸因子的共同作用下，进位、转肽和移位三个步骤循环往复，使肽链延长。每循环一次，肽链就增加一个氨基酸，如图4-8所示。

（1）进位 第二个氨酰基-tRNA携带特定的氨基酸进入A位，该氨酰基-tRNA的反密码子必须与A位的密码子互补配对。

（2）转肽 在转肽酶的催化下，P位上氨酰基-tRNA所携带的氨基酸被转移至A位，与A位的氨基酸之间脱水缩合形成肽键。这时，P位上的tRNA实现了卸货，A位结合的是二肽酰-tRNA。

（3）移位　在移位酶的作用下，核糖体沿着 mRNA 向 3′方向移动一个密码子的距离，下一个密码子准确定位到 A 位。原来在 P 位的空载的 tRNA 移位到 E 位，之后从 E 位排出。而原来 A 位上的二肽酰 - tRNA 转移到 P 位，空出的 A 位准备接受第三个氨基酰 - tRNA，开始新一轮的进位、转肽和移位。每循环一次，肽链就增加一个氨基酸，如此循环往复，直至核糖体 A 位上出现终止密码。

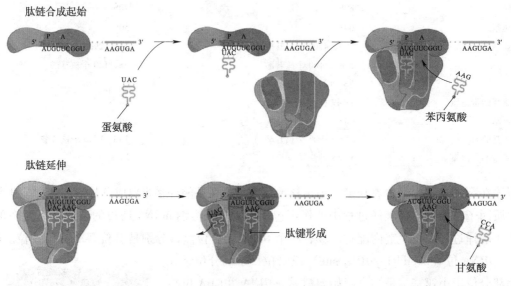

图 4-8　肽链合成的起始和延伸

3. 肽链合成的终止　当核糖体的 A 位出现终止密码时，终止密码不能被任何一个氨基酰 - tRNA 识别并结合，肽链延伸停止。接着，在释放因子的作用下，多肽链从核糖体上释放。随后，核糖体大亚基、小亚基、mRNA 三者解离，肽链合成结束。

通常，蛋白质合成时，一个 mRNA 分子同时结合多个核糖体（图 4-9），形成蛋白质合成的功能单位—多核糖体（polyribosome），使同一条 mRNA 可依次翻译出多条相同的多肽链，大大提高了翻译的效率。蛋白质合成是一个复杂的过程，是多因素、多种酶共同作用的结果，还需要生物体提供能量，以上介绍的只是肽链形成的基本过程。实际上，从核糖体上释放出来的多肽链还需要进一步加工修饰才能成为具有生物学活性的成熟蛋白质，例如部分肽链水解和某些氨基酸的糖基化、磷酸化、乙酰化、羟基化等。

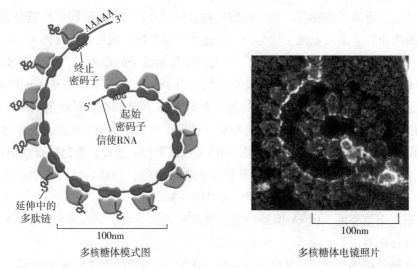

图 4-9　多核糖体

答案解析

目标检测

1. 请问亲核蛋白的核输入与其他膜性细胞器的蛋白质输入有什么不同？
2. 叙述核纤层介导核膜的崩解和重建过程。
3. 简答核仁的周期性消失与重建。
4. 遗传信息传递的方向有哪些？各有何意义？

（龙　莉）

书网融合……

本章小结

题库

第五章　细胞质

PPT

📖 学习目标

1. 掌握　内膜系统的概念；内质网、高尔基体、溶酶体、线粒体的结构和功能；信号肽假说；细胞骨架的概念；微管和微丝的化学组成和功能。

2. 熟悉　过氧化物酶体的形态结构和功能；线粒体的半自主性。

3. 了解　线粒体与疾病的关系；微管和微丝的组装；中间纤维的化学组成和分类。

4. 学会内膜系统各细胞器、线粒体超微结构的知识，具备分辨不同细胞器和细胞器超微结构的能力。

细胞质是细胞膜和细胞核之间的部分，其中有不定形的细胞质基质（cytoplasmic matrix），包括约占细胞总体积70％的水和溶于其中的离子、有机小分子和生物大分子，在细胞与环境以及细胞内部的物质运输、能量交换及信息传递等活动中发挥重要作用。除细胞质基质外，真核细胞内还有发达的膜系统和蛋白纤维系统，本章将具体讨论真核细胞的内膜系统、线粒体和细胞骨架。

第一节　内膜系统

内膜系统（endomembrane system）是真核细胞的特有结构，是细胞质中在结构和功能上有一定联系的膜相结构的总称，主要包括由内质网、高尔基体、溶酶体、过氧化物酶体、核膜、内体和分泌泡等（图5－1）。

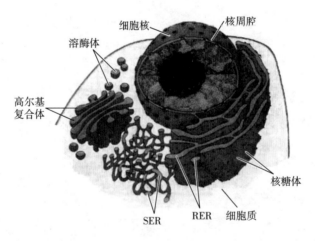

图5－1　内膜系统

一、内质网

1945年，Porter等在电镜下观察体外培养的小鼠成纤维细胞时，发现在细胞质的内质区域有网状结构，故称为内质网（endoplasmic reticulum，ER）。内质网是由一层单位膜组成的管状、泡状和囊状的结构，相互连接形成一个连续的膜性管道系统，其内腔相通的（图5-2）。内质网既可以与核膜外层相连，也可以向外延伸与质膜的内褶部分相连。内质网在真核细胞的细胞质内广泛存在，除成熟红细胞外，几乎所有真核细胞都有内质网。

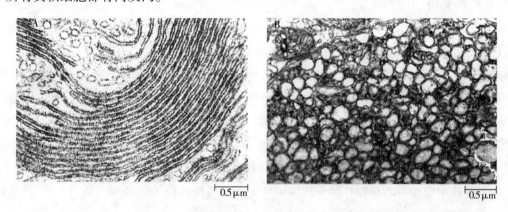

图5-2 糙面内质网（上）和光面内质网（下）的透射电镜照片

内质网是膜相结构，所以脂类和蛋白质为其结构的主要化学组成成分，内质网膜脂类含量为30%～40%，蛋白质含量为60%～70%。通过对分离的微粒体膜的生化分析（图5-3），发现内质网膜中含有的酶蛋白在30种以上。包括与解毒功能相关的氧化反应电子传递酶系、脂类物质代谢功能反应相关的酶类、与碳水化合物代谢功能反应相关的酶类，其中葡萄糖-6-磷酸酶被视为内质网的主要标志性酶。

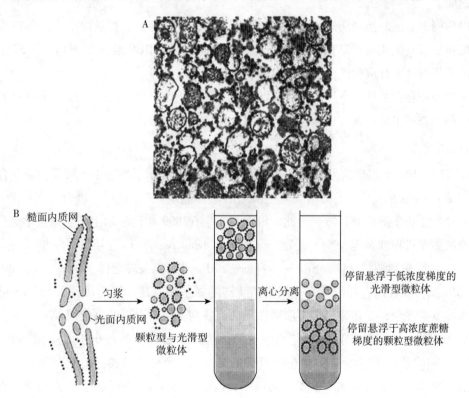

图5-3 微粒体的形态及类型

A. 从细胞匀浆中分离出的微粒体电镜观察形态图；
B. 运用蔗糖浓度梯度离心分离技术可获得颗粒型和光滑型两种不同的微粒体

根据内质网膜表面有无核糖体附着，内质网可分为光面内质网（smooth endoplasmic reticulum，SER）和糙面内质网（rough endoplasmic reticulum，RER）两类。

（一）光面内质网

光面内质网由彼此连通的小管或小泡组成，表面有无核糖体附着。在一些特化的细胞如肝细胞、肌细胞及肾上腺皮质细胞中，光面内质网很丰富。光面内质网具有以下功能：

1. 合成脂类　光面内质网合成了细胞所需的几乎全部脂类物质，包括类固醇激素。

2. 参与肝细胞的解毒作用　肝细胞的光面内质网含有参与解毒的各种酶系，能将进入肝细胞内的有毒有害物质分解而排出体外。

3. 参与肝细胞中的糖原分解　肝细胞的光面内质网含有葡萄糖 - 6 - 磷酸酶，通过催化葡萄糖 - 6 - 磷酸去磷酸化，使其透过脂质双层膜，释放到血液中。

4. 参与肌细胞的收缩　心肌和骨骼肌细胞中的光面内质网特化为肌质网，通过 Ca^{2+} 通道和 Ca^{2+} 泵调节肌细胞的 Ca^{2+} 浓度，调控肌肉的收缩和舒张。

（二）糙面内质网

膜上附着有大量核糖体的糙面内质网多为排列较整齐的扁囊状结构，少数为管状和泡状。糙面内质网一般在蛋白质分泌功能旺盛的细胞中较发达，而在未分化细胞和肿瘤细胞中较少。糙面内质网上合成的蛋白质主要是外输性蛋白或分泌蛋白、膜受体与膜抗原蛋白、定位于高尔基体、光面内质网、溶酶体和自身的蛋白质。

在糙面内质网上合成的蛋白质进入内质网腔后可发生多种修饰，主要是糖基化，即寡糖与蛋白质共价结合形成糖蛋白，其他还有羟基化、酰基化、形成二硫键。在 RER 合成的蛋白质大部分都要进行糖基化，而在游离核糖体上合成的蛋白质则不进行糖基化。

糙面内质网腔中存在某些蛋白质，对腔内的多肽链进行正确折叠与装配。经过正确加工修饰的蛋白质才能通过内质网膜的出芽形式被包裹成转运小泡，运输到高尔基体。

（三）信号学说

1975 年，Ginter Blobel 提出信号假说（signal hypothesis），揭示了细胞中不同蛋白质在合成后是如何找到自己的"家"的秘密，发现了蛋白质与生俱来的"标签地址"。这一发现开辟了一个全新的医学、细胞生物学和分子生物学的研究领域，为此，Blobel 获得了 1999 年诺贝尔生理学或医学奖。

信号学说的主要过程涉及至少 4 个成分：信号肽（signal peptide）信号识别颗粒（signal recognition particle，SRP）、信号识别颗粒受体（SRP - receptor，SRP - R）以及转运体（translocon，translocator）。

1. 信号肽　信号肽普遍存在于所有分泌蛋白肽链的氨基端，是一段由不同数目、不同种类的氨基酸组成的疏水氨基酸序列，是指导蛋白多肽链在糙面内质网上进行合成的决定因素。

2. 信号识别颗粒　信号肽识别颗粒是一种核糖核蛋白复合体，含有 6 条多肽和一个 7S 的细胞质 RNA（scRNA），SRP RNA 作为骨架，将 6 种 SRP 蛋白连成一个杆状结构。由三个功能位点：信号序列识别结合位点、翻译暂停结构域和 SRP 受体蛋白结合位点。信号序列识别结合位点负责识别刚从游离核糖体上合成出来的信号序列，并与之结合，然后由翻译暂停结构域暂时中止新生肽的合成；此时 SRP 会暴露出 SRP 上与内质网受体结合的位点，将正在合成蛋白质的核糖体结合到内质网膜的 SRP 受体上，从而将核糖体与内质网膜转运蛋白结合，并进行新生肽的转移。

3. 信号识别颗粒受体　信号识别颗粒受体是内质网膜上与 SRP 结合的内质网膜蛋白。动物细胞中的 SRP 受体由两个不同的多肽（α 和 β 两个亚基）构成的二聚体。

4. 转运体　转运体是糙面内质网膜上的一种亲水的蛋白通道。其外径为 8.5nm 左右，中央孔直径平均为 2nm。有研究表明转运体孔道开放所必须的条件是核糖体的结合。转运体不仅是新生分泌蛋白质多肽链合成时进入内质网腔的通道，而且还能够利用水解 GTP 将内质网腔中的损伤蛋白质转运到细胞质溶质中去。

信号假说的要点是：①有些 mRNA 上有内质网的特定信号密码，在游离核糖体上被翻译成信号肽。②胞质中 SRP 识别信号肽，并与核糖体结合，形成 SRP - 核糖体复合体，翻译暂停。③通过 SRP 与 SRP 受体的相互作用，核糖体与粗面内质网膜上转运体结合，使其转变为附着核糖体。同时形成 SRP - SRP 受体 - 核糖体复合体。④SRP 脱离复合体并参加 SRP 循环，核糖体上的多肽链继续合成，多肽链进入内质网腔中。⑤信号肽被信号肽酶识别并切除。合成后的多肽链落入粗面内质网腔中。⑥在分离因子作用下，附着核糖体脱离粗面内质网膜，大、小亚基分开，回到胞质中参加再循环（图 5 - 4）。

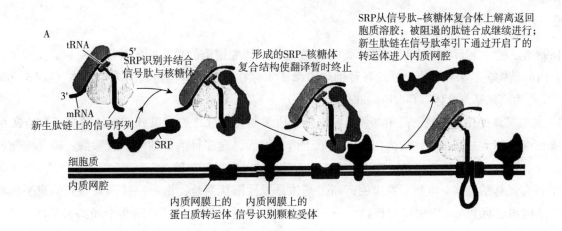

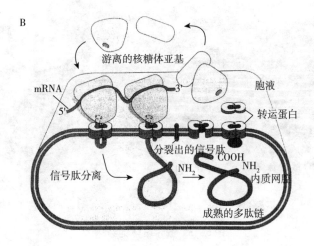

图 5 - 4　信号肽假说

A. 信号肽介导核糖体附着于内质网与新生肽链穿膜转移过程示意图；B. 信号假说模式图

信号肽的发现

20 世纪 50 年代的研究表明分泌蛋白是由膜结合型核糖体合成的，并在其合成的过程中发生了穿膜转移。然而，当时无法解释为什么合成分泌蛋白的核糖体是膜结合型的核糖体。1975 年，Blobel 和 B. Dobberstein 报道的一系列实验结果提出信号肽假说的基本观点是：对于编码穿膜转移蛋白质的 mRNA 而言，其起始密码子的下游紧邻着一段独特的编码序列（编码信号肽）。继 Blobel 提出信号肽假说之后，相继鉴定出核输入信号（核定位信号）、过氧化物酶体引导信号、蛋白质中的转运肽等，包括后续提出的决定细胞内蛋白质去向的分拣信号。这些内容构成了真核细胞内蛋白质合成、分选及运输的现代细胞生物学基础。

鉴于信号肽假说的贡献，Blobel 荣膺 1999 年的诺贝尔生理学或医学奖。

二、高尔基体

1898 年，意大利解剖学家和病理学家 Golgi 在光镜下研究银染的猫头鹰的神经细胞时，发现了一种细胞质内的结构，后来在脊椎动物的各种细胞内都证实存在，于是将其命名为高尔基体（Golgi apparatus），又称为高尔基复合体（Golgi complex）。

1. 高尔基体的化学组成　高尔基体主要由蛋白质和脂类组成，如大鼠肝细胞的高尔基体约含 60% 蛋白质和 40% 脂类。高尔基体的蛋白质含量低于内质网膜，含多种酶，如糖基转移酶、磺基 - 糖基转移酶、磷脂酶、糖苷酶等，其中糖基转移酶被认为是高尔基体的标志酶。

2. 高尔基体的结构　电镜观察表明，高尔基体是膜性网状系统，由一些排列较整齐的扁平膜囊组成，在结构和功能上表现出明显的极性，分为顺面高尔基网、反面高尔基网和中间高尔基网（图 5 - 5）。

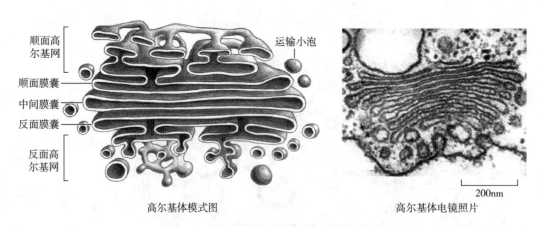

图 5 - 5　高尔基体的结构

（1）顺面高尔基网（cis Golgi network，CGN）　又叫形成面或未成熟面，靠近内质网，是内质网来源的膜性运输小泡融合的部位。

（2）反面高尔基网（trans Golgi network，TGN）　又称成熟面或分泌面，常与一些未成熟的分泌泡相连，朝向细胞膜。一些成熟的分泌泡可分布在反面高尔基网周围。

（3）中间高尔基网　位于顺面高尔基网与反面高尔基网之间，通常由 3 ~ 8 层扁平膜泡组成，其囊腔互相连通。中间高尔基网又可分为顺面膜囊、中间膜囊及反面膜囊三个区域。

3. 高尔基体的功能　高尔基体的主要功能是将内质网合成的蛋白质进行加工、包装，然后分门别类地运输到细胞的特定部位或分泌到细胞外。分泌蛋白在糙面内质网上合成后运输到高尔基体，经过加工修饰，再进入分泌泡，最后分泌到胞外。

（1）高尔基体进行蛋白质的糖基化修饰　细胞分泌的蛋白质大多为糖蛋白，织内质网腔合成的寡糖蛋白须在高尔基体内进一步进行糖基化的加工修饰。

（2）高尔基体参与蛋白质的分选过程　中间高尔基网的 3 个区域的不同囊膜含有不同的酶，对糖蛋白进行依次加工修饰，然后被分送到特定靶部位。

（3）高尔基体参与细胞膜相结构的转化　从内质网芽生的小泡与顺面高尔基网融合，再成为中间高尔基网的膜，反面高尔基网不断地以出芽方式形成溶酶体或分泌泡，后者移向细胞膜并与之融合。同时，细胞膜又能通过胞吞作用回收膜到胞内，这种膜流使膜相结构的成分不断得到补充和更新。

三、溶酶体

1955 年，Christian Duve 在鼠肝细胞中发现了一种膜性细胞器，其内含多种水解酶，能消化各种有机大分子物质，故命名为溶酶体（lysosome）。溶酶体是由一层单位膜围成的圆形或卵圆形的囊状小体，内含 60 多种水解酶，包括蛋白酶、核酸酶、磷酸酶、糖苷酶及溶菌酶类，其中酸性磷酸酶是溶酶体的标志酶（图 5 - 6）。

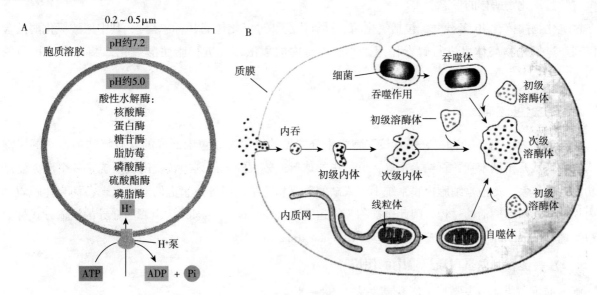

图 5 - 6　溶酶体

A. 溶酶体的形态、大小及 pH 环境；B. 溶酶体的类型及在细胞消化过程中的作用

溶酶体可分为初级溶酶体、次级溶酶体和终末溶酶体（图 5 - 6）。

1. 初级溶酶体　也称原生溶酶体、一级溶酶体，是刚由反面高尔基网出芽形成，其内含有酸性水解酶但无作用底物的溶酶体，是尚未参加消化活动的溶酶体。

2. 次级溶酶体　也称次生溶酶体、二级溶酶体，是初级溶酶体与作用底物结合后形成的溶酶体。底物可以是来自细胞外的细菌异物，形成异噬溶酶体，或底物是细胞内衰老破损的细胞器及细胞内含物，形成自噬溶酶体。

3. 终末溶酶体　在溶酶体的末期，由于酶活力下降，一些底物不能被彻底消化而残留在溶酶体内，形成终末溶酶体或残余体。有的残余体可通过胞吐作用排到细胞外，有的残留在细胞内。

溶酶体是细胞内的消化性细胞器，主要功能是消化分解有机大分子物质，供给细胞营养。溶酶体能将细胞内的外源性和内源性的大分子物质分解为可溶性的小分子物质，释放到细胞质内被重新利用。对清除衰老病变细胞成分，除去入侵细菌病毒，维持细胞正常功能发挥重要作用。

四、过氧化物酶体

过氧化物酶体（peroxisome）由 Rhodin 于 1954 年首次在小鼠的肾小管上皮细胞中发现。过氧化物

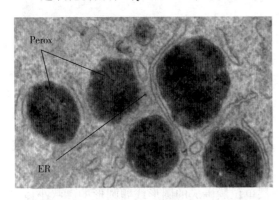

图 5-7　鼠肝细胞中的过氧化物酶体

酶体是由一层单位膜包裹形成的一类具有高度异质性的膜性球囊状细胞器，形态上多呈圆形或卵圆形，偶见半月形和长方形，其直径变化在 0.2～1.7μm 之间（图 5-7）。与溶酶体不同，过氧化物酶体最为突出的特征有 2 个特殊的结构。

1. 类核体（nucleoid）　也称为类晶体（esallid），是含有尿酸氧化酶所形成电子致密度较高、排列规则的晶格结构。

2. 边缘板（marginal plate）　是在过氧化物酶体界膜内表面可见一条高电子致密度条带状结构，该结构的位置与过氧化物酶体的形态有关。

过氧化物酶体含 40 多种酶，包括氧化酶、过氧化酶和过氧化氢酶（标志酶），其中尿酸氧化酶的含量极高。过氧化物酶体可进行解毒作用，调节细胞内的氧浓度，进行脂肪酸氧化，参与含氮物质的代谢。

五、膜泡运输

囊泡也称为小泡（vesicle），是真核细胞内十分常见的由单位膜包围而成的含有特殊内含物的膜泡结构。囊泡从几十纳米到数百纳米不等，可呈小的球形或较大的无规则形状。内膜系统是一个庞大复杂的功能结构体系，囊泡是细胞内膜系统不可或缺的重要功能结构组分。囊泡的形成出现，都会伴随着细胞内物质的定向运输活动过程，因此也被称为转运囊泡（transport vesicle）。由囊泡介导的运输方式称为囊泡运输（membrane traffic）或囊泡转运（vesicular transport）。

（一）囊泡在胞内蛋白质运输中的作用

胞内的蛋白质运输主要有 3 条不同途径（图 5-8）。

1. 门控运输　门控运输（gated transport）是指由特定的分拣信号（如核定位信号）介导，并通过核孔复合体的选择性作用，在细胞溶质与细胞核之间所进行的蛋白质运输。

2. 穿膜运输　穿膜运输（transmembrane transport）是指通过结合在膜上的蛋白质转运体进行的蛋白质运输。穿膜运输的细胞器包括线粒体、质体、过氧化物酶体、内质网等。

3. 膜泡运输　膜泡运输（vesicular transport）又称囊泡运输或囊泡转运，是由不同膜性运输小泡承载的一种蛋白质运输形式。其实质是由膜包裹、以出芽的方式从供体细胞器或质膜断裂形成囊泡，携带运送的物质到达受体细胞器或质膜并与之融合而完成转运的过程。膜性细胞器之间的蛋白分子转移、细胞的分泌活动及细胞膜的大分子和颗粒物质转运，都是以这种运输形式来实现。

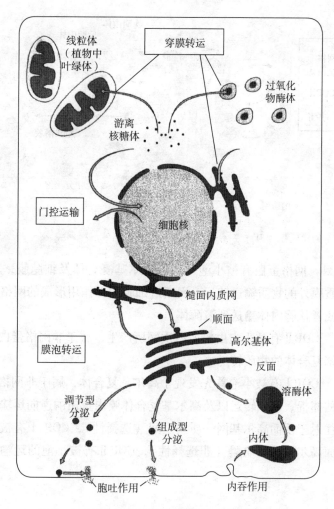

图 5 - 8　细胞内新合成蛋白质的三种分选运输方式

（二）囊泡的类型与来源

据研究推测，承担细胞内物质定向运输的囊泡类型至少有 10 种以上。其中网格蛋白有被小泡（clathrin - coated vesicle），COP I 有被小泡（COP I - coated vesicle）和 COP II 有被小泡（COP II - coated vesicle）是目前了解较多的三种囊泡类型（图 5 - 9，图 5 - 10）。

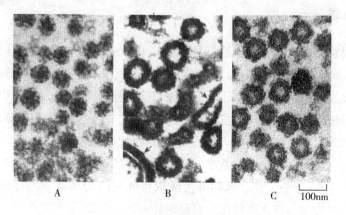

图 5 - 9　三种类型有被小泡的电子显微镜照片

A. 网格蛋白有被小泡；B. COP I 有被小泡及高尔基体潴泡，箭头所指为高尔基体潴泡；C. COP II 有被小泡。

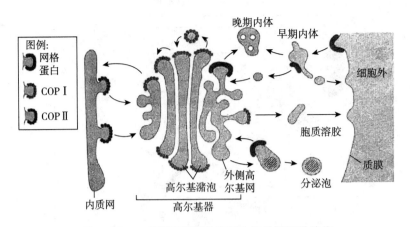

图 5 – 10　三类不同类型的有被小泡及其运输路线

1. 网格蛋白有被小泡　网格蛋白有被小泡产生于高尔基复合体及细胞膜，主要介导从高尔基复合体向溶酶体、胞内体或质膜外的物质输送转运；而通过细胞内吞作用形成的网格蛋白有被小泡则是将外来物质转送到细胞质，或者从胞内体输送到溶酶体。

2. COP Ⅱ 有被小泡　COP Ⅱ有被小泡由糙面内质网所产生，属于非网格蛋白有被囊泡类型，主要负责介导从内质网到高尔基复合体的物质转运。

3. COP Ⅰ 有被小泡　COP Ⅰ有被小泡首先发现于高尔基复合体，属于非网格蛋白有被囊泡类型，主要负责内质网逃逸蛋白的捕捉、回收转运以及高尔基复合体膜内蛋白的逆向运输。

网格蛋白有被小泡往返于反面高尔基网—质膜之间（选择性），COP Ⅰ有被小泡的运输路线为高尔基体—内质网，以及反面高尔基网—质膜（非选择性），COP Ⅱ有被小泡的运输路线为内质网—顺面高尔基网。

第二节　线粒体

线粒体（mitochondrion）是真核细胞的一种半自主的双层膜细胞器，其内膜向腔内突起形成许多嵴，主要功能是通过有氧呼吸将食物分解产物中贮存的能量逐步释放出来合成 ATP，供应细胞各项活动的需要，故有"动力车间"之称。人体细胞生命活动所需的 ATP 绝大多数由线粒体提供。

一、线粒体的基本特征

光学显微镜下的线粒体呈线状、粒状或杆状，直径 0.5 ~ 1.0μm，在长度上变化很大，一般 1.5 ~ 3.0μm。不同类型或不同生理状态的细胞，线粒体的形态、大小、数量及排列分布并不相同。例如，在低渗环境下，线粒体膨胀如泡状；在高渗环境下，线粒体又伸长为线状。线粒体的形态也随细胞发育阶段不同而异，如人胚肝细胞的线粒体，在发育早期为短棒状，在发育晚期为长棒状。细胞内的渗透压和 pH 对线粒体形态也有影响，酸性时线粒体膨胀，碱性时线粒体为粒状。

在不同类型的细胞中线粒体的数目相差很大，但在同一类型的细胞中数目相对稳定。最少的细胞只含 1 个线粒体，最多的达 50 万个，其总体积可占细胞总体积的 25%。这与细胞本身的代谢活动有关，代谢旺盛时，线粒体数量较多，反之线粒体的数量则较少。

在多数细胞中，线粒体均匀分布在整个细胞质中，但在某些细胞中，线粒体的分布是不均一的，有时线粒体聚集在细胞质的边缘。如肌细胞的肌纤维中有很多线粒体，在精细胞、鞭毛、纤毛和肾小管细胞的基部都是线粒体分布较多的地方。

二、线粒体的超微结构

电镜下，线粒体是由双层单位膜套叠而成的封闭性膜囊结构。由外膜、内膜、膜间腔、转位接触点及基质组成（图 5 – 11）。

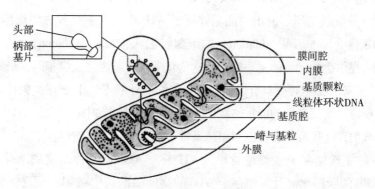

图 5 – 11 线粒体的结构

1. 外膜 外膜是包围在线粒体最外面的一层单位膜，平整光滑，厚约 6nm。外膜的蛋白质与脂类比例约为 1∶1。膜上有排列整齐的由孔蛋白（porin）组成的筒状圆柱体，中央小孔直径 2～3nm，ATP、NAD、辅酶 A 等 1kD 以下的小分子可自由通过。

2. 内膜 内膜厚约 4.5 nm，蛋白质与脂类比例为 4∶1。内膜向内折叠形成许多嵴（cristae），嵴内的间隙叫嵴内腔（intracristal space），嵴的形态和数目依细胞种类和生理状况不同而异。

3. 基粒 又称为 ATP 酶复合体（ATPase complex），位于内膜和嵴的内表面上，每个线粒体有数万个基粒，每个基粒由头、柄和基片三部分组成（图 5 – 11）。头部是可溶性 ATP 酶，又称为 F_1 因子，是 ATP 合成的场所，头部上方有一个 ATP 酶的天然抑制剂，它能在正常生理条件下起调节作用。柄部是对寡霉素敏感的蛋白质 OSCP。基片是嵌入线粒体内膜的疏水蛋白质，称为 F_0 因子。内膜是线粒体进行电子传递和氧化磷酸化的主要部位，在电子传递和氧化过程中，线粒体将氧化过程中释放出来的能量转变成 ATP。

4. 膜间腔 又称外室或外腔，是线粒体内外膜之间的腔隙，与嵴内腔相通，宽 6～8nm，其内含有许多可溶性酶类、底物及辅助因子。

5. 线粒体基质 又称内室或内腔，是由内膜包围形成的空间，其内充满了与线粒体功能密切相关的物质，如各种蛋白质、脂类和多种酶，以及线粒体 DNA、RNA 及核糖体等。

6. 转位接触点 转位接触点（translocation contact site）是物质转运到线粒体的临时性结构，利用电镜技术可以观察到在线粒体的内、外膜上存在着一些内膜与外膜相互接触的地方，在这些地方，膜间隙变狭窄，称为转位接触点，其间分布有蛋白质等物质进出线粒体的通道蛋白和特异性受体。有研究估计鼠肝细胞中直径 1μm 的线粒体有 100 个左右的转位接触点，用免疫电镜的方法可观察到转位接触点处有蛋白质前体的积聚，显示它是蛋白质等物质进出线粒体的通道。

三、线粒体的化学组成

线粒体主要由蛋白质和脂类组成，蛋白质占线粒体干重的 65%～70%，脂类占 25%～30%，大部分是磷脂。线粒体还含有 DNA、RNA、核糖体、多种辅酶、维生素及各类无机离子。线粒体含有很多酶系，目前已确认线粒体有 140 多种酶，是含酶最多的细胞器。这些酶分别位于线粒体的不同部位，在线粒体行使细胞氧化功能时起重要作用。有些酶可作为线粒体不同部位的标志酶，如内、外膜的标志酶分别是细胞色素氧化酶和单胺氧化酶等；基质和膜间腔的标志酶分别为苹果酸脱氢酶和腺苷酸激酶等。

四、细胞呼吸

较高等的动物都能依靠呼吸系统从外界吸取 O_2，并排出 CO_2。从某种意义上说细胞中也存在有这样的呼吸作用，即在细胞内特定的细胞器（主要是线粒体）内，在 O_2 的参与下，分解各种大分子物质，产生 CO_2，与此同时，分解代谢所释放出的能量储存于 ATP 中，这一过程称为细胞呼吸（cellular respiration），也称为生物氧化（biological oxidation）或细胞氧化（cellular oxidation）。

细胞呼吸是细胞内提供生物能源的主要途径，它的化学本质与燃烧反应相同，最终产物都是 CO_2 和 H_2O，释放的能量也完全相等。细胞呼吸具有以下特点：①细胞呼吸本质上是在线粒体中进行的一系列由酶系所催化的氧化还原反应；②所产生的能量储存于 ATP 的高能磷酸键中；③整个 ATP 反应过程是分步进行的，能量也是逐步释放的；④反应是在恒温和恒压条件下进行的；⑤反应过程中 NAD^+ 需要 H_2O 的参与。

细胞呼吸所产生的能量储存于"能量货币"ATP 中。ATP 是一种高能磷酸化合物，细胞呼吸时，释放的能量可通过 ADP 的磷酸化而及时储存于 ATP 的高能磷酸键中备用；反之，当细胞进行各种活动需要能量时，又可去磷酸化，断裂一个高能磷酸键以释放能量来满足机体需要。ATP 是细胞生命活动的直接供能者，也是细胞内能量获得、转换、储存和利用等环节的联系纽带。

ATP 中所携带的能量来源于糖、氨基酸和脂肪酸等的氧化，这些物质的氧化是能量转换的前提。以葡萄糖氧化为例，从糖酵解到 ATP 的形成是一个极其复杂的过程，大体分为三个步骤：即糖酵解（glycolysis）、三羧酸循环（ticarboxylic acid cycle，TCA cycle）和氧化磷酸化（oxidative phosphorylation）。蛋白质和脂肪彻底氧化只在第一步中与糖有所区别（图 5 – 12）。

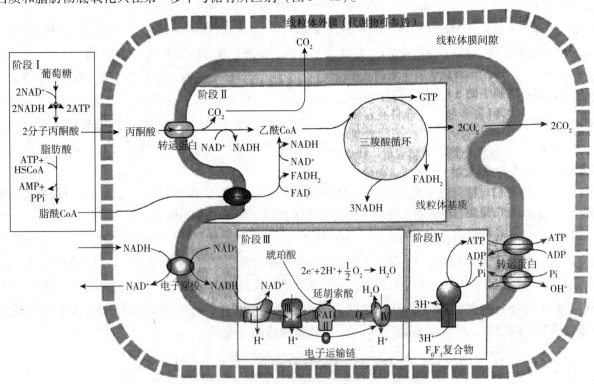

图 5 – 12　线粒体利用葡萄糖与脂肪酸产生 ATP 的 4 个阶段。

阶段 I：在胞质溶胶中，糖酵解产生丙酮酸和 NADH；如果是脂肪酸，则先被转变成脂酰 CoA。

阶段 II：丙酮酸或脂酰 CoA 在膜运输蛋白的帮助下进入线粒体基质，在基质中产生 NADH 和乙酰 CoA。在糖酵解过程中产生的 NADH，将它的高能电子提供给线粒体内膜中的化合物。乙酰 CoA 通过 TCA 循环，产生 NADH 和 $FADH_2$。

阶段 III：生成的 NADH 和 $FADH_2$ 进行氧化，分子中释放出的电子通过内膜中的电子传递链，最终传递给分子氧（O_2）。

阶段 IV：氧化中释放的能量被用于 ATP 的合成，主要是通过 ATP 合酶完成的。

五、线粒体遗传

线粒体是人和动物细胞唯一含有核外遗传物质、有自己的遗传密码及蛋白质翻译系统的细胞器。线粒体中可有一至几个线粒体 DNA（mitochondrion DNA，mtDNA）。人类的 mtDNA 含 16568 个碱基对，为一条环状双链的 DNA 分子，能在线粒体中复制、转录和翻译，但维持线粒体结构和功能所需的大量蛋白质由核基因编码，因而将线粒体称为半自主性细胞器。

1. 线粒体的基因组　线粒体基因组 DNA（mtDNA）是双链环状分子，与细菌的 DNA 相似，每个细胞中有几百个线粒体，每个线粒体可有 1 个或多个 DNA 拷贝。基因组的大小变化很大，动物细胞线粒体基因组较小，约 16.5kb。酵母线粒体基因组较大，裂殖酵母线粒体基因组可达 80kb。植物的线粒体基因组更大，甚至超过 200kb。但是，大的线粒体基因组中有非编码的序列存在。例如，拟南芥的线粒体 DNA 有 370kb，但是仅编码 31 个蛋白质。人类的线粒体基因没有发现内含子，但在有的酵母的线粒体基因中发现了内含子（图 5 - 13）。

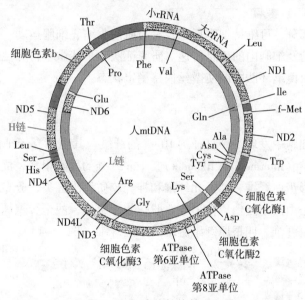

图 5 - 13　人线粒体基因组

人线粒体含有 13 个蛋白质编码基因，分别是复合物 I、III、IV 和 V 的组成成分。基因组含有 12S rRNA、16S rRNA 及 22 种 tRNA 的基因。D 环是复制起点，并且含有启动子。

2. 线粒体基因复制与转录　线粒体基因是以半保留复制方式进行自我复制的，主要在细胞周期的 S 期和 G_2 期，与途径细胞周期同步。DNA 先复制，随后线粒体分裂。线粒体 DNA 的复制仍受核的控制，复制个所需的 DNA 聚合酶是由核基因编码的。线粒体 DNA 是对称转录的，即在线粒体 DNA 的 H 链（重链）和 L 链（轻链）上各有一个启动区，从各自的启动区开始转录合成 RNA。

3. 线粒体密码　线粒体使用核基因的通用密码，但也有些例外。线粒体的蛋白质合成基本上属于原核类型，具有原核生物蛋白质合成的特点。mRNA 的转录和翻译是在同一时间、同一地点进行，蛋白质合成的起始 tRNA 与原核生物的相同。蛋白质合成对药物的敏感性与细菌一样。例如，氯霉素可抑制线粒体的蛋白质合成，而不抑制细胞质的蛋白质合成；放线菌酮可抑制细胞质蛋白质的合成而不抑制线粒体蛋白质的合成。

第三节　细胞骨架

广义的细胞骨架（cytoskeleton）包括细胞质骨架、细胞核骨架和细胞膜骨架。本节将重点介绍细胞质骨架，也称为狭义的细胞骨架，是指真核细胞质中的蛋白质纤维网架体系，包括细胞质内的微管、微丝和中间纤维，它对于细胞的形状、细胞的运动、细胞内物质的运输细胞分裂时染色体的分离和胞质分裂等均起着重要的作用。细菌体内不存在细胞骨架，因此细胞骨架的发生可能是真核细胞进化的决定性因素。

一、微丝

微丝（microfilament）又叫肌动蛋白纤维，普遍存在于真核细胞内。微丝是一种实心的细丝状结构，直径约 7 nm，常成群或成束分布于细胞质中，长短变化大，在运动的细胞和形态不对称的细胞中分布丰富。

微丝的主要化学成分是肌动蛋白（actin），相对分子质量为 43000。肌动蛋白单位的外观呈哑铃状，具有 Mg^{2+}、K^+、Na^+ 等阳离子和 ATP/ADP 结合位点。肌动蛋白分三类：α-肌动蛋白为横纹肌、心肌、血管平滑肌及肠道平滑肌细胞所特有；β-肌动蛋白和 γ-肌动蛋白分布于所有肌细胞和非肌细胞中。

微丝组装需要先由几个肌动蛋白形成核心结构，之后肌动蛋白单位可加在核心的两端，使之延长。两端的延伸速度不等，速度快的一端为正（＋）端，延伸慢的一端为负（－）端。组装由 ATP 供能，无机离子（Mg^{2+}、K^+、Na^+）参与。

微丝是细胞骨架的一部分，可维持细胞形态，参与肌肉收缩、细胞运动、细胞质流动、细胞吞噬作用及细胞分裂，并参与受精及细胞内的信息传递。研究证明，某些微丝特异性药物如细胞松弛素 B 可抑制各种微丝参与的运动，而鬼笔环肽则能使微丝保持稳定状态。

二、中间纤维

在哺乳动物的平滑肌细胞中发现一种直径约 10nm 的纤维，其粗细介于平滑肌细胞的粗肌丝和细肌丝之间，故被称为中间纤维（intermediate filament）。中间纤维的种类很多，成分复杂，现在已知有角蛋白纤维、结蛋白纤维、波形蛋白纤维、神经元纤维和神经胶质纤维五类，分布于不同组织和细胞中。

某些中间纤维的组装是由两个蛋白单体形成双股螺旋二聚体，两个二聚体方向平行形成四聚体，两根四聚体形成八聚体，即原纤维，四根原纤维缠绕成中间纤维（图 5－14）。

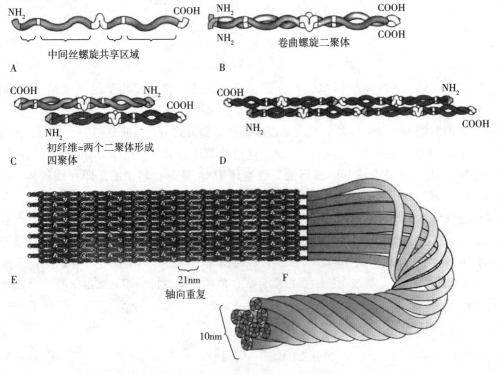

图 5－14　中间纤维的组装

中间纤维是细胞完整网架支撑系统的重要部分，为细胞提供机械支持，参与细胞的定位和固定；参与肌肉细胞分化和形态发生；参与物质的定向运输及细胞内的信息传递；参与 mRNA 的运输，影响 DNA 的复制和转录。

三、微管

微管（microtubule）是一种中空的圆柱状结构，由 13 根原纤维围绕形成微管壁，内径约 15nm，外径约 25nm，管壁厚约 5nm（图 5 - 15）。微管长度变化很大，在绝大多数细胞中仅几微米长，但在神经元中可长达几厘米。

微管的主要成分是微管蛋白（tubulin），呈球形的酸性蛋白，相对分子质量均为 55000，包括 α - 微管蛋白和 β - 微管蛋白，二者一般在胞质中结合成异二聚体形式。此外，微管还含有微管结合蛋白，参与微管组装，维持微管的稳定和与其他骨架纤维间的连接。

微管在细胞中可以单管、二联管和三联管三种不同的形式存在（图 5 - 15）。单管主要分布在细胞质中；二联管存在于鞭毛和纤毛杆部；三联管存在于中心粒以及鞭毛和纤毛的基体。

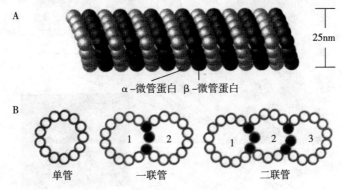

图 5 - 15　微管的结构和类型

微管的组装首先是 α - 微管蛋白和 β - 微管蛋白形成长 8nm 的 αβ 异二聚体，然后由二聚体排列成直径约 5nm 的原纤维，13 根原纤维再围绕形成一段微管。通过新的二聚体不断地加到微管的端点使其延长（图 5 - 16）。某些微管特异性药物如秋水仙素可导致微管解聚，而紫杉醇则能使微管保持稳定状态。这两类药物都因阻断细胞分裂而具有抑癌作用。

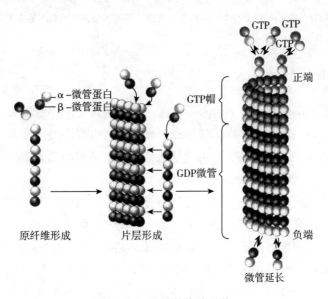

图 5 - 16　微管的体外组装

微管在细胞中构成立体网状支架，维持细胞的形态，固定细胞器；参与细胞器的胞内移动和染色体的定向移动；参与细胞内大分子物质的运输；参与细胞内的信号传递；参与中心粒、纤毛及鞭毛的形成，参与细胞的收缩与变形运动。

四、中心粒

在光学显微镜下，中心体位于细胞核附近，由中心粒和中心粒周围物质共同组成，中心粒呈现圆筒状结构，在电镜下，其圆筒状小体的壁由 9 组三联体斜向排列呈风车状围成，为 "9 + 0" 或者 "9 × 3 + 0" 的结构。中心体是动物细胞中主要的微管组织中心。在细胞分裂间期，中心体构成细胞骨架的主要纤维系统；在 M 期，经过复制的中心体形成纺锤体的两极，参与有丝分裂（图 5 - 17）。

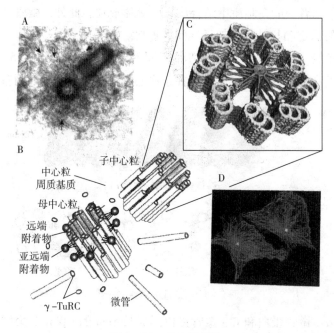

图 5 - 17 中心粒结构

A. 动物细胞中心体超薄切片电镜照片，显示两个以直角方式排列的中心粒，每个中心粒被中心粒周质基质包围；

B. 一对中心粒中，一个是母中心粒，另一个是子中心粒，每个中心粒都是由 9 套三联管组成。中心粒旁物质中有很多微管成核的 γ - TURC 结构。母中心粒与子中心粒是不同的，在母中心粒上有很多远端附着物（球状体）；

C. 中心粒的 9 套三联体微管。D. 用中心体蛋白抗体（黄色）揭示的培养的动物细胞中 MTOC 部位及微管排列（绿色）的免疫荧光照片。

五、鞭毛和纤毛

纤毛（cilia）和鞭毛（flagella）所不同的是，就一个细胞而论，纤毛短而多，而鞭毛则长而少。二联管两两之间以微管连接蛋白相连。外周二联管和中央鞘之间也有连接，称为放射辐条（radial spoke）。放射辐条由 A 管伸出，近中央鞘一端膨大，称为辐头。A 管上还伸出动力蛋白臂（dynein arm），其头部具有 ATP 酶活性，可为纤毛与鞭毛的运动提供动力。

纤毛和鞭毛是真核细胞表面伸出的与运动有关的特化结构，通常将少而长的称为鞭毛，短而多的称为纤毛，具有运动功能，用来划动其表面的液体（图 5 - 18）。纤毛和鞭毛在来源和结构上基本相同。纤毛和鞭毛都是以微管为主要成分构成的，并且有特殊的结构形式，大多数属于 9 + 2 类型。纤毛和鞭毛的横断面电镜观察可见中央有两条微管，称为中央微管。中央微管的外周包围一层蛋白性质的鞘，称为中央鞘（central sheath）。外周则以 9 组二联管围绕，9 组二联管环绕一对中央单管，即 "9 + 2" 或者

"9×2+2"结构。

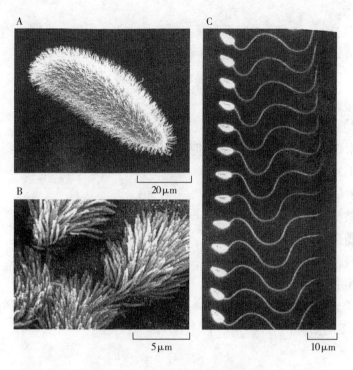

图 5-18　纤毛与鞭毛（电镜照片）

A. 草履虫纤毛的电子扫描显微镜照片；B. 覆盖有纤毛的气管上皮细胞表面扫描电子显微镜照片；C. 海胆精细胞鞭毛波浪式游动。

纤毛和鞭毛的基体（basal body）是 MTOC 之一，基体的结构由三联管组成，与中心粒相似。基体的中央无微管，为 "9+0" 或者 "9×3+0" 的结构（图 5-19）。

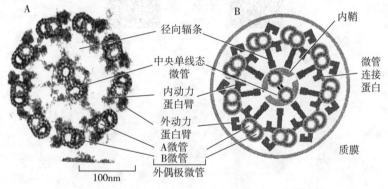

图 5-19　鞭毛的内部分子结构电镜照片和模式图

⊕ 知识链接

细胞骨架与神经系统疾病

　　细胞骨架异常与许多神经系统疾病相关，如阿尔兹海默病（Alzheimer's disease，AD）。患者脑神经元中存在大量损伤的扭曲变形的微管和大量损伤的中间纤维，并存在高度磷酸化的 Tau 蛋白积累。在 AD 患者中存在神经原纤维缠结，帕金森病（Parkinson's disease）患者的神经细胞内存在包涵体，都是由于神经纤维蛋白亚基的异常磷酸化导致。检查羊水细胞中胶质纤维蛋白和神经丝蛋白的存在，可以诊断胎儿中枢神经系统是否畸形。我们可以思考细胞骨架与神经细胞的生理功能和病理过程之间的联系？

答案解析

目标检测

1. 何谓内膜系统？

2. 粗面内质网和滑面内质网在形态结构狗和功能上有何异同点？

3. 试述信号假说的主要内容。

4. 高尔基复合体有哪几部分组成？

5. 简述溶酶体的类型机器各自的概念。

6. 试述线粒体的超微结构。

7. 什么是细胞呼吸，简述其主要步骤。

8. 微管有哪些类型和功能？

9. 试述微丝的化学成分及在细胞中的功能。

10. 试述纤毛和鞭毛的结构。

（韩洋洋）

书网融合……

本章小结

题库

第六章　细胞的生命历程

PPT

📖 学习目标

1. **掌握**　细胞周期的划分和各时相主要事件；细胞分化的概念和特点；细胞衰老和细胞程序性死亡的形态学特征及生物化学特性。

2. **熟悉**　有丝分裂和减数分裂的过程和生物学意义；细胞分化与基因的差次表达；细胞衰老的机制学说。

3. **了解**　细胞周期调控系统的核心和运行系统的监控；干细胞的类型、增殖特性和应用前景；细胞凋亡与细胞坏死的异同。

细胞增殖（cell proliferation）是高等生物体维持正常生命活动的生命历程之一，是生命得以延续的保证。个体的损伤修复和组织再生离不开细胞增殖。细胞增殖包括细胞生长和细胞分裂两个阶段，细胞生长是物质积累的过程，RNA 和蛋白质的加速合成不断补充和完善了细胞结构并为细胞分裂做了充分的物质准备。细胞分裂是细胞增殖最直观的表现，是亲代细胞将复制的 DNA 平均分配到两个子细胞的过程。细胞增殖是通过细胞周期来实现的，其进程受到细胞周期蛋白（cyclin）与周期蛋白依赖性激酶（Cdk）的严格调控，cyclin–Cdk 复合物是调控细胞周期进程中不同时相的核心，如果细胞周期的运行失控，细胞增殖紊乱，将导致肿瘤和疾病的发生。

高等生物体是由各种不同类型的细胞组成的，组成人体细胞的类型有 200 多种，在婴儿期约有 10^{12} 个细胞，成人期的细胞数目达到了 10^{14} 个。细胞数目之多，差异之大，却都来自于一个受精卵，细胞增殖使数目增多，细胞分化则产生了不同类型的细胞，周而复始的增殖和分化，构建了不同的细胞类型，组建了不同的组织、器官和系统。高等生物体内每时每刻都有细胞在衰老和死亡，细胞衰老和程序性死亡是细胞主动的有序的由基因控制的生命功能衰退或永久终结的过程，任何细胞最终都逃脱不了衰老和死亡的命运，细胞的增殖、分化、衰老和程序性死亡都是细胞正常生命活动的必经历程。

第一节　细胞周期和有丝分裂

细胞周期（cell cycle）是指从一次细胞分裂结束开始，经过物质准备，到下一次细胞分裂结束为止所经历的全过程。细胞周期是一个高度精确而有序的生命历程，围绕着 DNA 复制和遗传物质均分这一主题，一个细胞周期可划分为间期（interphase）和有丝分裂期（mitosis phase）两个时段，间期细胞进行着活跃的物质合成，根据 DNA 合成情况，间期（Ⅰ 期）又分为 DNA 合成前期（G_1 期）、DNA 合成期（S 期）和 DNA 合成后期（G_2 期）三个时相；有丝分裂期（M 期）是把在间期复制的 DNA 分配到两个子细胞的过程，为保证遗传物质的均等分配，有丝分裂期又分为前期（prophase）、中期（metaphase）、后期（anaphase）和末期（telophase）四个时相。一个细胞周期的正常运转受到严格的调控，进程调控如同时间指针，当指针运行到周期时相的一个调控点时，随即触发事件反应，这一过程可形象地比喻为多米诺骨牌效应（domino effect），即一个事件的发生可作为下一个事件的起因，并通过指针调控整个细胞周期进程。

一、细胞周期各时相的特征

一个完整的细胞周期包括 4 个时相：G_1 期、S 期、G_2 期和 M 期，细胞周期从 G_1 期开始，经 S 期和 G_2 期，到 M 期结束。完成一个周期所经历的时间称细胞周期时限（cell cycle time），同种细胞之间的周期时限基本相同或相似，不同种类的细胞之间周期时限的长短差异很大，例如芽殖酵母细胞的周期时限较短，大约为 90 分，而人骨髓细胞的周期时限稍长，约为 18 小时。细胞周期时限中间期时长较长，分裂期时长很短，例如快速增殖的人体细胞，大约 24 小时完成一个周期，其中 G_1 期约 11 小时、S 期 8 小时、G_2 期 4 小时，而 M 期只有 1 小时，间期占据了细胞周

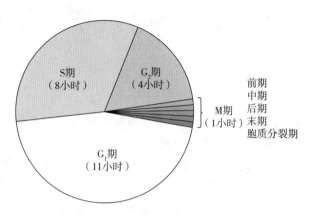

图 6-1　快速增殖的人体细胞的周期时限

期时长的 95% 以上，约 23 小时，这说明为有丝分裂而进行的物质准备需要很长的时间，而真正的有丝分裂的时长却很短（图 6-1）。一个标准的细胞周期（standard cell cycle）都包含 G_1 期、S 期、G_2 期和 M 期 4 个时相，在这 4 个时相里，时长变化最大的是 G_1 期，而 S 期、G_2 期和 M 期的时长相对恒定，因而细胞周期的时限主要取决于 G_1 期。时限长短只是时间，实际上为完成一次循环，细胞周期各时相在物质准备和积累以及分配上均发生了诸多重要事件。

1. G_1 期　一个细胞增殖周期结束后，产生了两个子细胞，标志着 G_1 期的开始。G_1 期也称 DNA 合成前期，是细胞生长和为 DNA 复制进行准备的阶段。G_1 早期注重细胞生长，细胞大量合成 RNA、蛋白质、糖类和脂质，胞质物显著增加，细胞体积增大，核质比变小。如果细胞继续走向分裂，则 G_1 晚期细胞大量合成 DNA 复制相关的酶如 DNA 聚合酶，以及 G_1 期向 S 期转换所需要的蛋白质如触发蛋白、钙调蛋白和细胞周期蛋白等，为 DNA 复制和 S 期转换做好充分的物质准备。在 G_1 晚期具有调控细胞增殖的限制点（restriction point），简称 R 点，如果细胞能够通过 R 点，将启动细胞向 S 期挺进，直到完成细胞分裂，否则细胞将停留在 R 点暂不增殖或终止细胞周期（图 6-2）。

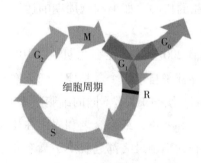

图 6-2　细胞周期示 R 点

R 点起到控制细胞增殖周期"阀门"的作用，R 点的作用使高等生物体的 G_1 期细胞群至少有三种命运。①继续增殖：这类细胞分化程度低，并始终保持旺盛的分裂能力，能够不断越过 R 点的限制，确保细胞周期的持续循环，这类细胞叫周期细胞（cycling cell）。例如表皮基底层和毛囊中的干细胞、肠上皮干细胞、生殖上皮细胞以及骨髓造血干细胞等。②暂不增殖：这类细胞暂时停留在 G_1 早期，处于相对稳定的休眠状态，所以又称为 G_0 期细胞或静止细胞（quiescent cell）。尽管 G_0 期细胞在 R 点有可能被滞留很长时间，但这类细胞一直保持着增殖潜能，一旦需要立即返回周期继续增殖。例如处于静息状态的皮肤成纤维细胞，肝、肾实质细胞以及淋巴细胞等。肝在受到损伤或部分切除后，保留在肝脏内的干细胞就会返回周期快速增殖，当肝组织长到原来的大小时，细胞又"退出"细胞周期，进入 G_0 状态；血液中的淋巴细胞也处于 G_0 状态，在植物凝集素（PHA）的刺激下能够返回周期迅速增殖。③永不增殖：这类细胞永远丧失了增殖能力并成为高度专一的终末分化细胞。例如神经细胞、心肌细胞、骨骼肌细胞、皮肤角质细胞和成熟红细胞等，终身停留在 G_1 早期，不能越过 R 点，直至细胞衰老、死亡。

2. S 期　S 期即 DNA 合成期（DNA synthesis phase），是细胞进行 DNA 复制的时期，组蛋白以及非

组蛋白也在 S 期合成。组蛋白的合成与 DNA 的复制保持着一种"呼应"或"联动"关系，新合成的组蛋白迅速进入细胞核，与复制后的 DNA 结合，使新复制的 DNA 得以及时组装形成染色质，核质比亦逐渐增大。细胞一旦启动 DNA 的合成，只要没有外来因素干预，细胞增殖就会继续下去，直至细胞分裂完成。中心粒的复制起始于 G_1 期，完成于 S 期，首先是相互垂直的一对中心粒彼此分离，然后各自在垂直方向形成一个子中心粒，复制后的中心粒将在 M 期发挥微管组织中心的作用，负责装配纺锤丝微管和星体微管，参与有丝分裂。

3. G_2 期　DNA 复制完成后，细胞进入 G_2 期，故又称 DNA 合成后期。G_2 期细胞是有丝分裂期的准备期，M 期组装纺锤体必需的微管蛋白在此期合成，同时细胞加速合成与核膜崩解及染色体凝集密切相关的成熟促进因子（maturation promoting factor，MPF）。S 期已经复制的两对中心粒在 G_2 期长大成熟，G_2 期细胞仍然保持较大核质比。

4. M 期　M 期是有丝分裂期，经过 M 期，将 S 期复制的 DNA 平均分配到两个子细胞中。这一时期除非组蛋白外，细胞中蛋白质合成显著降低，非组蛋白参与了染色体空间结构的构建。RNA 的合成在 M 期完全被抑制。尽管 M 期历时最短，但细胞在 M 期却发生了显著的形态学变化，包括核膜的崩解与重建，核仁的消失与重现，染色体的凝集与姐妹染色单体的分离，胞质中纺锤体与收缩环的出现以及胞质分裂等。

二、有丝分裂各时期的特征

有丝分裂（mitosis）即是细胞周期中的 M 期，因在分裂过程中伴有纺锤丝的出现而得名。有丝分裂是高等生物体细胞分裂的主要方式，人体每时每刻都在进行着有丝分裂，子宫内的周期性更迭，小肠绒毛膜上皮细胞的更新，人体红细胞平均寿命仅 120 天，大约每秒钟就有 2.5×10^6 个细胞在进行有丝分裂来补充衰老死亡的红细胞。有丝分裂是一个连续的动态变化过程，根据分裂细胞的形态学变化特点，可划分为核分裂（karyonitosis）和胞质分裂（cytokinesis）两个时期。

有丝分裂的一切变化都紧紧围绕遗传物质均分这一主题，以确保高等生物体细胞复制后的遗传信息能均等地分配给两个子细胞，从而维持染色体数目的恒定以及细胞在遗传上的连续性和稳定性。高等生物体另一种特殊的分裂方式叫无丝分裂（amitosis），与有丝分裂相不同，无丝分裂不具备染色质凝集、纺锤体组装和收缩环形成这三个有丝分裂的重要特征，无丝分裂过程非常直接，核拉长一分为二，细胞从中部溢缩呈哑铃状，胞质一分为二，形成两个子细胞，其结果是遗传物质分配不均，遗传的稳定性也不一定能保证。人体组织在创伤修复时为了代偿性补充细胞会采用这种分裂方式，一些快速分裂的细胞如口腔黏膜上皮细胞、离体培养的细胞也会发生无丝分裂。

（一）核分裂

核分裂可人为地划分为前期、中期、后期和末期四个时期。

1. 前期　前期（prophase）的主要事件是染色质凝集、分裂极确立、纺锤体装配、核膜崩解及核仁消失。

（1）染色质凝集　细胞进入前期的标志是间期核松散细长的染色质螺旋和折叠，凝集成粗短的染色体的过程，由于 DNA 已经复制，每一条染色体由两条染色单体组成，两条染色单体借助着丝粒（centromere）相连。在着丝粒的两侧附有动粒（kinetochore），是纺锤丝的附着点。

（2）分裂极确立和纺锤体形成　分裂极的确立与中心体有关，中心体（centrosome）由一对相互垂直的中心粒（centriole）组成，在间期完成复制的两对中心粒彼此分开，各自向细胞两极移动，两极的中心体是微管装配的始发区即微管组织中心（microtubule organizing center，MTOC），分裂极确立。中心体周围聚合大量的呈放射状的微管，其游离端以动粒与伸向胞质的称为星体微管（aster microtubule），动粒微管（kinetochore microtubule）以动粒与染色体相连，两极间不连续的、在细胞中央的赤道面（e-quatorial plane）上彼此重叠的是极间微管（polar microtubule）。由星体微管、动粒微管和极间微管纵向排列形成纺锤体（spindle），因形状似纺锤而得名。

（3）核膜崩解、核仁消失　核膜崩解时，位于核膜下的核纤层蛋白磷酸化致使核纤层解聚，失去核纤层支撑的核膜结构裂解成核膜小泡，分散在胞质中。在染色质凝集过程中，组织核仁的核仁相随染色质回缩到所在染色体的核仁组织者部位，核仁逐渐消失，前期结束。

2. 中期　中期（metaphase）的主要特征是染色体达到最大程度的凝集，所有染色体排列在细胞中央的赤道面上，染色体两侧的动粒均朝向细胞的两极，此时的纺锤体呈典型的纺锤样，如果用秋水仙素处理，可抑制微管的装配，破坏纺锤体的形成，细胞将被阻断在中期。中期的中心体、纺锤体和染色体组成的复合装置称为有丝分裂器（mitotic apparatus），是执行有丝分裂功能的临时性结构，有丝分裂器与染色体的分离和均分有关（图6-3）。

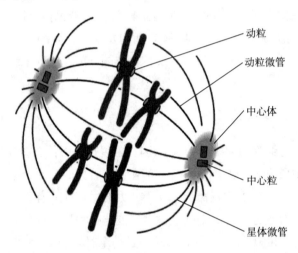

图6-3　有丝分裂器示中心体、中心粒、动粒、动粒丝微管和星体微管

3. 后期　后期（anaphase）的主要特征是两条染色单体在着丝粒处纵裂，两条染色单体分离，在纺锤丝的牵引下分别移向细胞的两极，分离后的染色单体各自成为独立的染色体。染色体向两极移动的机制有两种学说。①微管解聚说：动粒微管在两端解聚，动粒微管缩短，致使染色体向两极移动。②微管滑动说：动粒微管和星体微管的相互滑动产生推力和拉力，一推一拉使染色体向极移动。

4. 末期　末期（telophase）的主要特征是到达两级的染色体解聚伸展成细长的染色质，动粒微管、星体微管和极间微管消失。分散在胞质中的核膜小泡相互融合形成核膜，核纤层蛋白去磷酸化，核纤层与核膜重新聚合，形成子细胞核。组织形成核仁时，核仁组织者处的染色体解螺旋成核仁相随染色质，核仁相随染色质为常染色质，此处的 DNA 转录出 rRNA，经剪切、加工、修饰并与蛋白质结合形成核仁，其周围不转录的染色质不解螺旋，叫核仁周围染色质，属于异染色质。人的核仁组织者位于13、14、15、21、22 号染色体短臂的次缢痕。核分裂完成，两极的染色体数目相等。

（二）胞质分裂

胞质分裂从有丝分裂的后期启动，延续至末期结束，完整有丝分裂的胞质分裂总是伴随着核分裂发生。胞质分裂时，细胞拉长，从细胞中部内陷，微丝肌动蛋白和肌球蛋白在此装配成环状的微丝束，称为收缩环（contractile ring），通过两种蛋白的相互滑动使收缩环缢缩，细胞随之逐渐凹陷，最后分成两个子细胞，收缩环亦解聚消失。通过核分裂和胞质分裂两个阶段，细胞实现了遗传物质在子代细胞的均等分配。

三、细胞周期的调控

细胞周期进程中，无论是 DNA 复制、染色体凝集、纺锤体装配，还是核物质分裂或胞质分裂，都是周密有序的，这说明细胞周期受到了精细严格的调控。2001 年，诺贝尔生理学/医学奖授予美国科学家 Leland H. Hartwell、英国科学家 Paul Nurse 和 Timothy Hunt，三位科学家在细胞周期的研究领域中因各自发现了细胞周期的关键调控因子 Cdk 以及调节 Cdk 功能的 cyclin 而共获诺奖殊荣。为确保细胞周期的正常运转，在细胞周期的一些关键阶段设置有检查点，负责对细胞周期中重要事件的执行情况及发生的故障进行监控，只有当这些重要事件执行完成或故障修复后，细胞周期才能继续运转，否则将中断细胞周期的运行。细胞周期检查点包括 DNA 损伤检查点、DNA 复制检查点、纺锤体组装检查点和染色体分离检查点等。

（一）细胞周期调控系统的核心

细胞周期蛋白（cyclin）和细胞周期蛋白依赖性激酶（cyclin – dependent kinase，Cdk）构成细胞周期调控系统的核心，是细胞周期正向调控的引擎装置。

1. 细胞周期蛋白 细胞周期蛋白是一类随细胞周期进程而周期性出现和消失的蛋白质。细胞周期的不同时相有不同的周期蛋白相继表达，随即降解，其中 cyclin A、B、C、D、E 五种蛋白对细胞周期各时相的重大事件发挥调控作用。①cyclin C、D、E：属于 G_1 期周期蛋白，进入 S 期随即降解，故在 G_1 期向 S 期转化过程中发挥起调控作用。②cyclin A：cyclin A 的表达是在 G_1 期向 S 期转换过程中，在 M 期逐渐消失，故属于 S 期周期蛋白。③cyclin B：cyclin B 的表达开始于 S 期，在 G_2 期向 M 期转换时达到高峰，在 M 期结束时被降解，故属于 G_2 期和 M 期周期蛋白，在 G_2 期向 M 期转换和调控 M 期进程中发挥调控作用（图 6–4）。

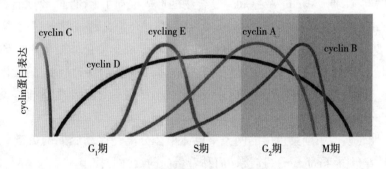

图 6–4 细胞周期各时相的 cyclin 的表达和降解

周期蛋白在分子结构上有两个共同特点。①具有周期蛋白框：由一段高度保守的氨基酸序列组成，这段保守序列约含 100 个氨基酸，功能是介导 cyclin 与 Cdk 结合。不同的周期蛋白框识别不同的 Cdk，组成不同的 cyclin – Cdk 复合物，表现出不同的 Cdk 活性。②具有破坏框或 PEST 序列：破坏框或 PEST 序列是介导 cyclin 降解的一段氨基酸序列。G_1 期周期蛋白是 PEST 序列，位于蛋白质分子的 C 端，介导 cyclin C、D、E 发生降解；破坏框由 9 个氨基酸组成，位于蛋白质分子的 N 端，介导 cyclin A 或 cyclin B 快速降解。cyclin A/B 一般是通过多聚泛素化途径被降解的。泛素（ubiquitin）是一种高度保守的蛋白质，由 76 个氨基酸组成，主要功能是标记需要分解的蛋白质，使其被降解。cyclin A/B 降解时，泛素在 cyclin A/B 的破坏框附近构成一条多聚泛素链，被泛素化的 cyclin A/B 随即被蛋白酶体识别，cyclin A/B 在蛋白酶体快速被降解。

2. 细胞周期蛋白依赖性激酶 Cdk 是一类蛋白激酶，Cdk 需要与 cyclin 结合才使 Cdk 具有激酶的活性，故名细胞周期蛋白依赖性激酶。Cdk 具有激酶结构域和介导与 cyclin 结合的区域，Cdk 的种类有

Cdk1、2、4 和 6 等，不同的 Cdk 通过结合特定的 cyclin 以及 Cdk 磷酸化位点发生磷酸化才能被激活，实现细胞周期进程的转换。Cdk 的激酶活性也受到 Cdk 抑制物（Cdk inhibitor，CKI）的负调控，CKI 是一类蛋白因子，通过与 Cdk 结合，可抑制 Cdk 的激酶活性，阻断或延迟细胞周期的运行，如 p21、p27、p57 蛋白。例如 p27 是一种 Cdk 抑制物，敲除了 *p27* 的转基因小鼠，其体型和胸腺比野生型大很多，这说明，敲除 *p27* 可解除对 Cdk 的抑制，使细胞增殖加强。

3. cyclin - Cdk 的调控作用　细胞周期调控系统的核心是 cyclin 和 Cdk 构成的复合物 cyclin - Cdk，各种 cyclin - Cdk 周期性的形成及降解，促成了细胞周期进程中 G_1 期向 S 期、G_2 期向 M 期、中期向后期以及后期向末期的转换（图 6 - 5）。

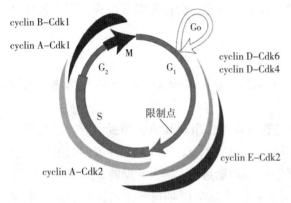

图 6 - 5　细胞周期各时相 cyclin - Cdk 复合物的分布

（1）G_1/S 期转换　G_1 期 cyclin - Cdk 复合物有 cyclin D - Cdk6/4 和 cyclin E - Cdk2。cyclin D 在 G_1 早期大量合成，Cdk4、6 与之结合，通过激酶活性活化细胞中一些转录因子，促进 G1 期细胞生长。cyclin E 在 G_1 晚期合成并与 Cdk2 结合，在 G_1/S 期 cyclin E - Cdk2 的活性达到最高，细胞中相关转录因子被随之活化，启动了与 DNA 复制的相关基因表达，使细胞跨越 G_1 期限制点向 S 期转换。

（2）S 期　细胞进入 S 期后，cyclin D - Cdk6/4 和 cyclin E - Cdk2 中的 cyclin D/E 发生不可逆的降解，已经进入 S 期的细胞将无法向 G_1 期逆转。cyclin A - Cdk2 复合物形成，启动 DNA 复制并阻止已经复制的 DNA 再次发生复制。

（3）G_2/M 期转换　G_2 期，cyclin A - Cdk1 复合物的形成推动了 G_2 期向 M 期转换。在 G_2/M 期转换过程中，cyclin B - Cdk1 的活性显著升高，cyclin B - Cdk1 复合物又称成熟促进因子（maturation promoting factor，MPF），是促进 M 期启动的调控因子。首先，MPF 催化染色体凝集蛋白磷酸化，诱导染色质凝集；其次，催化核纤层蛋白磷酸化，引起核纤层解体，核膜崩解；再次，催化核仁蛋白磷酸化，rRNA 基因停止转录，核仁消失；最后，催化微管蛋白磷酸化，微管发生重排，纺锤体形成。因此，MPF 是实现 G_2/M 期转换的关键。

（4）中后期/末期转换　中期染色体的两条染色体单体分离是启动后期的关键。最初连接两条染色体单体的着丝粒由黏着蛋白（cohesin）连接，而黏着蛋白的活性受控于一个分离酶（separese），当分离酶与分离酶抑制蛋白（securin）结合时，其活性被抑制。在 MPF 的调控下，后期促进复合体（anaphase - promoting complex，APC）发生磷酸化而被激活，致使分离酶抑制蛋白经泛素化途径被蛋白酶体降解，分离酶释放。有活性的分离酶分解黏着蛋白，致使着丝粒纵裂，两条染色体单体分开，产生向极运动，细胞实现了中/后期的转换。后期，cyclin B 经泛素化途径被降解，MPF 解聚和失活，Cdk1 的磷酸化位点发生去磷酸化，染色体去凝集，核膜、核仁重建，细胞又实现了后/末期的转换。

（二）细胞周期运行系统的监控

细胞周期检查点（checkpoint）是负责对细胞周期的运行情况进行监控，是细胞周期负向调控的刹车装置。

1. DNA 损伤检查点　DNA 损伤检查点位于 G_1 期，作用是监控 DNA 损伤或突变的细胞进入 S 期，从而决定细胞周期是否继续。如果 DNA 有损伤，DNA 损伤检查点将阻止细胞周期的进一步推进，为 DNA 修复赢得时间，直到 DNA 损伤被修复。

2. DNA 复制检查点　DNA 复制检查点位于 G_2 期，作用是监控基因组的完整性，从而决定 G_2 期细胞是否进入 M 期。DNA 复制检查点的任务之一是识别未复制的 DNA，抑制 MPF 的活性，阻止未经 DNA 复制的细胞发生分裂；任务之二是阻止已复制的 DNA 再次发生复制。DNA 复制检查点还负责检查 MPF 的活性是否能满足染色体凝集的需要，同时 MPF 还监控 M 期开始时染色体的凝集和纺锤体的装配情况。

3. 纺锤体组装检查点　纺锤体组装检查点存在于 M 期的中期，其作用是监控纺锤体的装配，从而决定中期细胞是否进入后期。当纺锤体装配不完全或者分裂中期的染色体没有整齐地排列在赤道面时，细胞则不能越过这个检查点进入后期。纺锤体组装检查点确保了染色体分配的准确性。

4. 染色体分离检查点　染色体分离检查点存在于 M 期的后期，其作用是负责监测染色体的两条染色单体是否正确分开，从而决定细胞是否进入末期及发生胞质分裂。只有染色体正常分离的后期细胞才能通过染色体分离检查点，以保证子代细胞有一套完整的染色体。

第二节　减数分裂和配子发生

减数分裂（meiosis）是高等生物体形成配子的一种特殊分裂方式。减数分裂时，DNA 只复制一次，细胞却连续两次分裂，结果形成的四个子代配子中，染色体数目减少了一半，故名减数分裂。配子发生（gametogenesis）是指精子（sperm）和卵子（ovum）形成的过程，分别称为精子发生和卵子发生。减数分裂发生在配子形成过程中的成熟期，减数分裂后精子和卵子成为单倍体，但当精、卵受精结合形成受精卵时又恢复了二倍体染色体数目。受精卵标志了一个新生命的开始。

一、减数分裂的过程

减数分裂由两次连续的分裂组成，分别称为减数分裂 I 和减数分裂 II，两次分裂均有前、中、后、末四个时期。

（一）减数分裂 I

减数分裂的特殊性发生在减数分裂 I，其特殊事件是同源染色体发生了联会、交叉、交换和分离，过程包括前期 I、中期 I、后期 I 和末期 I。减数分裂 I 前，遗传物质 DNA 在间期已经复制，中心粒亦复制。与有丝分裂不同的是，染色体只在一侧组装动粒微管，姐妹染色单体不分离，共同进入一个子细胞，减数分裂 I 后，细胞中的染色体数目已经减半。

1. 前期 I　前期 I（prophase I）历时长而复杂，根据染色体的变化又分为 5 个不同阶段。

（1）细线期（leptotene stage）　染色体呈细线状，虽然复制后的染色体借助着丝粒相连，但每条染色体分不出两条染色单体。染色体凝集是一个动态过程，凝集部分的染色体染色较深，未凝集部分的染色体染色较浅，故细线状的染色体呈现长短不一串珠状链。

（2）偶线期（zygotene stage）　同源染色体（homologous chromosomes）相互靠拢、两两配对，这一过程称为联会（synapsis）。同源染色体是细胞中形态、大小和结构相同的一对染色体，其中一条来自父亲，另一条来自母亲。每对同源染色体通过联会形成紧密相伴的二价体（bivalent），人的 23 对染色体形成 23 个二价体。联会的同源染色体之间会形成一种蛋白质复合结构，叫联会复合体（synaptonemal complex）。

（3）粗线期（pachytene stage）　二价体进一步凝集，明显缩短变粗，在光镜下可以看到每个二价体由 4 条染色单体组成，称为四分体（tetrad）。粗线期可见在二价体的区段上，两条非姐妹染色单体之间发生交叉（chiasma），交叉被认为是粗线期遗传物质发生片段交换（crossing - over）的形态学证据。同源染色体之间的染色单体叫非姐妹染色单体，由着丝粒连接的两条染色单体叫姐妹染色单体。

（4）双线期（diplotene stage）　联会复合体解体，联会的同源染色体开始分离，交叉点逐渐向染色体臂的端部移行，称为交叉端化（chiasma terminalization）。由于双线期交叉部位仍连在一起，交叉点位置的不同使二价体呈现出"V、X、+、O、-、∞"等构象,人的生殖细胞,平均每个二价体有 2 ~ 3 个交叉。在高等生物体例如人的减数分裂,双线期可停留很长时间甚至可以持续 50 年,初级卵母细胞在五个月胎儿时已达此期,但直到成年性成熟排卵时才继续分裂,完成减数分裂的全过程。

（5）终变期（diakinesis stage） 二价体达到最大程度凝集,交叉端化继续,交叉数目减少。核仁、核膜逐渐消失。

2. 中期Ⅰ 中期Ⅰ（metaphase Ⅰ）,间期复制的一对中心粒体彼此分开并分向两极,两极的微管加速聚合,纺锤体形成。各二价体（四分体）排列在细胞中部的赤道面上,与有丝分裂不同的是,每个二价体的动粒只与一侧的纺锤丝相连并朝向细胞两极（图 6 - 6）。

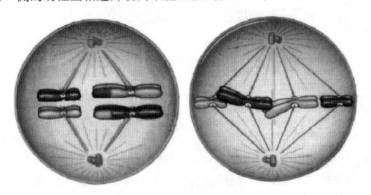

图 6 - 6 减数分裂中期Ⅰ

二价体排列在赤道面（左）；有丝分裂中期染色体一字排在赤道面（右）

3. 后期Ⅰ 后期Ⅰ（anaphase Ⅰ）,同源染色体彼此分离,分别移向细胞的两极,每一极只获得同源染色体中的一个成员,即二分体（dyad）。同源染色体分离的同时,非同源染色体随机组合移向两极,每一极的染色体数目减半。同源染色体分离时,着丝粒不纵裂,每条染色体依然包含了两条姐妹染色单体。由于粗线期中同源染色体的非姐妹染色单体之间发生了交叉,每条染色体的两条染色单体上的 DNA 组成不尽相同（图 6 - 7）。

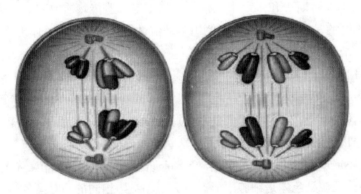

图 6 - 7 减数分裂后期Ⅰ

同源染色体分离,每一极的染色体数目减半（左）；有丝分裂后期着丝粒纵裂,

染色单体分离各自独立为染色体,每一极的染色体数仍为二倍体（右）

4. 末期Ⅰ 末期Ⅰ（telophase Ⅰ）一般不发生染色体去凝集,到达两极的染色体仍保持凝集状态,但每一极的染色体数目减少了一半,以人为例,原来细胞中有 23 对同源染色体,末期Ⅰ后只有 23 个二分体,23 条染色体,但每条染色体含有 2 条 DNA 分子。核膜核仁重建,减数分裂Ⅰ完成。

（二）减数分裂 Ⅱ

减 Ⅱ 前有一短暂间期，只进行中心粒复制，无 DNA 复制。减数第二次分裂分为前期 Ⅱ、中期 Ⅱ、后期 Ⅱ 和末期 Ⅱ。减 Ⅱ 过程与有丝分裂相似，前期 Ⅱ 每个二分体凝集成棒状或杆状，核膜崩解、核仁消失。中期 Ⅱ 各二分体排列在赤道面上，每条染色体两侧的动粒分别与两极的动粒微管相连。后期 Ⅱ 着丝粒纵裂，姐妹染色单体分离，非姐妹染色单体随机组合，分别移向细胞的两极，分离后的染色单体各自成为独立的染色体。末期 Ⅱ 染色体去凝集，核膜、核仁重现。胞质分裂，形成四个子细胞，每个子细胞中只有单倍数染色体，例如人有 23 条染色体，每条染色体含有 1 条 DNA 分子，实现了染色体在质量上的减半（图 6 – 8）。

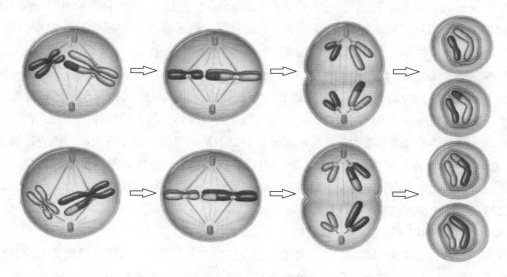

图 6 – 8　减数分裂 Ⅱ

图解示前期 Ⅱ→中期 Ⅱ→后期 Ⅱ→末期 Ⅱ

二、减数分裂的生物学意义

减数分裂保持了高等生物体的遗传稳定性。尽管精子或卵子经减数分裂使染色体数目减少一半，但通过受精作用，精、卵结合形成的受精卵又恢复了染色体数目的二倍性。染色体是遗传物质的载体，染色体数目恒定，遗传特性稳定，这是物种得以生存的生物学机制。

减数分裂确保了高等生物体的遗传多样性。同源染色体的联会，非姐妹染色单体间的片段交换以及同源染色体的分离，非同源染色体间的自由组合，使得配子间的遗传组成各自不同，精子与卵子的随机组合使后代变异的机会增加，进一步增加了遗传差异。染色体数目越多，配子类型越多，遗传差异越大，这是物种适应环境变化及保证物种多样性的重要生物学机制。

三、精子发生

精子发生（spermatogenesis）是精原细胞（spermatogonium）发育为精子的过程。男性睾丸曲细精管的生殖上皮细胞很强的增殖能力，通过有丝分裂产生众多的精原细胞，从精原细胞到精子历经了增殖期、生长期、成熟期和变形期四个阶段，自曲细精管基底部至腔面，依次分布有精原细胞、初级精母细胞、次级精母细胞、精细胞和精子。减数分裂在成熟期，一个精母细胞经过减数分裂，产生了四个均一的雄配子即精子。男性精子的发生始于青春期，大约 64 天为一个周期。

1. 增殖期　精原细胞位于曲细精管的基底膜上，可分为 A、B 两种类型。男性进入青春期后，精原细胞开始不断增殖，A 型精原细胞是干细胞，呈圆形或卵圆形，核质比大，其有丝分裂时是不对称分裂，分裂后，其中一个仍为 A 型精原干细胞，以稳定精原细胞的数量和活跃的生精能力；另一个为 B 型精原细胞，进入到生长期。精原细胞是一个二倍体细胞，人精原细胞为 23 对 46 条染色体。

2. 生长期　B 型精原细胞体积增大，成为初级精母细胞（primary spermatocyte），初级精母细胞是曲细精管各种类型的细胞中体积最大的体细胞，其染色体数目仍是 2n，人的初级精母细胞有 23 对 46 条染色体。

3. 成熟期　成熟期是初级精母细胞经过减数分裂，形成单倍体精细胞的过程。初级精母细胞形成后，迅速进行减数第一次分裂，形成两个次级精母细胞（secondary spermatocyte），每个次级精母细胞的染色体数目减半，由 2n 变为 n，人次级精母细胞有 23 条染色体。两个次级精母细胞经过减数第二次分裂，形成四个精细胞（spermatid）。减数分裂后，每个精细胞中的染色体数目是 n，人的精细胞为 23 条染色体。

4. 变形期　变形期是精细胞逐渐变形形成精子的过程，精子位于曲细精管的管腔中，聚集成束。成熟的精子呈蝌蚪状，由头部、颈部和尾部构成。

精细胞的变形表现在头、尾部一些特化结构的形成，例如头部的顶体囊泡以及尾部的线粒体鞘。

（1）头部　由圆形变为扁平梨形，由顶体和细胞核组成。顶体呈帽状，套在细胞核前面，顶体含透明质酸酶、酸性磷酸酶和顶体蛋白酶等，被认为是特化的溶酶体，具有溶酶体的功能。在受精时，顶体释放这些酶，消化卵子表面的透明带，形成通道，有助于精子穿过透明带进入卵。细胞核的变化表现在与 DNA 结合的组蛋白逐步被精蛋白代替，DNA 与精蛋白特异结合使核染色质紧密凝集在一个很小的空间内，若组蛋白未被精蛋白完全替代，精子核就不能发育成熟，从而导致精子不育。受精后，精子中的精蛋白又被卵子中的组蛋白重新替代。

（2）颈部　呈漏斗状，为头部和尾部连接部。

（3）尾部　分中段、主段和端部。尾部轴心是轴丝，由 "9×2+2" 模式的微管排列而成，即四周是 9 根二联体微管，中央是两根单微管，与鞭毛或纤毛的结构相似。轴丝外侧由 9 条外层致密纤维构成纤维鞘，线粒体聚集在中段，环形缠绕中段轴丝形成线粒体鞘（图6-9）。

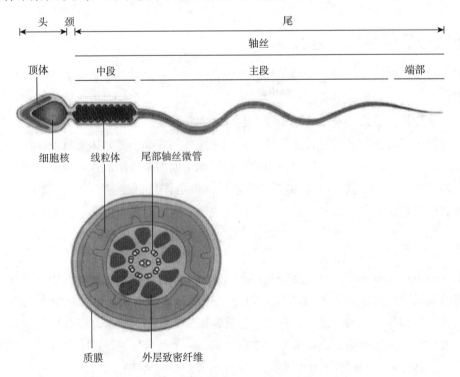

图6-9　精子结构模式图（上）；精子轴丝横切面（下）

四、卵子发生

卵子发生（oogenesis）是卵原细胞（oogonium）发育为卵子的过程。女性卵巢生殖上皮细胞具有很强的增殖能力，通过有丝分裂产生众多的卵原细胞。从卵原细胞到卵子历经了增殖期、生长期和成熟期三个阶段。减数分裂发生在成熟期，一个卵母细胞经过减数分裂，产生了一个较大的雌配子即卵子和三个很小的极体，极体不具备受精能力，极体形成后很快退化消亡。

1. 增殖期 女性胚胎在发育到第 6 周时，卵巢生殖上皮细胞经过有丝分裂迅速增殖，其中约有 4 万个能成为卵原细胞，卵原细胞是二倍体细胞，人卵原细胞有 23 对 46 条染色体。

2. 生长期 卵原细胞经过生长，体积增大，成为初级卵母细胞（primary oocyte）。初级卵母细胞是二倍体细胞，染色体数目是 2n，人初级卵母细胞有 46 条染色体。在初级卵母细胞的外围有很多卵泡细胞（follicle cell），具有支持和营养初级卵母细胞的作用。卵泡细胞与初级卵母细胞之间通过缝隙连接，将营养物质输送给初级卵母细胞。随着初级卵母细胞的进一步发育，在初级卵母细胞和卵泡细胞之间出现了一层含糖蛋白的透明带（zona pellucida），透明带是由初级卵母细胞和卵泡细胞共同分泌形成的，具有较强组织特异性，能识别同一物种的精子并与之结合受精。

3. 成熟期 成熟期是指初级卵母细胞经过减数分裂形成卵细胞的过程，人约有 400 个初级卵母细胞能进入成熟期完成减数分裂。初级卵母细胞的分裂是高度不对称的，减数第一次分裂后形成一个较大的次级卵母细胞（secondary oocyte）和一个较小的第一极体（first polar body）。减数第二次分裂后，次级卵母细胞形成一个卵细胞和一个第二极体（second polar body），第一极体形成两个第二极体。减数分裂后，卵细胞中的染色体数目是 n，人卵细胞的染色体数目为 23 条。

卵子形成经历了一个漫长的过程。女婴出生时，初级卵母细胞只是停留在减数分裂前期 I 的双线期，停留时间可达 50 年之久。至青春期，女性发育成熟的初级卵母细胞在垂体促性腺激素的影响下完成了减数第一次分裂，形成了次级卵母细胞。次级卵母细胞紧接着进入减数第二次分裂并被阻断在了中期 II，排卵时也停留在中期 II。正常情况下，一个女性每个月只排卵一个，如果受精，次级卵母细胞才能完成减数第二次分裂，形成卵细胞，否则次级卵母细胞将在 24 小时内退化消亡。

第三节 细胞分化和干细胞

高等生物体是由细胞、组织、器官和系统构成的有序整体，由受精卵经过细胞增殖和细胞分化产生了各种不同类型的细胞，不同类型的细胞组成了个体的不同组织、器官和系统。细胞增殖使个体数目增多，而细胞分化是个体产生细胞差异的过程。细胞之所以分化是因为细胞内特异性蛋白质的优先合成，才会产生形态结构各异、生理功能不同的细胞，而特异性蛋白质的合成是通过细胞内一定的基因按照一定次序差次表达（differential expression）来实现的。在个体发育过程中，细胞分化是发育生物学的核心问题。干细胞在胚胎发育、成体组织再生上具有至关重要的作用，通过在体外建立不同种类的干细胞系，以及诱导分化产生专一功能细胞的研究，将开启个体个性化治疗的一条新途径。

一、细胞分化

细胞分化（cell differentiation）是指从受精卵开始的个体发育中，细胞之间在形态结构、化学组成和生理功能上逐渐产生稳定性差异的过程。人来自于一个受精卵，细胞增殖使细胞数目增加，在婴儿期约有 10^{12} 个细胞，成人期的细胞数目为 10^{14} 个，成人期与婴儿期的差异是细胞数目变多而不是细胞体积变大；细胞分化则使细胞形态各异，功能各不相同。人体由 200 多种细胞类型组成，神经元呈树突状，从胞体伸出长的突起，并在末端以突触形式与对接的细胞接触，具有传导神经冲动的功能；骨骼肌细胞呈长梭形，化学组成是肌动蛋白和肌球蛋白，通过肌肉收缩和舒张完成各种动作；红细胞双凹圆盘状，化学组成是血红蛋白，可以更大面积地携带氧气；胰岛细胞合成胰岛素调节血糖浓度。细胞分化贯穿整个生命活动中，没有细胞分化的高等生物体只能是一堆细胞团。

（一）细胞分化的特点

细胞分化是严格按照时间、空间顺序，经历了由细胞、组织、器官到个体的过程。细胞分化贯穿于高等生物体整个生命历程中，并具有稳定性、决定性、时空性和可逆性特点。

1. 稳定性 在正常的生理状态下，细胞分化一旦决定，分化了的细胞则一直保持分化后的状态，直到细胞死亡。细胞分化为一个稳定的类型后，既不能逆转到未分化状态也不能转分化为另一种细胞类型，例如黑色素细胞终生为黑色素细胞。

2. 决定性 决定性就是预先对分化方向做出选择，然后向决定的方向分化。细胞在发生可以识别的形态分化之前，已经受到约束并确定了其未来的发育命运，即细胞决定（cell determination）。细胞决定之后，分化的方向一般不会中途改变，从而保证了细胞有秩序地组织分化。原肠胚是胚胎发育的一个重要阶段，尽管原肠胚的三个胚层在形态上看不出细胞差异，但形成各种器官的预定区已经决定，胚胎只能按决定的分化方向发育成组织、器官和系统，两栖类胚胎移植实验亦证明了决定先于分化。原肠胚早期，细胞分化方向尚未决定，如果把预定发育成表皮区域的细胞群（供体）移植到另一个预定发育成脑区域的胚胎（宿主）中，这群供体细胞会按宿主原来决定的方向分化，即供体细胞未来发育为脑。原肠胚晚期，细胞分化方向已经决定，如果再把预定发育成表皮区域的供体细胞群移植到另一胚胎宿主的预定发育成脑的区域，这群供体细胞仍按供体原来预定的方向分化，即供体细胞仍按预定发育为表皮。

3. 时空性 高等生物体的细胞分化具有时间性和空间性。时间上的分化是指一个细胞在不同的发育阶段可以有不同的形态和功能，例如红细胞的发育经历了从原红细胞到幼红细胞再到成熟的红细胞的过程，在原红细胞阶段有细胞核但不能合成血红蛋白，到了幼红细胞阶段有细胞核且能合成血红蛋白，而成熟的红细胞则去细胞核，形态变为双凹圆盘状以更大面积地携带氧和二氧化碳，这体现出分化上的"时"。空间上的分化是指细胞所处的位置不同，因而获得了不同的位置信息，便向不同的方向分化，表现出功能上的分工。例如同是外胚层，位于体表的外胚层向表皮组织的方向分化，而由外胚层内陷演化来的神经管则发育为神经组织，体现出分化上的"空"。

4. 可逆性 在特殊的条件下，在具有增殖能力的组织中，已经分化的细胞可以逆转，重新回到未分化状态，这种现象称为去分化（dedifferentiation），通过再分化（redifferentiation）可再生一个完整的个体。低等动物的再生现象说明了其细胞具有强大的去分化和再分化能力，蚯蚓的身体被分为两段以后，两段各自长成了两个蚯蚓；壁虎在逃避危害时，先是丢尾逃生，然后断尾再生，因此可见一个大壁虎长着一个小尾巴；蝾螈的断肢再生是细胞分化具有可逆性的典型实例，蝾螈断肢后先是断肢的断端细胞去分化形成胚芽，然后胚芽细胞经过增殖和再分化形成再生肢。在特殊的条件下，细胞从一种分化状态转化为另一种分化状态的细胞称为转分化（transdifferentiation）。去分化和转分化都是细胞分化具有可逆性的表现。

（二）细胞分化的潜能

卵细胞在受精后立即进入有丝分裂阶段，这一快速的增殖时期称为卵裂（cleavage），通过卵裂形成中空的囊胚（blastula）。囊胚形成后，便进入原肠胚（gastrulation）时期。细胞分化始于原肠胚形成之后，并贯穿个体发育的整个过程，但以胚胎期最为典型，细胞分化是建立个体组织器官的基础。

1. 细胞的全能性 细胞的全能性（totipotency）是指单个细胞在一定的条件下具有分化发育为一个完整个体的能力，具有这种能力的细胞称为全能性细胞，一个全能性细胞应该具有能分化为同一物种内任何一种类型的细胞。个体的每一个细胞都是由受精卵经增殖和分化而来，受精卵和8细胞期的卵裂球

（blastomere）属于全能性细胞，能分化发育为个体中任何一种类型的细胞。8 细胞期以后，卵裂球的细胞数目越来越多，细胞之间的差异也越来越大。绝大多数情况下，受精卵在形成囊胚之前，细胞的分化方向尚未决定，但从原肠胚细胞排列成三个胚层后，各胚层细胞在分化潜能上出现了一定的局限性，倾向于只能发育为本胚层的组织器官，例如，外胚层（ectoderm）只能发育为表皮和神经，中胚层（meso-derm）只能发育为肌肉和骨骼，内胚层（endoderm）只能发育为消化道和呼吸系统的上皮。尽管三个胚层的分化潜能被局限，但仍能发育为多种细胞类型，这称为细胞的多能性（pluripotency），具有多能性的细胞称为多能性细胞。经过器官发生，各组织、细胞的发育命运最终确定，在形态结构和生理功能呈单能性（unipotent），成为稳定专一的单能性细胞。在胚胎发育过程中，细胞分化潜能逐渐"缩窄"，由"全能"局限为"多能"，再趋于"单能"的分化趋势是细胞分化的普遍规律（图 6-10）。

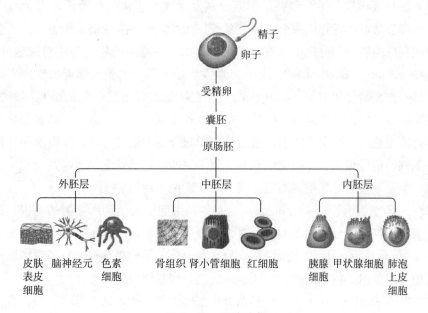

图 6-10 细胞分化

在原肠胚形成之后，普遍规律是由"全能"局限为"多能"再趋于"单能"

2. 全能性细胞核 除了成熟的红细胞，任何一个已经分化的高等动物的体细胞仍然保持了全套的基因组，在发育中应该可以表达其基因库（gene pool）中任何一种基因并能分化形成任何类型细胞的能力，因此高等动物已分化的体细胞核是全能性细胞核（totipotent nuclear），具备发育成一个个体的潜在能力。虽然目前尚不能把一个已经分化的高等动物的体细胞直接再生成一个完整的个体，但高度分化的高等动物体细胞的细胞核仍具有全能性已被科学家 Wilmut 的"克隆羊"实验所证实。

🌐 **知识链接**

克隆羊——Dolly

1996 年 7 月 5 日，世界上第一只克隆羊 Dolly 在苏格兰爱丁堡大学 Roslin 研究所诞生，Dolly 是 Wilmut 利用体细胞克隆技术培育出来的世界上第一只克隆动物。Dolly 没有父亲，却有三个母亲。Wilmut 首先从白色芬兰母羊的乳腺细胞中取出细胞核，然后从苏格兰黑面母羊的体内取出一个未受精的卵细胞，去除核。将取出的细胞核植入去核的卵细胞中，融合后形成一个新的重组细胞，重组细胞启动生命机制开始分裂发育，至 8 细胞胚时植入另一头苏格兰代孕黑面母羊的子宫内，孕育 148 天后产下了克隆羊 Dolly，Dolly 的诞生证明已经高度分化的体细胞的细胞核具有全能性。

（三）细胞分化的实质

体细胞的基因组大约只有10%的基因在表达，90%的基因处于关闭状态，高等生物体完整的生命过程是基因组中的各个基因选择性表达的结果。在不同发育阶段，基因组活性也不一致，有的基因在表达，有的基因在关闭，而在另一发育阶段，原来开放的基因可能继续表达，也可能关闭，而原来关闭的基因则可能转为开放状态。细胞分化的实质是基因按照一定的时空次序差次表达的结果。细胞中的基因也不是都与细胞分化有关，根据细胞内基因与细胞分化的关系，可分为管家基因和奢侈基因两种类型。

许多因素可以影响细胞分化。首先，细胞质分布的不均质性对早期胚胎发育影响很大，在一定程度上决定了细胞的早期分化。例如，蛙受精卵的胞质灰新月区对发育很重要，如果卵裂为经裂，两个卵裂球都含有一部分灰新月区物质，每个卵裂球都能分别发育成为正常的胚胎。若人为地控制受精卵的卵裂，有灰新月区的卵裂球可以发育成一个个体，没有灰新月区的卵裂球仍是细胞团，不会发育成一个个体。这说明细胞质在胚胎发育和分化中起重要作用。其次，细胞间的相互作用对细胞分化有较大影响。一方面是胚胎诱导（embryonic induction），指在胚胎发育中一部分细胞对邻近细胞产生影响并促进其分化的正向作用。另一方面是分化抑制（inhibition），指在胚胎发育中已分化的细胞抑制邻近细胞向相同方向分化的负反馈调节作用，分化抑制可以避免器官重复生成。再次，激素对细胞分化的影响是在胚胎发育的晚期，这时的细胞已经决定。激素是由内分泌细胞分泌的信号分子，经血液循环作用于远距离的靶细胞。经过一系列的信号传递，影响靶细胞的分化。例如，甲状腺素加速蝌蚪变态、性激素刺激影响第二性征的出现，都是激素通过远距离细胞之间的相互作用实现的。

1. 管家基因 管家基因（housekeeping gene）是维持细胞生命活动所必需的基因，是各类细胞普遍共有的基因。管家基因与细胞分化关系不大，对细胞分化只是起协助作用。管家基因编码的蛋白质称为管家蛋白（housekeeping protein），管家蛋白在未分化和分化的细胞都存在，在各类细胞的任何时间均可以表达，如膜蛋白、组蛋白、核糖体蛋白、线粒体蛋白、细胞周期蛋白等。

2. 奢侈基因 奢侈基因（luxury gene）是在分化细胞中特异性表达的基因，丧失奢侈基因对细胞的自身生存并无直接影响，但对细胞分化起决定作用。由奢侈基因编码的蛋白质称为奢侈蛋白（luxury protein），是分化细胞特有的、在未分化细胞中是不存在的蛋白质，如肌肉细胞中的肌动蛋白和肌球蛋白、表皮细胞的角蛋白、红细胞中的血红蛋白等。

3. 细胞分化与基因的差次表达 细胞分化是奢侈基因差次表达的结果，这种差次表达涉及严格而精确的调控，不仅涉及基因转录水平和转录后加工水平的调控，还涉及翻译水平和翻译后加工与修饰水平上高度复杂的调控。血红蛋白（hemoglobin，Hb）是人体红细胞携带氧气的载体，由 2 条 α 珠蛋白链和 2 条 β 珠蛋白链组成四聚体，在个体发育过程中，α 珠蛋白基因和 β 珠蛋白基因依次打开和关闭，赋予了血红蛋白不同的组成和功能。早期胚胎 ε 珠蛋白基因最先表达，与持续高表达的 α 珠蛋白基因组成血红蛋白 $\alpha_2\varepsilon_2$；至胎儿期 ε 珠蛋白基因关闭，γ 珠蛋白基因表达，组成血红蛋白 $\alpha_2\gamma_2$；出生后 γ 珠蛋白基因表达逐渐下降，β 珠蛋白基因表达逐渐升高，组成成人血红蛋白 $\alpha_2\beta_2$。血红蛋白在不同发育阶段的不同类型反映了血红蛋白对氧的需求量不一样，显然胎儿血红蛋白（Hb F）比成人血红蛋白（Hb A）对氧具有更高的亲和力，便于从母体血液中获取氧。不同类型的血红蛋白在胚胎期、胎儿期和成人期依次出现和消失是基因差次表达的结果，不同类型的血红蛋白的出现和消失也直接证明了细胞分化的调控主要发生在转录水平上。基因按照一定的时空次序差次表达的结果

二、干细胞

干细胞（stem cell）是存在高等生物体各种组织中尚未分化的原始细胞，具有无限自我更新的能力及分化产生一种以上的"专业"细胞的能力。在个体发育中，无论是胚胎的发生与分化，还是成体的

修复与再生，都与干细胞的增殖和分化有关。按照从高到低的分化潜能，干细胞有多能干细胞（pluri-potent stem cell）、专能干细胞（multipotent stem cell）和单能干细胞（unipotent stem cell）之分，单能干细胞的分化潜能最低，仅能产生一种类型的分化细胞。

（一）干细胞的形态和生化特征

干细胞在形态上具有原始细胞的一些特征，如呈圆形或椭圆形、体积较小、核质比相对较大、细胞中细胞器不发达等。干细胞在生化特征上表现为端粒酶（telomerase）活性较高；不同的干细胞具有不同的生化标志，例如神经干细胞的标志分子是巢蛋白，上皮组织干细胞的标志分子是角蛋白等。

（二）干细胞的增殖特性

干细胞的增殖具有两个特性。①增殖缓慢性：干细胞具有无限的增殖能力，但增殖缓慢。增殖缓慢利于干细胞对特定的外界信号做出反应，以便做出进入增殖还是进入分化的正确决定。增殖缓慢利于防范干细胞基因突变，同时放慢干细胞产生较多分化细胞的速度。②增殖自稳性：高等生物体组织器官的自我更新是通过干细胞的增殖来完成的，干细胞通过对称分裂（symmetry division）和不对称分裂（a-symmetry division）两种分裂方式来维持其自稳定性。对称分裂产生两个同型的细胞，或者全是干细胞或者全是分化细胞；不对称分裂则产生两个异型细胞，一个是干细胞，另一个是分化细胞。干细胞的不对称分裂可以维持干细胞的数目恒定，其自稳性是区别肿瘤细胞的本质特征。

（三）干细胞的类型

按照干细胞的生存阶段可分为胚胎干细胞和成体干细胞两种类型。胚胎干细胞存在于胚胎组织，在分化上属于多能性干细胞，尽管发育潜能受限，但仍具有发育成为多种细胞的能力。成体干细胞存在于成体组织器官中，能被诱导分化形成所在组织器官的"专业"细胞类型，在分化上有多能性干细胞、专能性干细胞和单能性干细胞之分。

1. 胚胎干细胞 胚胎干细胞（embryonic stem cell，ES 细胞）是从早期囊胚内细胞团经体外培养、分离和克隆得到的具有分化多能性的干细胞。ES 细胞具有三个特点：①在体外培养可以无限增殖。②可以长期保持未分化状态。③具有分化为内、中、外三个胚层的各种组织细胞，包括生殖细胞的能力。

2. 成体干细胞 成体的许多组织器官，例如表皮和造血系统具有修复和更新能力，这与一些组织器官中常保留一些具有增殖和分化能力的成体干细胞有关。成体干细胞（adult stem cell）由 ES 细胞分化而来，尽管分化潜能进一步降低，但仍具备一定的分化功能，在分类上成体干细胞具有多能性、专能性和单能性。①造血干细胞：是一种多能干细胞，能分化产生红细胞、白细胞和血小板，但不能分化出造血系统以外的细胞。造血干细胞是在医学中应用比较早的干细胞，在临床上可利用造血干细胞移植术治疗白血病。②神经干细胞：是一种专能干细胞，存在于胚胎神经系统及成年脑的特定部位，能分化成为神经元和神经胶质细胞。神经干细胞的一个重要特性是当将其移植入中枢神经系统后不具有免疫排斥反应，这给帕金森综合征患者的治疗带来福音，如给患者脑内移植含有多巴胺生成细胞的人胚胎脑组织，可以缓解部分患者的症状。③表皮干细胞：属于单能干细胞，存在于皮肤基底层，表皮干细胞在成体组织依然能维持很高的自我更新能力，并能分化为功能专一的分化细胞。正常情况下，表皮干细胞可以连续分裂进行更新，也可以较长时间处于休眠状态，当皮肤受到损伤时，可以立即返回周期，以满足创伤面愈合需要。

（四）干细胞的应用前景

干细胞研究是生命科学研究领域的热点。从受精卵分裂产生的胚胎干细胞可以诱导分化为各组织的功能细胞，建立人胚胎干细胞系开展相关研究，可以帮助发现和揭秘人类发育过程中的诸多发育难题。

细胞治疗是指将体外培养的成体干细胞移植到患者体内或直接植入病灶部位，以代偿丧失功能的细胞，达到组织、器官治疗的目的。采用基因工程技术，将干细胞作为基因转移的载体，在体外建立稳定表达的细胞系，再将工程化的细胞植入患者体内，可以达到基因治疗的目的。开展干细胞研究无论在基础医学研究领域，还是在临床医学应用领域都具有广泛的应用价值。

1. 胚胎干细胞应用于动物克隆 ES 细胞可以无限传代增殖，而且不改变其基因型和表型的特点。以 ES 细胞作为核供体进行核移植，可以在短时间内获得大量基因型和表型完全相同的个体。尽管体细胞克隆已经是一种成熟的技术，但体细胞克隆也存在一个很大的缺点，供体核进入去核卵中后要重编程，重编程的结果直接影响克隆后代的健康，体细胞为高度分化的细胞，重编程的过程非常复杂，因此体细胞克隆后代往往存在生理和免疫缺陷。而 ES 细胞为未分化的细胞，理论上以 ES 细胞为供体，核重编程较为容易，因而可以获得健康的克隆后代。

2. 造血干细胞治疗白血病 造血干细胞移植术治疗白血病是将正常人的造血干细胞输入患者体内，重建造血和免疫功能，以达到治疗疾病的目的。造血干细胞并不是随意移植的，移植需要有两个先决条件。首先，要摧毁患者的造血和免疫功能，即应用超大剂量化学治疗和放射治疗手段，最大限度杀灭患者体内的白血病细胞以摧毁患者的造血和免疫功能。其次，造血干细胞移植需先配型，人白细胞抗原（human leukocyte angtigen，HLA）是人体细胞表面的"主要组织相容性复合物"，由遗传决定，如同输血需要 ABO 血型匹配一样，只有两个个体 HLA 配型相同，才能进行造血干细胞移植，否则会发生移植排斥反应，严重者可危及患者生命。研究发现，脐带血中含有丰富的造血干细胞，可用于造血干细胞移植。脐血干细胞移植的优点是无来源的限制，对 HLA 配型要求不高，不易受病毒或肿瘤的污染。造血干细胞移植术除了可以治疗急、慢性白血病外，也可用于治疗重型再生障碍性贫血、地中海贫血等血液系统疾病。

3. 神经干细胞治疗帕金森病 帕金森病是一种涉及神经元死亡的神经系统疾病，应用干细胞移植治疗帕金森病已经取得了令人振奋的效果。帕金森病与人脑中神经递质多巴胺的减少有关，主要症状包括手脚震颤、动作迟缓、肌肉僵硬等。①利用胚胎干细胞移植是治疗帕金森病的一条途径：胎脑组织中具有能产生多巴胺的细胞，临床上把从 7~9 周的流产胎儿中分离的脑组织移植到帕金森病患者的脑内，可明显改善患者的症状。人的胚胎干细胞在体外可被诱导分化成为成熟的多巴胺神经元，将这些神经细胞移植到 4 只患帕金森病的食蟹猴脑部，结果发现猴子手脚震颤的症状得到明显改善。②来源于成体的神经干细胞移植是治疗帕金森病的另一途径：神经干细胞具有诱导分化为多巴胺神经元的潜能，通过体外培养可以为细胞移植提供稳定的细胞来源。把体外扩增的人神经干细胞移植到帕金森病的大鼠模型中，能在体内分化为成熟的多巴胺神经元，并建立突触连接，有效地逆转大鼠模型的帕金森病症状。

第四节　细胞衰老和细胞死亡

细胞衰老与死亡与细胞生长、增殖、分化一样，都是生命活动的正常组成部分，但随着年龄的增加，生命功能发生逐渐发生退行性变化而趋向死亡的不可逆现象。高等生物体的细胞一方面在不断地增殖与新生，另一方面也在不断地衰老与死亡，这种"新"与"衰"及"生"与"死"的交替正是生命现象动态平衡的体现。

一、细胞衰老

细胞衰老（cell senescence）是细胞的增殖能力和生理功能逐渐衰退的现象。细胞衰老与个体衰老（aging）是两个概念，细胞衰老不等于个体衰老，个体衰老也不等于所有细胞都衰老，但两者密切相关，个体衰老往往建立在细胞总体衰老的基础上，是以细胞总体衰老为基础的。Dolly 是利用 6 岁母羊乳腺细胞的细胞核通过核移植技术孕育的，与同龄羊相比，Dolly 提前出现了衰老现象。个体内各种细胞本身寿命差异很大，一般来说保持继续增殖能力的细胞不容易衰老，如造血干细胞、表皮生发层细胞；而分化程度高又不增殖的细胞寿命相对较短，容易衰老和死亡，如成熟红细胞。细胞寿命接近或等于个体自身寿命的细胞，如神经元、脂肪细胞、骨骼肌细胞、心肌细胞和肾髓质细胞等属于长寿命细胞；更新缓慢、细胞寿命短于个体寿命的细胞，如呼吸道上皮细胞、唾液细胞、肝细胞、胃壁细胞和肾皮质细胞属于中等寿命细胞；快速更新、细胞寿命很短的细胞，如红细胞、白细胞、皮肤表皮细胞、口腔上皮细胞和角膜上皮细胞属于短寿命细胞。

离体培养的细胞也有一定的寿命，其寿命长短是取决于体外培养细胞的平均传代次数。1961 年，Leonard Hayflick 首次报道了人成纤维细胞（human fibroblasts）在体外培养时具有增殖分裂的极限，体外培养的细胞的平均传代次数越多，个体寿命就越长，一个人的胚胎成纤维细胞可传 40～60 代，出生后至 15 岁可传 20～40 代，15 岁以上减少到只能传 10～30 代。高等动物的正常细胞无论在体内生长还是在体外培养均存在 Hayflick 极限（Hayflick Limitation），一旦达到 Hayflick 极限，细胞就走向衰老和死亡。儿童早老症亦称 HGP 综合征（Hutchinson – Gilford progeria syndrome，HGPS），是一种极端罕见且严重过早老化性疾病，临床上早老儿童表现为秃头、突眼、尖鼻、小下颌、身材矮小、体重不足、双手指屈曲，肢端皮肤硬化，关节僵硬、全身皮下脂肪消失、头皮静脉显露等症状，平均寿命仅 14 岁左右。体外培养细胞的寿命也与供体的寿命呈正相关，若取早老儿童的成纤维细胞在体外培养，细胞只能传 2～10 代。

（一）细胞衰老的特征

细胞衰老表现为细胞适应环境变化的能力和维持细胞内环境稳定性的能力降低。细胞衰老伴随着细胞形态结构和细胞器的退行性老化以及生物化学和生理功能的一些特征性改变。①衰老细胞内的水分减少，细胞皱缩，体积缩小，失去正常形态。②细胞内不溶性蛋白质增多，细胞硬度增加，功能活性下降。③细胞膜卵磷脂与鞘磷脂的比值下降，膜由液晶相转变为凝胶相，通透性增加，流动性下降。细胞膜表面形成很多微绒毛突起，这是细胞代偿性补偿细胞膜功能的一种表现。④细胞核核膜凹陷、内折和分叶，染色质凝缩，核质比减小，例如脂肪细胞几乎看不见细胞核、哺乳类的红细胞核完全消失。⑤线粒体数量减少，形态上表现为肥大、肿胀，线粒体嵴的排列紊乱，ATP 合成减少。线粒体的变化最能反映细胞衰老的状况。⑥粗面内质网排列弥散，核糖体脱粒，蛋白质合成速率下降；滑面内质网空泡化，细胞解毒能力下降。⑦溶酶体酶的活性显著下降，细胞内出现脂褐素（lipofuscin）、老年色素（age pigment）、血褐素（hemofuscin）等残余体（residual body）沉积，皮肤细胞中残余体沉积皮肤出现"老年斑"。⑧细胞衰老中 β – 半乳糖苷酶（SA – β – Gal）活化，衰老细胞呈现蓝色。

（二）细胞衰老的机制

衰老是十分复杂的生命现象，关于细胞衰老的机制，众说纷纭，迄今被接受的有遗传程序说、差错灾难说、端粒缩短说和自由基说学等，必须综合分析各种学说才能把握细胞衰老机制的全貌。

1. 遗传程序说　遗传程序说（genetic program theory）偏重于遗传基因对衰老的作用，认为细胞衰老是生命周期中已安排好的固有程序，是遗传相关基因调控的程序化过程。细胞衰老相关基因在表达前一直被阻遏基因的表达产物——阻遏物抑制而无法表达，细胞衰老时，阻遏基因的表达慢慢减弱，阻遏物越来越少，当阻遏物浓度抑制不了衰老基因时，细胞衰老相关基因便有了得以表达的出头之日。

2. 差错灾难说　差错灾难说（error catastrophe theory）认为，紫外线、射线、毒素和致突变物等内、外因素都可引起 DNA 损伤，若损伤得不到修复或修复产生了差错，转录或翻译就产生差错。随着年龄增长，差错率俱增，差错蛋白质和酶堆积成灾，在细胞中占据的空间越来越大，阻碍了细胞正常生理功能的发挥，细胞因此逐渐衰老、死亡。有学者认为，过量的大分子交联是衰老的一个主要原因，

DNA 交联或蛋白质交联均可损害细胞正常功能，引起细胞衰老。

3. 端粒缩短说 端粒说（telomere theory）认为，体细胞染色体的端粒 DNA 的长度会随着细胞分裂的次数增加而不断缩短，细胞分裂一次，端粒缩短一段，当缩短至阈值时，细胞就走向衰亡。端粒是染色体两端的保护性帽结构，在对细胞衰老的认识上端粒被认为是"生物钟"。这与细胞分裂时端粒序列的缩短有关。克隆羊 Dolly 细胞中的端粒长度较同龄羊缩短 20%，不到 7 岁就患上老年病，最终不得不施以安乐死。端粒是由端粒酶合成的，端粒酶由 RNA 和具有反转录酶活性的蛋白质组成的复合结构，人类染色体末端的端粒序列由高度重复的 $5'-TTAGGG-3'$ 序列所组成。正常人体细胞中的端粒酶（telomerase）的活性呈抑制状态，DNA 复制时，由于 RNA 引物占据一段 DNA 序列，DNA 聚合酶不能完成染色体末端的这段 DNA 的复制，故端粒长度会缩短一段。端粒酶通过识别 DNA 末端的端粒序列并与之结合，然后以自身 RNA 为模板，利用其反转录酶的活性，转录出端粒 DNA 并使之连接于染色体的端粒末端，保证了 DNA 复制时染色体末端的完整性。在人的生殖细胞，端粒酶的表达可以防止端粒长度缩短。

4. 自由基学说 自由基（free radical）是指在外层轨道上含有不配对电子的分子或原子基团，自由基性质活泼，能够与细胞组分发生反应，造成细胞结构和功能的损伤。常见的自由基有超氧自由基、氢自由基、羟自由基和过氧化氢等。自由基学说（free radical theory）认为，细胞在正常的代谢活动中会产生自由基，自由基对细胞组分和结构的损伤积累是引起细胞衰老的主要原因。①羟自由基与核酸分子作用，将羟基（—OH）加到碱基上，改变碱基的分子结构，可诱发基因突变。②自由基与蛋白质分子作用，引起蛋白质发生交联，蛋白质肽链断裂，空间结构发生改变。氧自由基是缺少一个电子的氧分子，具有高度的活泼性，可通过极强的氧化作用来攻击细胞中的蛋白质，导致蛋白质损伤和细胞退行性变化。③自由基分子积聚会造成生物膜系统严重损害，致使脂双分子层断裂，膜脆性增加，流动性降低。④自由基与脂类的过氧化作用，形成过氧化脂质与蛋白质结合成脂褐质，沉积在神经细胞和心肌细胞处造成细胞功能障碍。正常细胞存在清除自由基的防御系统，可以防止自由基对细胞的损伤，但随着年龄的增长，细胞清除自由基的能力下降，过量的自由基造成细胞各种损伤积累，细胞进入衰老过程。抗氧化酶如超氧化物歧化酶（SOD）、过氧化氢酶（CAT）和谷胱甘肽过氧化氢酶，抗氧化剂如谷胱甘肽（GSH）、维生素 C 和维生素 E 等具有延缓衰老的作用。

⊕ 知识链接

过目不忘的儿童早老症

2016 年 1 月 11 日，印度孟买男孩尼哈尔·比策（Nihal Bitla）平安度过了他 15 岁生日，2016 年 5 月 5 日比策在家中安静离世。15 岁对于比策来说具有里程碑意义，因为他是一名儿童早老症（progeria）患者，而早老症儿童的平均寿命预期只有 14 岁。比策在世时，因患儿童早老症，他身体衰老的速度比正常人快 5~10 倍，体内的器官亦快速衰老，不仅多器官受累，未老先衰让他的容貌似"外星人"让人过目不忘：秃头、雕仰鼻、鸟样脸、严重的皱纹，像个小老头。儿童早老症堪称罕见病中的罕见，据美国早老症研究基金会官网介绍，每 400 万~800 万个新生儿中才会出现一名早老症患者，目前全世界确诊病例不超过 350 例，我国目前报道了 14 例。

1886 年，Hutchinson 首次报道了早老症病例（OMIM 176670）。1904 年，Gilford 再次描述了这种疾病，并将这种病命名为早老症或 HGPS。2003 年美国早老症研究基金会的科研团队找出了此病的罪魁祸首——LMNA 基因的突变。LMNA 基因定位于 1q21.1 - 21.3，共有 12 个外显子，其编码的 lamin A 是组织细胞核的核纤层蛋白，这种蛋白质起到一种构架作用，支撑细胞核结构。LMNA 基因突变后制造出"异常"的 Lamin A 蛋白，有缺陷的 Lamin A 蛋白质破坏了细胞核的稳定性，正是这种不稳定导致了儿童提前衰老和"早老症"的出现。

在广西壮族自治区贺州市有一早老症家系，父母表型正常，系非近亲婚配，但都是早老基因的携带者。他们共生育了 3 个孩子，3 个孩子均罹患儿童早老症，均表现为发病早，病情重的特点，遗传背景十分清晰可靠。基因检测结果显示：贺州家系是因为 LMNA 基因第 9 个外显子发生 C1579T 位点突变，导致了第 527 位氨基酸发生了由碱性精氨酸改变为中性的半胱氨酸的错义突变。姐弟 3 人均为 R527C 的纯合突变，父母均为 R527C 的杂合突变，遗传方式为常染色体隐性遗传病。尽管姐弟仨在刚出生时看起来很健康，但他们在 1 岁左右，就开始表现出许多加速老化的症状。除了容貌衰老外，生长发育迟缓，体重不足明显。姐姐晓琳 10 岁时，身高 97cm，体重 9.5kg；妹妹晓安 6 岁时，身高 82cm，体重 8kg；弟弟晓晖 3 岁时，身高 77cm，体重 9kg。早老儿童的智力不受影响，三姐弟的智力都正常。肌肉严重萎缩使三姐弟的寿命很短，三姐弟都是因为心力衰竭分别于 12 岁、8 岁和 7 岁离世，终究没有活过 14 岁的命运。

二、细胞死亡

细胞死亡（cell death）是细胞生命活动的终止。高等生物体的细胞死亡与个体死亡是两个概念，人的心脏停止搏动后，各种细胞尚能短暂生存，神经细胞因缺氧是最先死亡的一种细胞，通常皮肤细胞是最后死亡的一类细胞，死后 10 小时的皮肤仍可以植皮。在刚死亡的有机体中，血管里的白细胞还在做变形运动，气管、支气管的上皮细胞纤毛还在摆动，一些脏器因其细胞依然存活而可用来做组织培养和器官移植等。在生命历程中无时无刻都存在着大量的细胞死亡，即使在胚胎期也不例外，人体外周血细胞和上皮细胞也在不断更新。细胞衰老是细胞死亡的一个主要原因，因为细胞在衰老过程中，细胞摄入养料及氧气逐渐减少，代谢能力逐渐降低，代谢产物逐渐累积，细胞也就逐渐停止生命活动而死亡。细胞死亡伴随着细胞组分的迅速崩解，这说明细胞一旦停止了能量供应，细胞各种结构就迅速受到破坏而瓦解。迅速判断细胞是否死亡可以用台盼蓝或中性红染料进行活体染色，台盼蓝可将死亡的细胞染成蓝色，存活的细胞则不着色；中性红染料则将活细胞染成红色，死细胞不着色。

（一）细胞死亡的类型

细胞死亡的模式主要是细胞坏死和细胞凋亡。①细胞坏死（necrosis）：是细胞受到强烈的理化因素或生物因素作用而引起的细胞急速死亡。缺氧、缺血、高热、低温、微生物侵袭等均可引起细胞坏死，因此，细胞坏死被认为是一种被动的病理性死亡。细胞坏死时，细胞膜破损，细胞内容物释放，内容物包含肿胀和破裂的细胞器、核碎片、染色质碎片，引起周围组织的炎症反应，最后细胞胀亡（oncosis）。②细胞凋亡（apoptosis）：是细胞为维持体内环境稳定，由基因控制的细胞主动的"正常"死亡。凋亡的概念来自古希腊语的"秋天树叶的自然凋落"，因此，细胞凋亡属于一种生理性死亡。细胞凋亡的启动与细胞内一系列基因的激活、调控、表达有关，因此细胞凋亡又称为程序性细胞死亡（programmed cell death，PCD）。

（二）细胞凋亡的特征

凋亡细胞中最典型的形态学特征是形成凋亡小体（apoptotic body），最典型的生物化学特征是 DNA 凝胶电泳图呈特征性梯状条带，这也是细胞凋亡有别于细胞坏死的最显著特征。①形态学特征：膜结构完整，细胞表面微绒毛消失，细胞间接触消失。胞质浓缩，细胞核内染色质凝聚成新月状分布于核膜边缘。随后细胞核碎裂成核碎片，细胞膜内折将细胞分割成凋亡小体（图 6-11）。凋亡小体逐渐被邻近的细胞或巨噬细胞所吞噬。在细胞凋亡的整个过程中细胞膜保持完整，无细胞内容物外泄，故细胞凋亡不会引起炎症反应。②生物化学特征：细胞内 DNA 被核酸内切酶切割成约 200bp 倍数的 DNA 片段，凝胶电泳图呈梯状条带。细胞凋亡时钙离子浓度升高，Ca^{2+} 在 ATP 的配合下，DNA 链舒展，暴露出核小体之间的 DNA 连接部，核酸内切酶在核小体 DNA 连接部的酶切位点切割，形成长度约为 200bp 倍数的 DNA 片段，提取 DNA 后，可在琼脂糖凝胶电泳图谱中见 DNA 梯状条带。

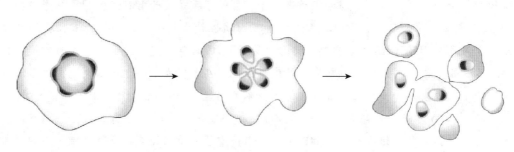

染色质凝聚成新月状分布于核膜边缘　　　　细胞核碎裂成核碎片　　　　细胞膜内折将细胞分割成凋亡小体

图 6 – 11　凋亡小体的形成

细胞凋亡与细胞坏死的比较见表 6 – 1。

表 6 – 1　细胞凋亡与细胞坏死比较

项目	细胞凋亡	细胞坏死
诱因	生理因素	病理因素
死亡	主动性死亡	被动性死亡
本质	受基因指令，细胞有序地死亡	不受基因指令，细胞无序地死亡
细胞形态	皱缩	崩解
细胞膜	完整，无细胞内容物外泄	破裂，有细胞内容物外泄
细胞器	溶酶体结构完整	溶酶体膜破裂，溶酶体酶释放
细胞核	核固缩	核破碎
染色质	凝集	不凝集
核 DNA 电泳图谱	特异性梯状条带	弥散性拖尾条带
凋亡小体	有	无
组织分布	单个细胞凋亡	成片细胞坏死
炎症反应	无	有
结局	被巨噬细胞吞噬	形成肿块或被巨噬细胞吞噬
意义	维持细胞稳定	危害细胞生存

（三）细胞凋亡的生物学意义

细胞凋亡是一个主动的有序的程序化过程，是个体维持自身稳定的生理机制，具有重要的生物学意义。①参与胚胎发育：在个体发育中，许多器官的形成是细胞凋亡的杰作。牙龈与唇的分开，指（趾）间的分离，气管、食管、血管等管腔的形成等，并不是细胞的拉开，而是细胞凋亡的结果。细胞凋亡还负责清除胚胎发育过程中错位、迷途和多余的细胞。②控制细胞数量：神经系统发育过程中约 50% 的神经元发生凋亡，去除"多余"的细胞，使之与需要神经元支配的靶细胞的数量相匹配。淋巴细胞在发育、分化和成熟的过程中，始终伴随着细胞凋亡。③清除体内衰老或受损的细胞，抵御外界因素干扰：当细胞遭到病毒攻击时，细胞可通过凋亡这种"自杀"行为阻止病毒的复制和侵害，这是细胞的自我保护作用。④产生无细胞器的细胞：例如哺乳动物的红细胞，在分化的最后阶段失去核和细胞器。

答案解析

目标检测

1. 简述间期细胞各时相中核质比的变化。

2. 简述 MPF 在 M 期所起的作用。

3. 比较精子和卵子在发生上的差异。

4. 如何理解细胞凋亡时 DNA 凝胶电泳图呈特征性梯状条带？

（方 玲）

书网融合……

本章小结

题库

第二篇
遗传：生命的编码传承

第七章　遗传与变异

PPT

遗传是指生物的子代与亲代相似的现象，而变异是指同种个体之间的差异。子代与亲代相似的原因是受精卵接受了来自父体和母体的遗传物质——基因，从而决定了子代与亲代性状的相似性。基因是存在于染色体上具有遗传效应的 DNA 片段，通过生殖细胞从亲代向子代世代相传。生物界的所有物种都能产生同种后代，物种特征的世代延续取决于繁殖过程中传递的遗传信息。遗传是生命不同于非生命现象的核心特征，生命的实现需要由遗传信息来确定一套极其复杂的反应系统，而生命的进化则是基于对可遗传的变异进行长期的自然选择。

遗传学（genetics）是研究生物的遗传和变异的科学。孟德尔的豌豆杂交实验结果首次表明，生物传递给后代的并非具体的结构或性状，而是遗传因子（基因），即决定结构或性状的信息。DNA 双螺旋结构的发现从分子水平上揭示了基因的本质，使得现代遗传学转而主要研究基因的结构及其传递、表达和变异规律，并成为统一生物学的核心基础学科。

第一节　遗传学经典定律

1865 年，孟德尔发表了《植物杂交实验》论文。实验中孟德尔选了 34 个豌豆品种，种了两年后选出 22 个纯系进行观察，选用了豌豆的 7 对相互间容易区分而又稳定的相对性状作为研究对象，严格控制实验条件，保证自花传粉，同时还采取互交（即让杂交亲本互为父本或母本），仔细观察各种相对性状在杂种后代中的表型，实验进行到第 7 代。综合实验结果，孟德尔提出了分离律（law of segregation）和自由组合律（law of independent assortment）。

一、分离律

孟德尔用纯种的高茎豌豆和矮茎豌豆作为亲本，以人工杂交方法，得到的子一代（F_1）为高茎豌豆，又将子一代植株自花授粉形成了子二代（F_2）植株，其中既有高茎又有矮茎，其比例为 3：1。孟德尔对其他几对性状也做了同样的实验，得到了相同的结果。据此，孟德尔提出了分离律，又称为遗传学第一定律。

分离律：一对等位基因在杂合状态保持各自独立性，在形成配子时随同源染色体分离，按 1：1 分配到不同配子中。在一般情况下，子一代配子分离比是 1：1；子二代表型分离比是 3：1，基因型分离比是 1：2：1。分离律的细胞学基础就是减数分裂过程中同源染色体彼此分离。

二、自由组合律

在豌豆杂交实验中，孟德尔又同时观察了两对相对性状，用黄色子叶圆形种子和绿色子叶皱形种子的纯种豌豆做亲本进行杂交，观察子一代、子二代情况，结果发现子二代出现了 4 种不同的表型，除了原来亲本类型（黄色圆粒和绿色皱粒）外，还出现了黄色皱粒与绿色圆粒，显示出不同相对性状的组合，黄圆、黄皱、绿圆、绿皱间的比例接近 9：3：3：1。据此，孟德尔提出了自由组合律，又称为遗传学第二定律。

自由组合律：位于非同源染色体上的两对或两对以上非等位基因，在配子形成时，同一对基因各自独立地分离，分别进入不同的配子，不同对的基因可自由组合。自由组合定律的细胞学基础是减数分裂过程中非同源染色体之间的随机组合。

三、连锁互换律

美国学者摩尔根从 1905 年开始以果蝇为材料进行遗传实验。当野生型灰身长翅与突变型黑身残翅杂交时，子一代全为灰身长翅。用子一代雌果蝇与黑身残翅雄果蝇测交，子二代出现了 4 种不同的表型，除了原来的两种亲本类型各占 41.5% 外，还出现了黑身长翅、灰身残翅的重新组合类型，各占 8.5%。

通过果蝇杂交实验，摩尔根提出，基因在染色体上呈直线排列，染色体之间可以自由组合，而排在一条染色体上的基因不能自由组合，这些位于同一条染色体上的基因一起遗传的现象称为连锁（link-age）。如果同源染色体上的等位基因之间发生交换，使原来连锁的基因发生变化，构成新的连锁关系，这一现象称为互换（crossing over）。连锁互换律又称为遗传学第三定律。位于同一染色体上的两个或两个以上基因在遗传时，连锁在一起的频率大于重组互换的频率。

四、遗传平衡律

英国数学家 Hardy 于 1908 年和德国医生 Weinberg 于 1909 年分别证实，一个大的随机交配群体，在没有选择、突变、迁移和漂变等因素干扰时，其基因频率和基因型频率可以世代保持不变，这就是遗传平衡律（law of genetic equilibrium），又称为 Hardy – Weinberg 定律。

基因频率是指群体内两个等位基因（A 和 a）的数目在其总数中所占的比例。由这两个等位基因所组成的三种基因型 AA、Aa、aa，在群体内所占的比例叫作基因型频率。设基因 A 的频率为 p，a 的频率为 q，则在遗传平衡群体中，AA、Aa、aa 的基因型频率分别为 p^2、$2pq$、q^2。

在一个遗传平衡群体中，只要给出 5 个频率中的任何 1 个，就可以利用 $p+q=1$ 和 $p^2+2pq+q^2=1$ 这两个等式来推算出其余 4 个频率。例如，对于常染色体隐性遗传病，群体发病率等于 q^2，由此可以推算出致病基因频率 q 和携带者频率 $2pq$ 等。以遗传平衡为基础，还可以对群体的突变、迁移、选择、进化等进行分析和预测。

第二节 基因和基因组

自 1900 年重新发现孟德尔遗传定律以后，遗传学家们很快证明基因是线性排列在细胞的染色体上，并对基因展开了各种研究。现代遗传学是关于基因和基因组的科学，遗传学的各种基本概念都是围绕着基因的概念而建立和发展的。

一、基因概念的形成和演变

基因的研究已有一百多年历史，对基因的认识也经历了一个由浅入深的曲折发展过程。孟德尔首先提出生物的性状是由遗传因子（hereditary factor）决定的，并总结出遗传因子传递的分离律和自由组合律。20 世纪初，丹麦遗传学家 W. Johannsen 将遗传因子更名为基因，并一直沿用至今。随后美国遗传学家摩尔根和他的学生通过果蝇的杂交实验证实，基因在染色体上呈直线排列，又总结出了基因传递的连锁与交换律，发表了著名的《基因论》。1927 年 Muller 等人证明人为因素（如 X 射线等）可使基因发生突变。

早在 1902 年 Garrod 就提出尿黑酸尿症的病因是体内缺乏与某种生化反应相关的酶，于是人们开始将基因与酶联系起来。随后，Beadle 等（1936 年）对果蝇朱砂眼型、朱红眼型和野生型进行研究，再次证实了基因与酶的关系。1941 年他们根据对粗糙链孢霉的研究结果，提出了"一个基因决定一种酶"的假说。然而，后来学者们的进一步研究揭示，基因除了决定酶之外，还决定其他蛋白质，于是有人提出"一个基因一种蛋白质"的假说。随后，又有学者发现，有的蛋白质由几条多肽链组成，因此又提出"一个基因一条多肽链"的假说。

经过百余年的研究，基因的概念逐渐清晰。1944 年 Avery 等用实验方法直接证明了 DNA 是生物的遗传物质。1953 年 Watson 和 Crick 对 DNA 的分子结构进行了深入研究，提出了著名的 DNA 双螺旋结构模型。这个模型显示 DNA 具有编码信息和自我复制的功能，从而揭开了遗传之谜。至此人们认识到，基因是具有特定效应的 DNA 片段，它决定细胞内 RNA 和蛋白质的合成，从而决定生物性状。基因是遗传的结构和功能的基本单位。

基因表达的产物并不都是多肽链，还有功能性的 rRNA 和 tRNA，因此，现代遗传学认为，基因是决定一定功能产物的核酸序列。这种功能产物主要是蛋白质和由 DNA 编码的 RNA。一个基因的结构除了编码特定功能产物的 DNA 序列外，还包括对这个特定产物表达所需的邻近的 DNA 碱基序列。

二、等位基因、基因型和表型

经典遗传学围绕着基因的概念对各种性状进行遗传分析，建立了等位基因、基因型、表型等一系列遗传学基本概念。这些概念在中学就已经介绍过，这里再加以明确。

1. 等位基因（allele） 是指位于一对同源染色体相同位置上的基因。等位基因编码同一种蛋白质，但在序列上可能发生一定变异，因而产物的功能也会发生改变，例如有些等位基因可能会突变为致病基因。人群中不同等位基因的分布是长期积累的突变和选择的结果。

2. 基因型（genotype） 是指个体的两个等位基因的组合。具有两个相同等位基因的个体称为纯合子（homozygote）；具有两个不同等位基因的个体称为杂合子（heterozygote）。对男性而言，X 和 Y 染色体上的所有基因座都只有一个拷贝，因此，就性染色体上的基因而言，男性都是半合子（hemizygote）。

3. 表型（phenotype） 又称为性状（trait），是指观察到的基因型的表现，包括形态、临床、细胞、生化等方面的特征。与一对不同的等位基因的纯合子相对应的一对不同的性状互称为相对性状。一对相对性状中，在杂合子中表现出来的是显性性状，不表现的是隐性性状。显隐性关系常常受到生物复杂性和环境的影响，表型与基因型的对应关系可能出现各种情况，如共显性、半显性、延迟显性、从性显性、多基因数量性状等，这些概念将在第九章介绍。

三、基因组

基因组（genome）泛指一个细胞或病毒的全部遗传物质；在真核生物中，是指一套完整的单倍体 DNA 和线粒体 DNA 的全部序列。病毒、原核生物和真核生物基因组的结构与组织形式明显不同。

病毒的基因组最小，结构简单，所含的基因少，有的基因组是 DNA，有的是 RNA，而且有基因组重叠现象，即同一段 DNA 或 RNA 可以编码 2 种或 2 种以上的蛋白质。原核生物基因组较小，通常由一条双链 DNA 分子组成，编码序列在基因组序列中所占比例较大，有较为完善的表达调控体系，即操纵子结构。真核生物基因组比较庞大、复杂，但编码序列在基因组序列中所占比例较小，有大量的重复序列和精细的表达调控体系。

人类基因组由人类细胞的全套基因构成，包括两个相对独立又相互关联的基因组，即线粒体基因组（线粒体内的环状双链 DNA）和核基因组（每个体细胞中的父源或母源的全套 DNA）。人类每个体细胞核内有 2 个核基因组，1 个核基因组包含 24 条线性 DNA 分子，即 22 条常染色体和 2 条性染色体 DNA 碱基对的总和。编码序列占基因组总 DNA 的 5% 以下，基因组里大部分是非编码序列。

通常所说的人类基因组是指核基因组，包含大约 4 万个基因，其中约 2.5 万个为蛋白质编码基因，其余 1.5 万个为非编码 RNA 基因，此外还有大约 1 万个假基因。根据基因序列、数目及分布的特点，分为单一基因（solitary gene）、基因家族（gene family）、串联重复基因（tandemly repeated genes）和假基因（pseudogene）四大类。

1. 单一基因　亦称单一序列或不重复序列。是指基因组中出现一次或极少几次的 DNA 序列，即单拷贝序列。这些序列包括编码多种蛋白质和酶的结构基因及基因的间隔序列。人类基因组中有 60% ~ 70% 是单拷贝序列或低拷贝序列。

2. 基因家族　指由一个祖先基因经过重复和变异所形成的一组基因。它们的 DNA 序列只有微小差别，成簇排列在同一条染色体上，同时发挥作用，合成某些蛋白质；也有可能分布在不同的染色体上，但它们编码的是一组关系密切的蛋白质，只是氨基酸顺序不完全相同。

3. 串联重复基因　是指不同数目核苷酸的重复拷贝串联在一起的高度重复序列。主要有 45S rRNA、5S rRNA、各种 tRNA 基因及组蛋白基因。rRNA 基因的每个拷贝完全或几乎相同，但在基因之间的间隔 DNA 相差很大；组蛋白基因家族较复杂，但每种组蛋白基因的拷贝完全相同。

4. 假基因　是指基因家族中某些不能转录和转录后生成无功能基因产物（RNA、蛋白质）的 DNA 序列。其核苷酸序列与正常功能的基因具有同源性，很相似，起初可能是有功能的基因，后由于发生突变失去了活性而没有功能。假基因的序列分析揭示它们来自失去了一些重要核苷酸序列的正常基因。

第三节　基因突变

自然界中，一切生物细胞内的遗传物质都能保持其相对稳定性，但是在一定内外因素的影响下，遗传物质可能发生变化。这种遗传物质的变化及其所引起的表型改变称为突变（mutation）。广义的突变包括染色体畸变和基因突变，前者是染色体数目与结构改变，后者主要是指基因组 DNA 分子在结构上发生碱基对组成或序列的改变。狭义的突变就是基因突变。本节着重讨论基因突变。

基因突变是指基因组中的 DNA 分子在结构上发生核苷酸组成或序列的改变。是自然界中存在的普遍现象，是生物进化发展的根本源泉。通常只涉及某一基因的部分遗传信息的改变，导致组成蛋白质的氨基酸的改变，从而引起表型改变，甚至是遗传病的发生。基因突变可以发生在生殖细胞中，突变的基因可通过有性生殖传给后代，并存在于子代的每一个细胞里，从而使后代的遗传性状发生相应改变；也可以发生在体细胞中，即体细胞突变（somatic mutation），不会传递给子代，但可传递给由突变细胞分裂所形成的各代子细胞，在局部形成突变的细胞群，可能成为病变甚至癌变得基础。目前已经明确了 1000 多个基因中发生的 20000 多种引起人类疾病的突变。

一、基因突变的诱因

根据基因突变发生的原因，可分为自发突变（spontaneous mutation，也称自然突变）和诱发突变（induced mutation）。在自然条件下发生的突变即为自发突变，经过人工处理而发生的突变即为诱发突变。能够诱发基因突变的各种内外环境因素统称为诱变剂（mutagen）。不同的诱变剂可以诱发相同性质的突变，也可诱发不同类型的突变。诱发突变是人们探索遗传规律、改良品种的有效手段，是研究突变发生机制的重要途径。很多物理、化学和生物因素都可诱发基因突变。

（一）物理因素

1. 电离辐射　其诱变作用是射线（X - 射线、β - 射线、α - 射线、γ - 射线和快中子等）直接击中 DNA 链，能量被 DNA 分子吸收，引起染色体内部的辐射化学反应，导致 DNA 链和染色体的断裂，DNA 片段在重接过程中如果发生错误将引起染色体结构畸变。辐射还能使胞质液电离产生大量的自由基，这些极不稳定的离子具有极强的氧化还原性质，不仅能对多种碱基进行修饰，改变碱基配位性质，而且可直接作用于糖苷键和磷酸二酯键使 DNA 断裂。此外，电磁波辐射也能引起基因突变。

2. 非电离辐射　有紫外线和热辐射等。在紫外线的照射下，细胞内的 DNA 结构发生损伤，通常是 DNA 顺序中相邻的嘧啶类碱基结合成嘧啶二聚体。最常见的为胸腺嘧啶二聚体，另外还有胞嘧啶二聚体等。两个嘧啶是以牢固的共价键形成的二聚体，这种异常结构使 DNA 的螺旋结构局部变形，当复制或转录进行到这一部位时，碱基配对发生错误，引起新合成的 DNA 链的碱基改变，从而发生突变。

（二）化学因素

化学因素引起基因突变的认识最早来自化学武器杀伤力的研究，以后对癌症化疗、化学致癌作用的研究使人们更加重视诱变剂或致癌剂对 DNA 的作用。

1. 羟胺　可作用于胞嘧啶，使其氨基变为羟基，而不能正常地与鸟嘌呤配对，改为与腺嘌呤互补。经过两次复制后，C＝G 碱基对就转换为 A≡T 碱基对。

2. 亚硝酸和亚硝基化合物　可使碱基中的氨基脱去，产生结构改变。如使腺嘌呤脱去氨基变成次黄嘌呤（HX），还可使胞嘧啶变成尿嘧啶。次黄嘌呤、尿嘧啶分别与胞嘧啶、腺嘌呤配对，经复制后可形成 A≡T→G＝C 和 G＝C→A≡T 转换。

3. 烷化剂　包括甲醛、氯乙烯、氮芥和硫酸二乙酯等一类具有高度诱变活性的诱变剂，可将甲基、乙基等引入多核苷酸链上的任何位置使其烷基化，被烷基化的核苷酸将产生错误配对而引起突变。如硫酸二乙酯使鸟嘌呤烷基化后不与胞嘧啶配对，而与胸腺嘧啶配对，经复制后形成 G＝C→A≡T 转换。

4. 碱基类似物　包括 5 - 溴尿嘧啶（5 - BU）和 2 - 氨基嘌呤（2 - AP）等，是一类在组成和结构上与 DNA 分子中的碱基十分相似的化合物，可取代某些碱基插入 DNA 分子引起突变。如 5 - 溴尿嘧啶的化学结构与胸腺嘧啶类似，它既可以与腺嘌呤配对，也可以与鸟嘌呤配对。假使 5 - 溴尿嘧啶取代胸腺嘧啶以后一直保持与腺嘌呤配对，所产生的影响并不大；但如果转换成与鸟嘌呤配对，经过复制后则形成 A≡T→G＝C 转换。

5. 吖啶类　包括原黄素、吖黄素和吖啶橙等扁平分子构型的化合物，可嵌入 DNA 分子的核苷酸序列中，导致碱基插入或丢失的移码突变。

（三）生物因素

1. 病毒　如 Rous 病毒、麻疹病毒、疱疹病毒等是诱发基因突变和染色体断裂的明显生物因素，但是关于病毒引起突变的机制，目前还不很清楚。RNA 病毒有可能是通过反转录酶合成病毒 DNA，再插入到宿主细胞的 DNA 序列中，导致基因失活、结构改变而引起突变发生。另外，病毒普遍带有癌基因或可以激活机体内的原癌基因而引起突变。

2. 真菌和细菌　真菌和细菌所产生的毒素或代谢产物也能诱发基因突变。如生活于花生、玉米等上的黄曲霉所产生的黄曲素 B_1、B_2、G_1、G_2 具有致突变作用，并被认为可能是引起肝癌的致癌物质。

二、基因突变的类型

从分子水平来讲，DNA 分子中碱基的种类和排列顺序发生改变，是基因突变的本质。在各种诱变剂的作用下，使其遗传效应随之变化，特定的生化功能也发生改变甚至丧失。一般讲基因突变分为点突变、片段突变和动态突变。

（一）点突变

点突变是 DNA 链中一个或一对碱基发生的突变，又称为碱基替换（base substitution），有转换（transition）和颠换（transvertion）两种形式。转换是一种嘌呤 - 嘧啶对被另一种嘌呤 - 嘧啶对所替换，是点突变最常见的一种形式；颠换是一种嘌呤 - 嘧啶对被另一种嘧啶 - 嘌呤对所替换，这种点突变比较少见。

如果碱基替换是发生在某一基因的编码区内时，可导致 mRNA 中密码子的改变，则会对多肽链中氨基酸的种类或顺序发生影响，就会出现同义突变（same sense mutation）、错义突变（missense mutation）、无义突变（non-sense mutation）和终止密码突变（terminator codon mutation）等遗传效应。

1. 同义突变　指碱基被置换之后，一个密码子变成了另外一个密码子，由于密码子具有兼并性，所以改变后的密码子与改变前的密码子所编码的氨基酸保持不变，因此同义突变并不产生突变效应。

2. 错义突变　指碱基被置换之后，编码某种氨基酸的密码子变成编码另一种氨基酸的密码子，从而使多肽链的氨基酸种类和序列发生改变。这种突变可导致机体内某种蛋白质或酶结构和功能的异常，例如人镰状红细胞贫血（sickle cell anemia）。

3. 无义突变　指碱基被置换之后，改变了 mRNA 上的一个密码子，变成不编码任何氨基酸的终止密码子 UAA、UAG 或 UGA，这样使翻译时多肽链的延伸提前到此终止，形成一条无活性的多肽片段。多数情况下会影响蛋白质的正常功能，引起致病效应。

4. 终止密码突变　指碱基被置换之后，使原来的终止密码子突变为编码某个氨基酸的密码子，从而使多肽链的合成至此仍能继续下去，直至下一个终止密码子为止，形成延长的异常多肽链，又称延长突变（elongation mutation）。如中国人群常见的血红蛋白的 α 链突变型 Hb Costant Spring 可因终止密码发生突变，而形成比正常 α 链多 31 个氨基酸的异常链。

（二）片段突变

片段突变是 DNA 分子中某些片段的碱基序列发生缺失（deletion）、重复（duplication）、重排（rearrangement）或转座子插入（transposonal insertion）等，而导致基因结构的明显变化，使所编码的蛋白质失去正常的生理功能。

1. 缺失　指 DNA 分子在复制或损伤后的修复过程中，某一片段没有被复制或修复造成的缺失。这主要是由于复制或修复时，DNA 聚合酶带着已合成的片段，从模板链上脱落，再向后跳过一段距离，又回到模板链上继续复制，所以，新链中出现缺失被跳过的片段的碱基序列。

2. 重复 指 DNA 分子已复制完的某一片段，又复制一次，其结果使新链出现这一片段的重复序列。这是主要是由于 DNA 聚合酶带着已合成的新链，从模板链上脱落后，又返回到已复制的模板片段上再度复制。

3. 重排 指 DNA 分子链发生多处断裂，断裂以后断片的两端颠倒重接或几个断片重接的序列与原先序列不同。

4. 转座子插入 许多生物都会有可移动的 DNA 长片断（几百至几千 bp）称转座因子。转座子按某种复杂的方式进行复制，一套复制物保留在原来插入部分，另一套复制物插入染色体的其他区域，复制插入第二部位的过程称为转座。这些较大的 DNA 片断的插入，引起显著的突变。

引起大片段的缺失、插入、重复等突变的还有拼接突变、染色体错误配对、不等交换等，它们不仅会引起移码突变，还会导致插入处基因的中断、失活、结构改变等，甚至还会带来某些有害基因，增加基因突变的频率。

（三）动态突变

近年来，一类被称作动态突变的现象引起临床遗传学家的关注。串联重复的三核苷酸序列，在靠近基因或位于基因序列时，它们在一代一代的传递过程中，拷贝数明显增加，并导致相应的病理改变，这种逐代累加的突变方式称为动态突变（dynamic mutation）或重复扩增。在人类基因组中有大量的重复序列称短串联重复序列（short tandem repeat，STR）。现已发现与动态突变有关的疾病达 20 余种，一些疾病在相关基因的编码顺序和非编码顺序有三核苷酸重复扩增，由这类动态突变所引起的疾病称为三核苷酸重复扩增疾病。以脆性 X 综合征为代表，患者的 X 染色体 q27.3 有脆性部位，利用限制性内切酶 Pst I 切割 X 染色体，可得到包括脆性部位在内的限制性片段，经序列分析表明，在这一限制性片段中存在的（CGG）n 重复拷贝数可达 50~1000 个，而正常人仅为 30 个。进一步研究证明，这一重复序列正好位于 X 染色体的脆性部位，而在（CGG）n 的两边侧翼序列却与正常人无差异。

三、基因突变的表型效应

基因受物理、化学、生物等各种因素的影响，使其造成突变，突变的结果是 DNA 分子发生了改变，导致所编码的蛋白质的数量与质量的改变，其表型改变是十分复杂并多种多样的。根据突变对表型的最明显的效应，可以分为以下几种。

1. 中性突变 中性突变（neutral mutation）是指基因中有一对碱基对发生置换，引起的 mRNA 中密码子的改变，但多肽链中相应位点发生的氨基酸的取代并不影响蛋白质的功能。例如密码子 AGG 突变成 AAG，导致赖氨酸取代了精氨酸，这两种氨基酸都是碱性氨基酸，性质十分相似，所以蛋白质的功能并不发生重大的改变。相对无害，变异后果轻微，对机体不产生可察觉的效应。

2. 可见突变 可见突变（visible mutation）的效应能在生物体表型上看出来。例如形态结构、形状大小、色泽等的改变，故又称形态突变（morphological mutations）。

3. 生化突变 生化突变（biochemical mutation）影响生物的代谢过程，导致一个特定的生化功能的改变或丧失。在人类群体中，由于某种生化突变产生了代谢缺陷，如苯丙酮尿症和半乳糖血症等，将这类遗传病称为先天性代谢缺陷。

4. 遗传多态现象 遗传多态现象（polymorphism）是引起正常人体生物化学组成的遗传学差异的重要原因。这种差异可在 DNA、mRNA、蛋白质、染色体等不同水平体现出来。例如血清蛋白类型、ABO 血型、HLA 类型以及各种同工酶型。遗传多态现象可以作为基因定位、个人身份鉴定、器官移植、遗传的易感性等重要的依据。但在某种情况下，个体差异也会发生严重后果。例如不同血型间输血，不同 HLA 型间的同种移植产生排斥反应等。

5. 基因突变与疾病　从生化遗传的角度讲，生物体内的蛋白质结构和数量发生改变所引起的疾病称分子病（molecular disease）。人类机体是由多种多样的蛋白质构成的，编码这些蛋白质的基因均有可能发生突变，从而使相应蛋白质的性质或数量发生异常变化，引起很多分子病，如运输蛋白、免疫蛋白、膜载体蛋白、受体蛋白等异常所引起的相应分子病。

基因突变除了引起蛋白质性质或数量发生的缺陷以外，如果编码酶蛋白的基因发生改变，还会引起酶蛋白合成障碍或结构和功能出现异常，通过影响酶蛋白分子的结构和数量，而导致性状的改变，甚至疾病的发生。酶蛋白分子结构和数量的异常，导致酶活性降低或增高所引起的疾病，称为遗传性酶病（hereditary enzymopathy）。常见的基因突变导致酶的遗传变异可表现为酶活性降低、酶活性正常及酶活性增高。绝大多数遗传性酶病是由于酶活性降低引起的，仅少数表现为酶活性增高。酶是生物体内物质代谢的特殊催化剂。人体内的每一步代谢反应，绝大多数都需要某种特异性的酶催化才能完成。基因突变所引起的酶的结构改变或合成障碍，都有可能引起某种代谢过程的中断或紊乱。如果这种基因突变发生在生殖细胞或受精卵中，就有可能传递给后代。

四、基因突变的修复

细胞内存在着多种 DNA 修复系统，可以修正 DNA 分子的损伤，从而大大降低突变所引起的有害效应，保持 DNA 分子相对的稳定性。DNA 损伤修复有多种机制（图 7-1），包括光修复（photo repair）、切除修复（excision repair）、重组修复（recombination repair）和跨损伤修复等。

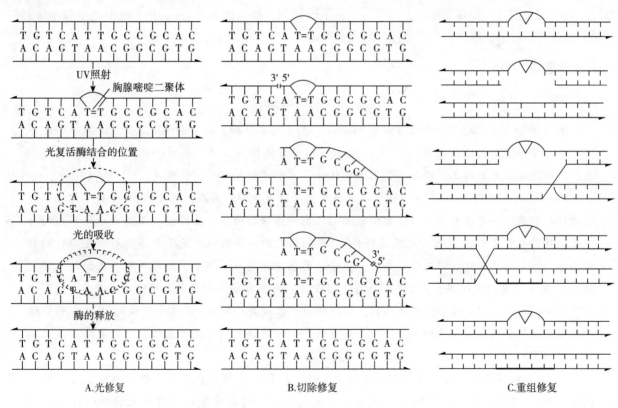

图 7-1　三种 DNA 损伤修复机制

1. 光修复　光修复又称光复活修复，是在损伤部位就地修复。关键因素是光复活酶和 300~600nm 的可见光。光复活酶能识别嘧啶二聚体，并与之结合，形成酶-DNA 复合物，在可见光的照射下，利用可见光提供的能量，解开二聚体，然后光复活酶从复合物中释放出来，完成修复过程（图 7 – 1A）。

2. 切除修复　切除修复又称暗修复，为取代损伤部位的修复（图 7 – 1B）。切除修复发生在复制之前，需要四种酶参与：核酸外切酶、核酸内切酶、DNA 聚合酶、连接酶。首先核酸内切酶在胸腺嘧啶二聚体等附近切开该 DNA 单链，然后以另一条正常链为模板，由 DNA 聚合酶按照碱基互补原则，补齐需切除部分（含 TT 等）的碱基序列，最后又由核酸外切酶切去含嘧啶二聚体的片段，并由连接酶将断口与新合成的 DNA 片段连接起来。这种修复方式除了能切除嘧啶二聚体外，还可切除 DNA 上的其他损伤。人的色素性干皮症、隐性纯合体的体征、皮肤肿瘤、光过敏、白内障和神经异常，是由于患者的成纤维细胞 DNA 损伤后，造成被切除修复缺陷，解旋酶、核酸内切酶基因突变异常所致。

3. 重组修复　重组修复又称复制后修复，大致经过以下三步。①复制：含有嘧啶二聚体或其他结构损伤的 DNA 仍可进行复制，当复制到损伤部位时，DNA 子链中与损伤部位相对应的部位出现缺口，复制结束。②重组：完整的母链与有缺口的子链重组，使缺口转移到母链上。③再合成：重组后母链上的缺口由 DNA 聚合酶合成互补片段，再由连接酶使新片段与旧链连接完整，从而使复制出来的 DNA 分子的结构恢复正常（图 7 – 1C）。

在重组修复过程中，不能从根本上消除亲代 DNA 结构中的二聚体损伤，但它能使复制出来的 DNA 分子结构保持正常；当第二次复制时，又要重复上述过程。虽然二聚体始终没消除，但是经多次复制之后，受损伤的 DNA 分子在生物体的比例会大大降低，逐渐被"稀释"，最终无损于机体细胞正常的生理过程。

4. 跨损伤修复　当 DNA 复制在损伤部位中断时可发生耐受损伤的跨损伤修复，或称 SOS 修复，是指 DNA 受到严重损伤、细胞处于危急状态时所诱导的一种 DNA 修复方式。这是利用损伤核糖核酸为模板，通过 DNA 聚合酶使碱基掺入至复制中止处进行 DNA 合成，从而延长 DNA 链的修复。修复结果能维持基因组的完整性，提高细胞的生成率，但留下的错误、掺入的碱基易在 DNA 链中产生碱基序列的差异。因此是一种易误修复过程。往往可致突变形成。

⊕ **知识链接**

2015 年诺贝尔化学奖

2015 年诺贝尔化学奖授予了 Tomas Lindahl、Aziz Sancar 和 Paul Modrich 三位科学家，以表彰他们揭示了细胞如何修复损伤的 DNA 以及如何保护遗传信息。评审委员会认为，他们的工作为我们了解活细胞是如何工作提供了最基本的认识，有助于新癌症疗法的开发。

Lindahl 首先发现了 DNA 损伤现象以及碱基切除修复机制的存在。他发现 DNA 并不像人们想象的那样稳定，而是会在紫外线、自由基及其他内外条件影响下发生损伤。正是由于一系列的分子机制持续监视 DNA，并及时"修修补补"，我们体内的遗传物质才免于崩溃瓦解，生命体的相对稳定状态才得以维持。研究陆续发现，生命体的衰老、癌症和许多重大疾病都和基因组不稳定有关。DNA 修复研究还将有助于基因检查，可能突破对癌症的早期诊断和预防的难题。

Sancar 揭示了核苷酸切除修复机制，细胞利用切除修复机制来修复 UV 造成的 DNA 损伤。这种机制有缺陷的人暴露在太阳光下，可导致皮肤癌。细胞还可利用此机制修复致突变物或其他物质引起的 DNA 损伤。

Modrich 证明了细胞在有丝分裂时如何修复错误的 DNA，这种机制就是错配修复。错配修复机制使 DNA 复制出错机率下降了一千倍。如果先天缺失错配修复机制可导致遗传性结肠癌的发生。

（吴　静）

第四节 遗传病概述

遗传病（genetic disease）又称为遗传性疾病，是遗传物质在数量、结构或功能上发生改变而引起的疾病。几乎所有的疾病都直接或间接地与基因有关，可以说，任何疾病的发生和发展都是环境因素和遗传因素相互作用的结果。

一、遗传病的特点

遗传病通常具有以下几个特点：①遗传性，即上下代之间的垂直传递，但并不是所有遗传病在家系中都可以看到这一现象，例如隐性遗传病不是连续遗传，看不到垂直传递现象，某些染色体病患者早期夭折或者不育，也观察不到垂直传递现象；②遗传物质的改变引起遗传病，是垂直传递的物质基础，也是遗传病不同于其他疾病的依据；③只有生殖细胞或者受精卵遗传物质的改变才可能传递给下一代；④遗传病具有终生性，通过治疗可以减轻患者的症状，但是其遗传物质不会改变，大多数遗传病仍无法根治。

人们往往误认为遗传病即家族性疾病，或者认为遗传病一定为先天性疾病。要正确认识遗传病，必须分清这几个概念。

家族性疾病（familial disease）是指表现出家族聚集现象的疾病，即在一个家族中有两个以上的成员患同一疾病。遗传病大多表现为家族性疾病，尤其是显性遗传病，例如多指、并指等疾病。但是一些常染色体隐性遗传病通常不表现家族聚集性而是散发的，还有些遗传病也可能是由于基因突变所致，同样看不到家族聚集现象。某些表现为家族聚集现象的疾病却不是遗传病，例如，缺碘导致的甲状腺肿，在某一地区或某一家族中聚集；维生素 A 缺乏所致的夜盲症也常有家族性，这些都不是遗传病，而是由于同一家族的不同成员生活在相同环境中，是环境因素所致。因此，遗传病有时看不到家族聚集现象，家族性疾病不一定都是遗传病。

先天性疾病（congenital disease）是指个体出生时就表现出的疾病。遗传病多表现为先天性疾病，例如先天愚型、白化病等。有些先天性疾病是胚胎发育过程中环境因素引起的，例如孕妇怀孕期间感染风疹病毒可导致胎儿先天性心脏病，孕妇服用沙利度胺（反应停）可导致胎儿营养不良症，到儿童期发病。Huntington 舞蹈病一般在 25～45 岁发病，痛风好发于 30～35 岁。先天性家族性多发性结肠息肉一般在青壮年期发病。因此，遗传病不一定出生时就表现出症状，先天性疾病也不一定都是遗传病。

二、遗传病的分类

遗传病主要包括三种类型，即单基因病、多基因病和染色体病。随着遗传病概念的不断扩展，提出遗传病还包括体细胞遗传病（somatic cell genetic disorder）和线粒体遗传病（mitochondrial genetic disorder）。

1. 单基因病 单基因病是由一对等位基因异常所引起的遗传病，这对等位基因称为主基因。单基因病在上下代之间的传递遵循孟德尔定律，所以也称孟德尔遗传病。根据致病基因所在染色体和等位基因显隐关系的不同，可将单基因病分为五种类型，即常染色体显性遗传病、常染色体隐性遗传病、X 连锁显性遗传病、X 连锁隐性遗传病和 Y 连锁遗传病。

2. 多基因病 多基因病是指由多个遗传基因异常所引起的疾病，控制这类遗传病的多个基因之间不存在显性、隐性的关系，每个致病基因对疾病的形成都有一定的累加作用，并且易受环境因素的影响。因此，多基因病是由多个微效致病基因累加和环境因素共同作用的结构。多基因病有一定家族聚聚现象，但没有单基因性状遗传的系谱特征。

3. 染色体病 染色体病指人类染色体数目或结构异常导致的遗传性疾病。由于染色体数目或结构发生畸变时，往往涉及多个基因的增加或减少，故常表现为具有多种症状的综合征，分为常染色体异常综合征、性染色体异常综合征。已知的染色体病有 300 多种。

4. 体细胞遗传病 体细胞遗传病指体细胞中遗传物质突变和异常所致的疾病，一般不向后代传递。例如恶性肿瘤的形成起因于体细胞遗传物质的突变，与原癌基因和抑癌基因的结构和功能密切相关。体细胞 DNA 上相关基因突变是癌变的直接原因，这种染色体 DNA 异常大多数不是遗传来的，但却发生于遗传物质，因此，肿瘤属于体细胞遗传病，另外，白血病以及自身免疫缺陷病等均属于体细胞遗传病。

5. 线粒体遗传病 前面内容已经介绍过，线粒体遗传病是线粒体 DNA 缺陷引起的疾病。线粒体是人体的细胞核外唯一含有 DNA 的细胞器，线粒体基因突变可引起多种疾病，如 Leber 遗传性视神经病和 MELAS 等。受精卵中的线粒体完全来自卵子，因此线粒体遗传病呈母系遗传，并有很多其他特点。

三、遗传病的危害

随着遗传学的迅速发展和临床应用，遗传病的病种在不断增长，人们对遗传病的认识也在不断加深，可以从以下事实看出遗传病对人类社会造成的危害：①胎儿中至少有 8% 因染色体畸变而自然流产。②新生儿中有 5% 为遗传所致的缺陷。③1/4 ~ 1/3 的住院儿童患有遗传相关疾病。④人群中有 25% 的人受遗传病所累。⑤平均每人携带 5 ~ 6 种有害基因。⑥一些严重危害人类健康的常见病的发生与遗传有关。⑦部分人死于遗传相关疾病，如癌症等。

答案解析

目标检测

1. 遗传学有哪些经典定律？
2. 试述基因、等位基因、基因型及表现型的概念。
3. 试述基因组、人类基因组的概念。
4. 试述基因突变的概念及类型。
5. 怎样区别遗传病、先天性疾病和家族性疾病？
6. 什么是遗传病？遗传病有哪些类型？

（崔照琼）

书网融合……

本章小结

题库

第八章　染色体遗传

PPT

📖 学习目标

1. 掌握　人类染色质及染色体的化学组成，人类体细胞中期染色体的形态结构、类型和数目；人类细胞遗传学命名的国际体制，人类正常核型和带的描述方法；异常核型的简单描述方法；染色体畸变的概念、类型及产生机制；异常核型的简单描述方法；染色体病的概念及其种类；常见人类染色体病的核型及主要临床表现。

2. 熟悉　G 显带、Q 显带和 R 显带技术；性染色质；嵌合体的概念；假二单倍体和多体型的概念；染色体病的特点。

3. 了解　C 显带、T 显带、高分辨显带技术；人类染色体的多态性；染色体结构畸变发生的原因；染色体病的发病概况。

染色体（chromosome）是遗传信息（基因）的载体，它主要由 DNA 和组蛋白质构成，具有储存和传递遗传信息的作用。不同物种中，染色体的数目、形态结构及大小各具特征。真核细胞的基因大部分存在于细胞核内的染色体上，通过细胞分裂，基因随着染色体的传递而传递，从母细胞传给子细胞、从亲代传给子代。1959 年，Down 综合征、Turner 综合征及 Klinefelter 综合征异常染色体核型的发现，开创了细胞遗传学这医学遗传学重要的分支与临床疾病结合的新领域——临床细胞遗传学。20 世纪 70 年代，相继出现了多种染色体显带技术，提高了染色体分析的精确性。

第一节　人类染色体

一、染色质和染色体的成分

（一）染色质

染色质是由核酸蛋白质组成的细丝网状的纤维，主要成分是 DNA 和组蛋白，二者比例接近 1∶1；此外，还含有少量非组蛋白及 RNA。核 DNA 是染色质的主要成分。不同动植物细胞的染色质中 DNA 含量有所不同，对于同一物种来说，细胞的核 DNA 含量是恒定的。

组蛋白（histone，H）是真核细胞特有的球状蛋白质，是染色质中富含精氨酸和赖氨酸的碱性蛋白，带正电荷，可与带负电荷的 DNA 紧密结合，对维持染色质结构和功能的完整性起关键作用。人类组蛋白包括 5 种：H_1、H_2A、H_2B、H_3 和 H_4，其中，H_1 是连接组蛋白，H_2A、H_2B、H_3 和 H_4 是核小体组蛋白（nucleosomal histone）。

非组蛋白（nonhistone protein，NHP）属酸性蛋白，是染色质中除组蛋白外的其他所有蛋白质的统称。一般认为，非组蛋白与组蛋白结合，能特异地解除组蛋白对 DNA 的抑制作用，促进 DNA 的复制和转录。

染色质中 RNA 的含量很少，这些 RNA 是染色质的组分，还是转录出的 RNA 的残余，目前尚未定论。

（二）染色体

染色质和染色体是统一物质，细胞增殖周期不同时期出现的不同存在形式。一个细胞周期结束，完成一次细胞分裂，形成两个子细胞，即进入下一细胞周期的间期。人的间期细胞核内 46 个 DNA 分子约含 6.4×10^9 bp，连接起来总长可达 2.04m。2.04m 长的 DNA 容纳于直径只有 $5\mu m$ 的细胞核内，并行使功能，必定经历了高度有序的折叠、包装过程。在间期，细胞核内上一次细胞分裂完成后获得的 46 条染色单体（chromatid），染色体只存在于增殖型细胞分裂期和暂不增殖型细胞的增殖期，解螺旋后形成 46 条染色质。1974 年，Kornberg 等对染色质进行酶切降解研究和电镜观察后，人们对染色质的结构有了进一步的认识。现已确定核小体是染色质（染色体）的基本结构单位。核小体（nucleosome）伸展的染色质在电镜下呈现出串珠样结构，每个核小体含有约 200bp 的 DNA，组蛋白 H_2A、H_2B、H_3 和 H_4 各两分子构成的组蛋白八聚体（histone octamer）和一分子组蛋白 H_1。在人类细胞中，146bp 的 DNA 在组蛋白八聚体表面缠绕 1.75 圈，构成核小体核心颗粒，即电镜下"串珠"的珠体；长约 60bp 的 DNA 表面结合一分子组蛋白 H_1 构成核小体连接部，起稳定核心颗粒的作用。许多核小体依次排列构成直径 10nm 的串珠状核小体串，也称为染色质丝（chromatin thread）。染色质丝是染色质的一级结构。每个核小体的 200bp DNA 长度约为 70nm（$0.34nm \times 200$），核小体核心颗粒直径约为 10nm，这说明染色质丝的 DNA 长度被压缩了 7 倍。每条染色质丝含有 1 个 DNA 分子，细胞核内 46 个 DNA 分子构成 46 条染色质丝。细胞核在电镜下往往会看到直径为 30nm 的染色质纤维（chromatin fiber）。这种纤维实际是直径 10nm 的染色质丝（核小体串）螺旋、盘绕形成的中空螺线管（solenoid）称为螺线管。螺线管外径 30nm，内径 10nm，螺距 11nm，每周螺旋含 6 个核小体。因此，在螺线管形成过程中，DNA 分子被压缩了 6 倍。螺线管也称为 30nm 染色质纤维，是染色质的二级结构。由螺线管进一步的螺旋化形成超螺线管（super solenoid），此时 DNA 又被压缩了 40 倍，超螺线管是染色体的三级结构。由超螺线管再缠绕折叠形成了有丝分裂中期的染色体，DNA 又被压缩了 5 倍，是染色体的四级结构。这样经过几级包装，染色体中的 DNA 长度就被压缩了近万倍。

二、人类染色体的数目和形态类型

在同种生物中，染色体的数目和形态是恒定的，每一种生物细胞都含有固定数目的染色体，如小鼠染色体数为 40，人体细胞染色体数为 46 条。这对维持物种的稳定性具有重要意义，所以，染色体数目和形态是物种的重要标志之一。1923 年 Painter 提出人类染色体数目为 $2n = 48$，这个结论一直被多数学者所承认。直到 1956 年，华裔学者蒋有兴（Tjio）与瑞典学者 Levan 将纺锤丝抑制剂秋水仙素和采用徐道觉建立的经低渗预处理的染色体制片技术应用于流产胎儿肺组织的培养细胞分析，获得清晰的人染色体显微图像，才明确证实了人类体细胞的染色体数目为 46 条，这一发现标志着现代细胞遗传学的开始。

（一）人类染色体的数目

在真核生物中，一个正常生殖细胞（精子或卵子）中所含的全套染色体数称为一个染色体组，一个染色体组的细胞称为单倍体（haploid），以 n 表示，每条染色体上有许多基因，一个染色体组上所包含的全部基因称为一个基因组（genome）；有具有两个染色体组的细胞称为二倍体（diploid），以 2n 表示，体细胞中的两组染色体，一组来自母方，一组来自父方，这两组染色体大小形态相同，所带的遗传基因类型也相同，为同源染色体。人类正常体细胞中含有 23 对染色体，包括 22 对即 44 条常染色体（autosome），另外两条（X 与 Y）与性别分化有关，称为性染色体（sex chromosome），在女性为 XX，男性为 XY。人类核基因组的全部遗传信息分布在 22 条常染色体和 X 及 Y 染色体上，形成 24 个基因连锁群。真核细胞的基因除了线粒体的 37 个基因之外，外大部分存在于细胞核内的染色体上，通过细胞分裂，基因随着染色体的传递而传递。

（二）人类染色体的形态与类型

染色体的形态结构在细胞增殖周期中是不断运动变化的，一般在有丝分裂中期，染色体的形态最典型，可以在光学显微镜辨认和区别，常用于染色体研究和染色体病的诊断。因此，有丝分裂中期是分析染色体的最好阶段。实验材料可以是体外培养细胞、外周血淋巴细胞、骨髓细胞、胸水细胞、腹水细胞、性腺活检标本、胎儿绒毛标本、实体瘤标本、胎儿羊水细胞以及皮肤、肝、肾等标本。这些细胞标本大都要经过体外培养后制作染色体标本，有的可以直接制作染色体标本，如骨髓细胞、胎儿绒毛。胸水、腹水和性腺活检标本等。中期染色体上包括姐妹染色单体、着丝粒（着丝点、主缢痕）、次缢痕、随体和端粒等形态特征。

每条染色体均含有两条姐妹染色单体（chromatid），它们各含有一条 DNA 双螺旋链。两条姐妹染色单体相连处称为着丝粒（centromere），染色体上着丝粒的位置是恒定不变的，着丝粒处凹陷缩窄，称为主缢痕（primary constriction），着丝粒的外侧为动粒（kinetochore），是纺锤体微管连接处，在细胞分裂中与染色体的运动密切相关，失去着丝粒的染色体片段通常不能在分裂后期向两极移动而丢失。在某些染色体上还可见凹陷缩窄的部分，称为次缢痕（secondary constriction）。人类近端着丝粒染色体（D 组和 G 组）短臂上的次缢痕，是 rRNA 基因所在之处。rRNA 基因转录的 rRNA 构成核仁主要成分，故次缢痕也称为核仁组织区（nucleolus organizing region，NOR）。人类近端着丝粒染色体的短臂末端有一球状结构，称为随体（satellite）。随体柄部为缩窄的次缢痕。在染色单体的四个末端分别为一特化部位称为端粒（telomere），起着维持染色体形态结构的稳定性和完整性的作用。

着丝粒将染色体划分为短臂（p）和长臂（q）两部分。根据染色体着丝粒的位置可将染色体分为四种类型。①中着丝粒染色体（metacentric chromosome）：着丝粒位于或靠近染色体中央。若将染色体全长分为 8 等份，则着丝粒位于染色体纵轴的 1/2 ~ 5/8 之间，着丝粒将染色体分为长短相近的两个臂。②亚中着丝粒染色体（submetacentric chromosome）：着丝粒位于染色体纵轴的 5/8 ~ 7/8 之间，着丝粒将染色体分为长短不同的两个臂。③近端着丝粒染色体（acrocentric chromosome）：着丝粒靠近一端，位于染色体纵轴的 7/8 至末端之间，短臂很短。④端着丝粒染色体（telocentric chromosome）：着丝粒位于染色体的末端，没有短臂。人类正常染色体只有前三种类型（图 8 - 1）。

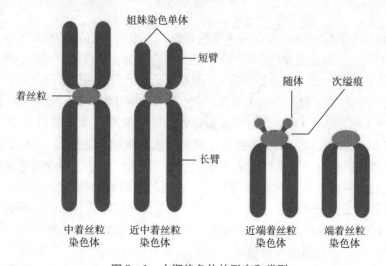

图 8 - 1 中期染色体的形态和类型

（三）人类染色体的多态性

在正常健康人群中，存在着各种染色体的恒定微小变异，包括结构、带纹宽窄和着色强度等。这类恒定而微小的变异可在显微镜下观察到，并按照孟德尔方式遗传的，通常没有明显的表型效应或病理学意义，称为染色体多态性（chromosomal polymorphism）。染色体多态性常见的部位包括：①Y 染色体的长度变异；②D 组和 G 组近端着丝粒染色体的短臂、随体及随体柄部副缢痕区（NOR）的变异。③第 1、9 和 16 号染色体副缢痕的变异。

染色体多态性作为一种遗传标志在亲权鉴定、遗传分析、基因定位及产前诊断等人类遗传学、法医学以及临床医学研究方面具有重要应用价值，例如，在产前诊断中，根据个体染色体多态性差异可以排除异常染色体来自母体细胞，从而对患者家庭进行婚育指导。随着分子生物学的迅速发展，科学家发现染色体多态性有临床效应，与一些疾病相关，特别是对生育有影响，从而打破认为染色体多态性属于正常变异，不会引起表型效应的片面观点。

（四）X 染色质与 Y 染色质

性染色质（sex chromatin）是 X 和 Y（染色体）在间期细胞核中的显示出来的一种特殊结构。包括 X 染色质（X chromatin）和 Y 染色质（Y chromatin）。

1. X 染色质　1949 年 Barr 等人在雌猫神经元细胞核中发现一种浓缩小体，在公猫中则见不到这一结构。进一步研究发现，除猫以外，其他雌性哺乳类动物（包括人类）也同样有这种显示性别差异的结构。而且不仅是神经元细胞，在其他细胞的间期核中也可以见到这一结构，称之为性染色质，也称 X 染色质（图 8 - 2）。

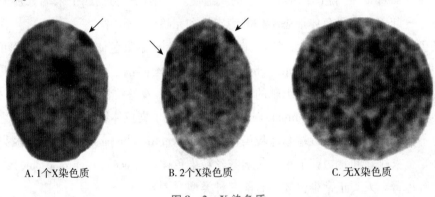

A. 1个X染色质　　　B. 2个X染色质　　　C. 无X染色质

图 8 - 2　X 染色质

正常女性间期细胞核中紧贴核膜内缘有一个染色较深，大小约为 1μm 的椭圆形小体，即 X 染色质。正常男性则没有 X 染色质。为什么男女性之间的 X 染色质存在差异？女性两个 X 染色体上的每个基因的两个等位基因所形成的产物，为什么不比只有一个 X 染色体半合子的男性相应基因产物多？为什么某一 X 连锁突变基因纯合子女性的病情并不比半合子的男性严重？带着这些疑问，我们继续学习下面内容。

2. Lyon 假说　1961 年，Mary Lyon 提出了 X 染色体失活的假说（莱昂假说）对这些问题进行了解释。Lyon 假说的要点如下：①失活发生在胚胎发育早期（人类晚期囊胚期）。②X 染色体的失活是随机的，异固缩的 X 染色体可以来自父亲也可以来自母亲。③失活是完全的，雌性哺乳动物体细胞内仅有一条 X 染色体是有活性的。另一条 X 染色体在遗传上是失活的。随着生物科学的发展，研究者发现失活的 X 染色体上的基因并不完全失去活性，有一部分基因仍保持一定活性。人类 X 染色体上约有1/3 基因可能逃避完全失活，对此错误的知识点点做了纠正。④失活是永久的和克隆繁殖的。一旦某一特定的细胞内的 X 染色体失活，那么由此细胞而增殖的所有子代细胞也总是这一个 X 染色体失活。如果是父源的 X 染色体失活，则其子细胞中失活的 X 染色体也是父源的，所有这个细胞的子代细胞中都将表达有活性的母源 X 染色体。因此，失活是随机的，但却是恒定的。

3.Y染色质　正常男性的间期细胞用荧光染料染色后，在细胞核内可出现一强荧光小体，直径为0.3μm左右，称为Y染色质。Y染色体长臂远端部分为异染色质，可被荧光染料染色后发出荧光。这是男性细胞中特有的，女性细胞中不存在。细胞中Y染色质的数目与Y染色体的数目相同。如核型为47，XYY的个体，细胞核中有两个Y染色质（图8-3）。

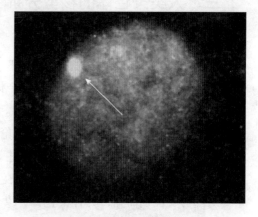

图8-3　Y染色质

（五）人类性染色体与性别决定

人类性染色体（X染色体和Y染色体）决定人类的性别，这种性别决定方式为XY型。如前所述，人类的精子和卵子是通过初级精母细胞和初级卵母细胞减数分裂产生的，因此，男性可产生含有X染色体和含Y染色体的精子——X型精子和Y型精子，两种精子的数目相等；而女性只产生含X染色体的卵子。如果X型精子与卵子结合，就形成含有XX性染色体的受精卵，将来发育成女性个体；如果Y型精子与卵子结合，则形成含XY性染色体的受精卵，将来发育成男性个体。在自然状态下，两种类型的精子与卵子的结合是随机的，因此，人类的性别比大致为1∶1。很显然，人类性别实际上是由参与受精的精子中的性染色体类型决定的。Y染色体在性别决定中起关键作用，有Y染色体存在，原始生殖组织向男性分化，形成睾丸；无Y染色体存在，原始生殖组织则形成卵巢。例如，45,X和48,XXXX患者，有数目不等的X染色体，但均呈女性异常表型；而47,XXY和48,XXXY患者，不管有多少个X染色体，均表现为男性异常表型。

Y染色体之所以使个体发育为男性，是因为Y染色体短臂上存在与睾丸分化有关的基因，称为睾丸决定因子（testis determining factor，TDF）基因。1990年，科学家在Y染色体（Yp11.3）上发现了SRY基因（sex-determining region of Y，SRY），即Y染色体性别决定区，认为SRY基因是TDF基因的最佳候选基因，并证实它与人类性别决定密切相关。1993年，Hua等采用逆向遗传学方法对SRY基因进行了鉴定，确认其只有一个长850bp的外显子，无内含子，编码产物为含204个氨基酸的SRY蛋白。SRY基因抑制雌性发育途径、启动雄性发育途径的调控性别分化作用是通过SRY蛋白实现的。

在减数分裂过程中，如果发生了Y染色体特异区与X染色体之间的交换，SRY基因从Y染色体易位移至X染色体，将导致XX受精卵发育出男性特征，XY受精卵发育出女性特征。如果男性（XY）的SRY基因突变，就会造成男性性器官形成障碍而发育成女性性器官，出现性反转的现象。这表明，SRY基因是决定男性性器官（睾丸）发育的关键基因。

⊕ 知识链接

小鼠睾丸决定因子——SRY

澳大利亚科学家Shingo Miyawaki等2020年研究发现成年小鼠Y染色体的SRY基因由两个外显子组成，第二外显子编码SRY蛋白C端的15个氨基酸（two-exon type，SRY-T）。该论文发表在 *Science* 杂志上，纠正了自科学家发现SRY基因以来，人们一直认为诱导雄性发育的哺乳动物性别决定基因SRY是单外显子基因（single-exon type，SRY-S）的错误认识。通过CRISPR/Cas9通路，用基因敲除技术敲除SRY基因的第二外显子，结果核型为XY的小鼠发育成有卵巢的雌性鼠。这证明小鼠第二外显子对雄性性别决定至关重要，是决定雄性性别的关键序列。功能获得和功能丧失分析表明，SRY-T是真正的睾丸决定因素。除小鼠外，其他哺乳动物的SRY基因是否也存在第二外显子，是科学家未来的研究方向。

三、人类染色体的核型分析

（一）非显带核型

细胞中的全部染色体，按其大小、形态特征顺序排列所构成的图像称为核型（karyotype）。在正常情况下，一个体细胞的核型一般可代表个体的核型。将待测细胞的核型进行染色体数目、形态特征的分析，确定其是否与正常核型完全一致，称为核型分析（karyotype analysis）。

1960 年在美国丹佛、1963 年在英国伦敦、1966 年在美国芝加哥召开过三次国际会议，制定了人类染色体的识别、编号、分组以及核型描述等统一的标准命名系统，包括染色体数目和结构异常的核型描述。根据这一命名系统，1~22 号为常染色体，是男女共有的 22 对染色体，按染色体从大到小编号；其余一对随男女性别而异，为性染色体，女性为 XX，男性为 XY。将这 23 对染色体分为 A、B、C、D、E、F、G 七个组，A 组最大，G 组最小。X 染色体列入 C 组，Y 染色体列入 G 组（图 8-4，表 8-1）。

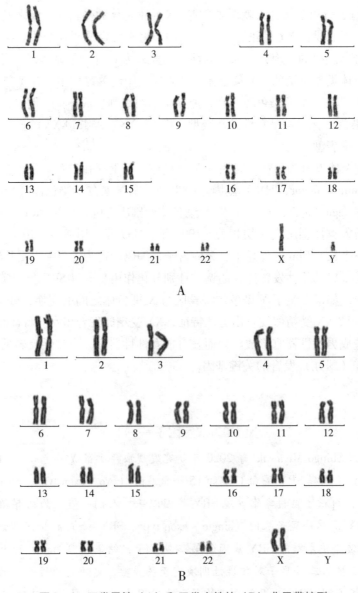

图 8-4　正常男性（A）和正常女性的（B）非显带核型

表8-1 人类核型分组与各组染色体形态特征

组号	染色体	大小	着丝粒位置	次溢痕	随体
A	1~3	最大	中（1、3）、亚中（2）	1号常见	
B	4~5	次大	亚中		
C	6~12、X	中等	亚中	9号常见	
D	13~15	中等	近端		有
E	16~18	小	中（16）、亚中（17、18）	16号常见	
F	19~20	很小	中		
G	21~22、Y	最小	近端		21、22号有，Y无

核型的描述包括两部分内容，第一部分是染色体总数，第二部分是性染色体的组成，两者之间用"，"分隔开。正常女性核型描述为46，XX，正常男性核型描述为46，XY。

由于非显带染色体标本不能将每一条染色体本身的特征完全显示出来。因此，只能根据各染色体的大致特征（大小、着丝粒位置）来识别染色体。

（二）染色体显带技术

1968年瑞典细胞化学家Caspersson等应用荧光染料氮芥喹吖因（quinacrine mustard，QM）处理染色体后，在荧光显微镜下可观察到染色体沿其长轴显示出一条条宽窄和亮度不同的横纹，即染色体的带（band）。染色体显带（chromosome banding）技术是在非显带染色体的基础上发展起来的，它能显示染色体本身更细微的结构，有助于准确的识别每一条染色体及诊断染色体异常疾病。通过显带技术，使各号染色体都显现出独特的带纹，这构成染色体的带型。每对同源染色体的带型基本相同而且稳定，不同对染色体的带型不同。染色体显带现象是染色体本身存在着"带"的结构。在未染色的染色体也可以直接观察到带的存在。但用特殊方法处理后，再用染料着色，带纹更清楚。一般认为，易着色的阳性带为富含A-T的染色体节段；相反，富含G-C的染色体节段则不易着色，称为阴性带。据报道已被定位的基因绝大部分都在阴性带区。人类染色体能显现出近2000个G带，这些带再融合成一般显微镜下可见的850条带左右。

显带技术主要有Q显带、G显带、R显带、T显带、C显带、N显带和高分辨染色体技术等。其他技术有姐妹染色单体互换技术、染色体原位杂交技术和染色体脆性部位检测技术等。显带技术可将人类的24种染色体显示出各自特异的带纹，称为带型（banding pattern）。

Q显带（Q banding）是指在荧光显微镜下可观察到经荧光染料氮芥喹处理后的染色体的长所显示的宽窄不同的荧光亮带和暗带（图8-5）。

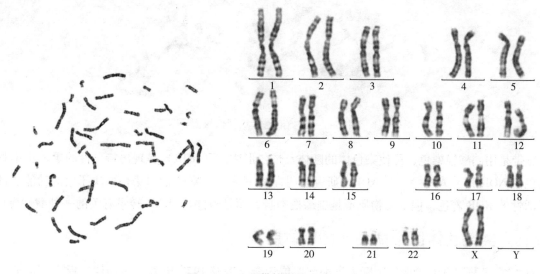

图8-5 G显带核型图（46，XX）

G 显带是将染色体标本用碱、胰蛋白酶或其他盐溶液处理后，再用 Giemsa 染液染色，染色体上出现与 Q 带相类似的带纹，在普通显微镜下，可见深浅相间的带纹。G 带与 Q 带相对应，即在 Q 显带的亮带的相应部位，被 Giemsa 染成深染的带，而在在 Q 显带中暗带的相应部位则被染成浅染的带（图 8-6）。G 显带方法简便，带纹清晰，染色体标本可以长期保存，因此被广泛用于染色体病的诊断和研究。

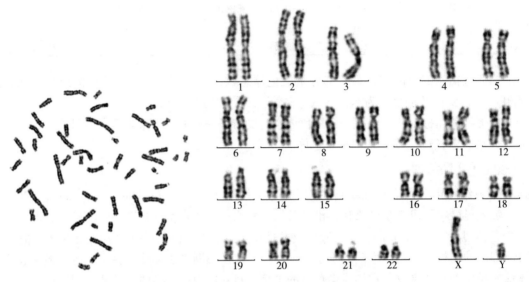

图 8-6　G 显带核型图（46,XY）

R 显带是用盐溶液处理标本后，再用 Giemsa 染色，显示出与 G 带相反的带，即 G 显带中的深带在 R 显带中为浅带，G 显带中的浅带在 R 显带中为深带，称反带（reverse band）或 R 带。

T 显带是将染色体标本加热处理后，再用 Giemsa 染色可使染色体末端区段特异性深染。

C 显带是用 NaOH 或 Ba（OH)$_2$ 处理标本后，再用 Giemsa 染色，可使着丝粒和次缢痕的结构异染色质部分深染，如 1、9、16 号染色体的次缢痕以及 Y 染色体长臂远端的 2/3 的区段，所显示的带纹称 C 带。C 显带可用于检测 Y 染色体、着丝粒区以及次缢痕区的变化（图 8-7）。

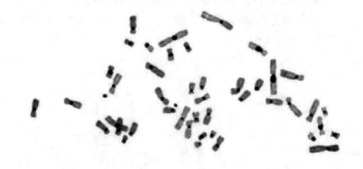

图 8-7　人类染色体 C 显带核型

N 显带是用硝酸银染色，可使染色体的随体及核仁形成区（NOR）呈现出特异性的黑色银染物，这种印染色的 NOR 称为 Ag----NOR。研究表明，Ag----NOR 的可染性取决于它的功能活性，即具转录活性的 NOR 着色，但受染物质不是副缢痕本身，而是附件与 rDNA 转录有关的一种酸性蛋白。

四、人类染色体区带命名的国际体制

1971 年在巴黎召开的第四届国际人类细胞遗传学会议以及 1972 年爱丁堡会议，提出了区分每个显带染色体区、带的标准系统，称为人类细胞遗传学命名的国际体制（International System for Human Cytogenetics Nomenclature，ISCN），这样对显带染色体有了一个统一的识别和描述的标准，有利于国际的相互交流（图 8-9）。

根据 ISCN 规定的界标（landmark），每条显带染色体划分为若干个区（region），每个区又包括若干条带（band）。界标是确认每一染色体上具有重要意义的、稳定的和有显著形态学特征的指标，包括染色体两臂的末端、着丝粒和某些稳定又显著的带。两相邻界标之间为区。每一条染色体都是由一系列连贯的带组成，没有非带区。

每一染色体都以着丝粒为界标，分成短臂（p）和长臂（q）。区和带的序号均从着丝粒为起点，沿着每一染色体臂分别向长臂、短臂的末端依次编号为 1 区、2 区……，以及 1 带、2 带……。界标所在的带属于此界标以远的区，并作为该区的第 1 带。被着丝粒一分为二的带，分别归属于长臂和短臂，分别标记为长臂的 1 区 1 带和短臂的 1 区 1 带。

描述一特定带时需要写明以下内容：①染色体序号；②臂的符号；③区的序号；④带的序号。例如，2q22 表示第 2 号染色体，长臂，2 区，2 带（图 8-8）。

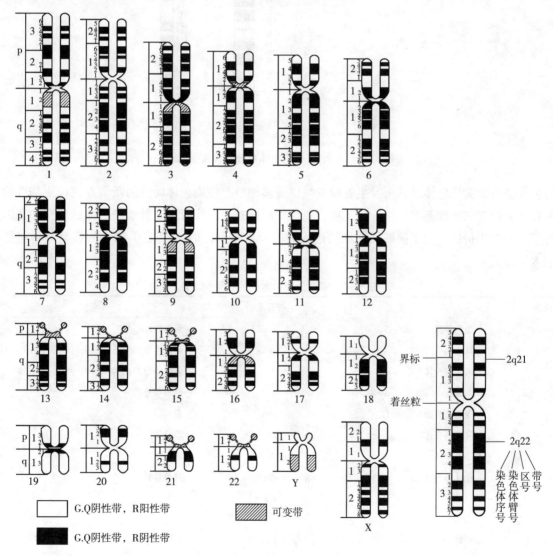

图 8-8 人类染色体的区带命名

为了适应高分辨显带技术的发展，ISCN 还制订了人类细胞遗传学高分辨命名的国际体制，显示了大约具有 550～850 条带的高分辨带型。高分辨显带的命名方法是在原带之后加"."和亚带号。例如，原来的 10q11 带被分为两个亚带，命名为 10q11.1，10q11.2，分别表示 10 号染色体长臂 1 区 1 带的第 1 和 2 亚带。10q11.2 再分时，则写为 10q11.21，10q11.22，10q11.23，称为次亚带（图 8-9）。

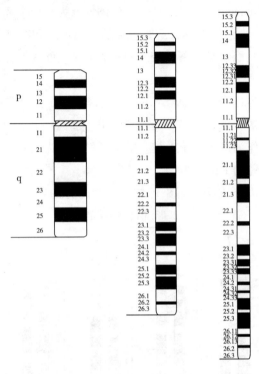

图 8-9　人类 10 号染色体高分辨显带模式图

染色体显带能为染色体及其所发生的畸变提供更多细节，使染色体畸变的断裂点定位更加准确，因此这一技术无论在临床细胞遗传学、分子细胞遗传学的检查上，或者是在肿瘤染色体的研究和基因定位上都有广泛的应用价值。为了能够简明地描述人类的异常核型，ISCN 制定了统一的核型分析符号和术语（表 8-2）。

表 8-2　核型分析中常用的符号和术语

符号术语	意义	符号术语	意义
A-G	染色体组的名称	1-22	常染色体序号
→	从…到…	+或-	染色体增加或减少；染色体结构增加或减少
/	表示嵌合体	?	染色体分类或情况不明
:	断裂	::	断裂与重接
ace	无着丝粒断片（见 f）	cen	着丝粒
chi	异源嵌合体	chr	染色体
ct	染色单体	del	缺失
der	衍生染色体	dic	双着丝粒
dir	正位	dis	远侧
dmin	双微体	dup	重复
e	交换	end	（核）内复制
f	断片	fem	女性
fra	脆性部位	g	裂隙

续表

符号术语	意义	符号术语	意义
h	副缢痕	i	等臂染色体
ins	插入	inv	倒位
mal	男性	mar	标记染色体
mat	母源的	min	微小体
mn	众数	mos	嵌合体
p	短臂	pat	父源的
ph	费城染色体	pro	近侧
psu	假	q	长臂
qr	四射体	r	环状染色体
rcp	相互易位	rea	重排
rac	重组染色体	rob	罗伯逊易位
s	随体	tan	串联易位
ter	末端	tr	三射体
tri	三着丝粒	var	可变区

高分辨显带技术：20 世纪 70 年代后期，由于技术的改进。可以从早中期、晚前期或更早时期的染色体进行显带处理，可获得 550～850 条带，甚至上千条带纹，这种带纹更多的染色体称为高分辨显带染色体（high resolution banding chromosome）。染色体高分辨显带能为染色体及其所发生的畸变提供更多的细节，有助于发现更多，更细微的染色体结构异常，使染色体发生畸变的断裂点定位更加准确（图 8 - 9）。

第二节　染色体畸变

一、染色体畸变的诱因

在正常情况下，人体细胞染色体畸变发生率小于 1%。许多正常细胞系经过数代培养后可看到有些细胞的染色体数目、结构发生变化，这称为自发畸变（spontaneous aberration）。在某些化学物质、射线和病毒等因素作用下，人为引起的细胞内染色体畸变，称为诱发畸变（induced aberration）。

1. 物理因素　在自然界存在的各种各样的射线可对人体产生一定的影响，如 X 射线、γ 射线、α 和 β 粒子、中子等可诱发染色体畸变。射线能破坏 DNA 链之间的共价结构，导致染色体断裂。长期接受射线治疗或从事放射工作的人员，由于长期小剂量的累积作用，可引起体细胞或生殖细胞染色体畸变。染色体畸变率随射线剂量的增高而增高。

2. 化学因素　许多药物包括某些抗肿瘤药物可导致染色体畸变。已有研究证实，环磷酰胺、氮芥、白硝安、甲氨蝶呤、阿糖胞苷等抗癌药物可导致染色体畸变；抗痉挛药物苯妥英钠可引起人淋巴细胞多倍体细胞数增高。妊娠早期使用药物不当可引起胎儿染色体畸变，有机磷类农药（美曲磷脂类农药）、工业毒物（苯）、食品添加剂（硝基呋喃基糖酰胺 AF - 2）、防腐剂、保鲜剂等均可诱发染色体畸变。

3. 生物因素　霉菌产生的毒素，例如黄曲霉素、柄曲霉素和棒曲霉素等，有诱发染色体畸变的作用；各种病毒，如 SV40 病毒、风疹病毒、仙台病毒、肝炎病毒、牛痘病毒、带状疱疹病毒、麻疹病毒、流行性腮腺炎病毒等可诱发宿主细胞染色体畸变。Rous 肉瘤病毒和 Burkitt 淋巴肉瘤病毒等不仅可引起染色体畸变，还有致癌作用。

4. 机体内在因素 唐氏综合征的患病率与母亲的生育年龄有关，其他三体综合征也有类似的情况。一般认为，母亲生育年龄越晚，生殖细胞在体内停留的时间越长，受到不利因素影响的机会越多，在减数分裂时，越容易产生染色体不分离而导致染色体数目畸变。染色体畸变的发生与胚胎发育的宫内环境也有关系。遗传因素也与染色体畸变有关，例如，不同个体对辐射和化学诱变剂敏感性存在差异，染色体断裂易发生在遗传型染色体脆性位点上；一些 AR 病，如范可尼贫血，患者易发生染色体自发断裂。

二、染色体数目异常

人类的正常体细胞有 46 条染色体（二倍体），生殖细胞有 23 条染色体（单倍体）。染色体数目的异常可分为两类，即整倍体改变和非整倍体改变。

（一）整倍体改变

如果染色体数目以一个染色体组（n）为单位成组增加或减少，称为整倍体改变。人类生殖过程中可产生单倍体（haploid）和多倍体（polyploid），包括三倍体（triploid，3n）和四倍体（tetraploid，4n），细胞内分别有 69 条和 92 条染色体。临床上尚未发现单倍体细胞发育成胚胎的病例。在流产的胎儿中，三倍体是常见的类型，但都不能存活到出生，只有极罕见的 2n/3n 嵌合体存活者。四倍体比三倍体更为罕见，可在流产的胚胎中发现。

整倍体改变的机制主要有双雌受精（digyny）、双雄受精（diandry）、核内复制（endoreduplication）和核内有丝分裂（endomitosis）。

1. 双雄受精 一个正常的卵子同时与两个正常的精子发生受精称为双雄受精。由于每个精子具有一个染色体组，所以当两个精子同时进入一个卵细胞时，就将两个染色体组同时带入了这一卵细胞，所形成的合子内则含有三个染色体组（三倍体），可形成 69,XXX、69,XXY 和 69,XYY 三种类型的受精卵（图 8 – 10）。

2. 双雌受精 一个二倍体的异常卵子与一个正常的精子发生受精，从而产生一个三倍体的合子，称为双雌受精。在卵细胞发生的第二次减数分裂过程中，次级卵母细胞由于某种原因未形成第二极体，因此应分给第二极体的染色体组仍留在卵细胞中，使该卵细胞成为异常的二倍体卵细胞。当它与一个正常的精子结合后，就会形成含有三个染色体组的合子（三倍体），可形成 69,XXX 或 69,XXY 两种核型的受精卵（图 8 – 10）。

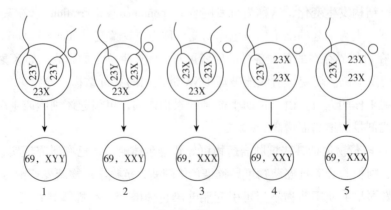

图 8 – 10　双雄受精和双雌受精

3. 核内复制 在一次细胞分裂时，DNA 不是复制一次，而是复制了两次，而细胞只分裂了一次。这样形成的两个子细胞都是四倍体，这是肿瘤细胞常见的染色体异常特征之一。

4. 核内有丝分裂 在正常的细胞分裂时，染色体正常复制了一次，但至分裂中期时，核膜仍未破裂、消失，也无纺锤体的形成，因此，细胞分裂未能进入后期和末期，没有细胞质的分裂，结果细胞内含有四个染色体组，形成了四倍体，即核内有丝分裂。

归纳来说，三倍体的形成原因可为双雌受精或双雄受精；四倍体形成的主要原因是核内复制或核内有丝分裂。

（二）非整倍体改变

非整倍体（aneupliod）是指细胞的染色体数目增加或减少了一条或数条，这是临床上常见的染色体畸变类型，分为亚二倍体（hypodiploid）和超二倍体（hyperdiploid）。常见的亚二倍体是某对染色体少了一条，构成单体型（monosomy），细胞染色体数目为 45，即 $2n-1$。而在超二倍体的细胞中某一同源染色体的数目不是 2 条，而是 3 条甚至更多，称为多体型（polysomy），其中三体型（trisomy）是人类染色体数目异常中最常见和种类最多的一类。四体型和五体型多见于性染色体，如 48,XXXX 和 49,XXXXX。

按照 ISCN（1978），非整倍体的描述方法为"染色体总数，性染色体组成，+（−）畸变染色体序号"。例如某一核型中多了一条 18 号染色体，可描述为 47,XX（XY），+18；少一条 22 号染色体则描述为 45,XX（XY），−22；少一条 X 染色体可描述为 45,X。

多数非整倍体的产生原因是在性细胞成熟过程或受精卵早期卵裂中，发生了染色体不分离（nondisjunction）或染色体丢失（chromosome lose）。

在细胞分裂进入中、后期时，如果某一对同源染色体或姐妹染色单体彼此没有分离，而是同时进入一个子细胞，结果所形成的两个子细胞中，一个将因染色体数目增多而成为超二倍体，另一个则因染色体数目减少而成为亚二倍体，这个过程称为染色体不分离。染色体不分离可以发生在细胞的有丝分裂过程中，也可以发生在配子形成时的减数分裂过程。

染色体不分离可发生在受精卵的卵裂早期的有丝分裂过程中。卵裂早期某一染色体的姐妹染色单体不分离，可导致产生由两种细胞系或三种细胞系组成的嵌合体。如正常的受精卵在早期卵裂时，由于染色体不分离或遗失，而导致患者部分细胞正常，部分细胞为单体或三体。不分离发生得越晚，正常二倍体细胞系的比例越大，临床症状也相对越轻。

减数分裂时也可发生染色体不分离。染色体不分离发生在第一次减数分裂，使得某一对同源染色体不分离，同时进入一个子细胞核，所形成的配子中，一半将有 24 条染色体（$n+1$），另一半将有 22 条（$n-1$）。与正常配子受精后，将形成超二倍体或亚二倍体。也可以在第二次减数分裂发生染色体不分离，实验证明，不分离多发生在第一次减数分裂中。

染色体丢失又称染色体分裂后期延滞（anaphase lag），在有丝分裂过程中，某一染色体未与纺锤丝相连，不能移向两极参与新细胞的形成；或者在移向两极时行动迟缓，滞留在细胞质中，造成该条染色体的丢失而形成亚二倍体。染色体丢失也是嵌合体形成的一种方式。

（三）嵌合体

嵌合体（mosaic）是指同时存在两种或两种以上核型的细胞系的个体。如 46,XX/47,XXY 和 45,X/46,XX 等。嵌合体的概念不限于染色体数目异常，可以是数目异常之间，结构异常之间，以及数目和结构异常之间的嵌合。

三、染色体结构畸变

染色体结构的畸变首先是由于染色体发生了断裂（breakage），然后是由于断裂片段的重接（rejoin）出现错误。断裂的片段如果在原来的位置上重新接合，则染色体恢复正常，不引起遗传效应。如果染色体断裂后未能在原位重接，也就是断裂片段移动位置与其他片段相接或者丢失，则可引起染色体结构畸变，又称染色体重排（chromosomal rearrangement）。

人类细胞遗传学命名的国际体制（ISCN）制定了有关人类染色体以及染色体畸变等的命名方法（表8-2）。结构畸变染色体核型的描述方法有简式和详式两种。①简式：在简式中，对染色体结构的改变只用其断点来表示。按国际命名规定，应依次写明染色体总数，性染色体组成，然后用一个字母（如t）或三联字符号（如del）写明重排染色体的类型，其后的第一个括弧内写明染色体的序号，第二个括弧写明区号、带号以表示断点。②详式：在详式中，除了简式中应写明的内容外，与简式有所不同，即是在最后一个括弧中不是只描述断裂点，而是描述重排染色体带的组成。临床上常见的染色体结构畸变有缺失（deletion）、重复（duplication）、倒位（inversion）、易位（translocation）、环状染色体（ring chromosome）、双着丝粒染色体（dicentric chromosome）和等臂染色体（isochromosome）等。

（一）缺失

缺失（del）是染色体片段的丢失，缺失使位于这个片段的基因也随之发生丢失。按染色体断点的数量和位置可分为末端缺失（terminal deletion）和中间缺失（interstitial deletion）两类。末端缺失指染色体的臂发生断裂后，未发生重接，无着丝粒的片段不能与纺锤丝相连，在细胞分裂后期未能移至两极而丢失。中间缺失指一条染色体的同一臂上发生了两次断裂，两个断点之间的无着丝粒片段丢失，其余的两个断片重接。如图8-11A所示，第1号染色体长臂的2区1带发生断裂，其远侧段（q21→qter）丢失。这条染色体是由短臂的末端至长臂的2区1带所构成。这种结构畸变的简式描述为：46，XX（XY），del（1）（q21）；详式描述为：46，XX（XY），del（1）（pter→q21:）；如图8-11B所示，3号染色体长臂上的q21和q25发生断裂和重接，这两断点之间的片段丢失。这种结构畸变的简式描述为：46，XX（XY），del（3）（q21q25）；详式写为46，XX（XY），del（3）（pter→q21::q25→qter）。

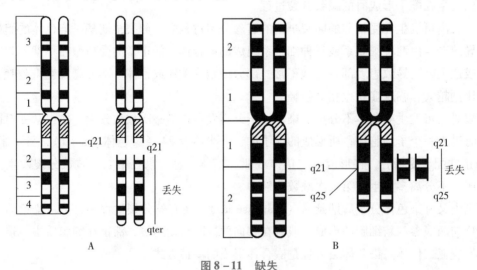

图8-11 缺失

A. 末端缺失；B. 中间缺失

（二）重复

重复（dup）是一条染色体上某一片段增加了拷贝的现象，使这些片段的基因多了一份或几份，原因是同源染色体之间的不等交换或染色单体之间的不等交换以及染色体片段的插入等。

（三）倒位

倒位（inv）是某一染色体发生两次断裂后，两断点之间的片段旋转180°后重接，造成染色体上基因顺序的重排。染色体的倒位可以发生在同一臂（长臂或短臂）内，也可以发生在两臂之间，分别称为臂内倒位（paracentric inversion）和臂间倒位（pericentric inversion）。

1. 臂内倒位（paracentric inversion）　　指一条染色体的某一臂上同时发生了两次断裂，两断点之间的片段旋转180度后重接。例如1号染色体p22和p34同时发生了断裂，两断点之间的片段倒转后重接，形成一条臂内倒位的染色体（图8-12A）。这种结构畸变的简式描述为：46，XX（XY），inv（1）（p22p34）；详式描述为：46，XX（XY），inv（1）（pter→p34∷p22→p34∷p22→qter）。

2. 臂间倒位（pericentric inversion）　　是一条染色体的长、短臂各发生了一次断裂，中间断片颠倒后重接，则形成了一条臂间倒位染色体。如2号染色体的p15和q23同时发生了断裂，两断点之间的片段倒转后重接，形成了一条臂间倒位染色体（图8-12B）。这种结构畸变的简式描述为：46，XX（XY），inv（2）（p15q23）；详式描述为：46，XX（XY），inv（2）（pter→p15∷q23→p15∷q23→qter）。

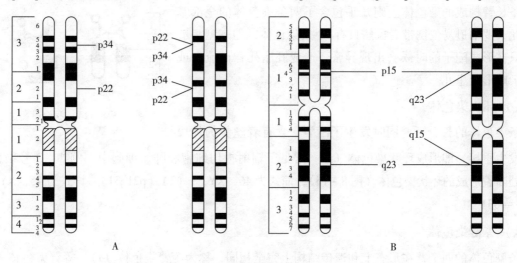

图8-12　倒位

A. 臂内倒位；B. 臂间倒位

（四）易位

易位（t）是指一条染色体的断片移接到另一条非同源染色体的臂上。常见的易位方式有相互易位（reciprocal translocation，图8-13）和罗伯逊易位（Robertsonian translocation，图8-14）。例如，2号染色体q21和5号染色体q31同时断裂，两条染色体的无着丝粒片段交换后重新接合，简式为46，XY，t（2；5）（q21；q31），详式为46，XY，t（2；5）（2pter→2q21∷5q31→5qter；5pter→5q31∷2q21→2qter）。描述涉及两条染色体的畸变时，性染色体及序号靠前的染色体先描述。形成两条衍生染色体（der）。当相互易位仅涉及位置的改变而不造成染色体片段的增减时，则称为平衡易位。

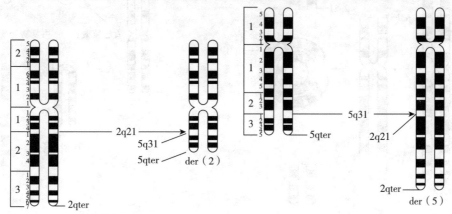

图8-13　相互易位

罗伯逊易位是发生于近端着丝粒染色体的一种易位形式（图8－14）。例如，14 号和 21 号染色体间的罗伯逊易位，简式为 45，XY，－14，－21，＋t（14；21）（q10；q10）；详式为 45，XY，－14，－21，＋t（14；21）（14qter→14q10∷21q10→21qter）。当两个近端着丝粒染色体在着丝粒部位或着丝粒附近部位发生断裂后，二者的长臂在着丝粒处接合在一起，形成一条由长臂构成的衍生染色体；两个短臂则构成一个小染色体，小染色体往往在第二次分裂时丢失，这可能是由于其缺乏着丝粒或者是由于其完全由异染色质构成所至。由于丢失的小染色体几乎全是异染色质，而由两条长臂构成的染色体上则几乎包含了两条染色体的全部基因，因此，罗伯逊易位携带者虽然只有 45 条染色体，但表型一般正常，只在形成配子的时候会出现异常，造成胚胎死亡而流产或出生先天畸形等患儿。

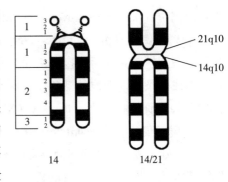

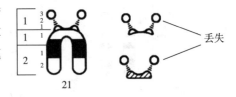

图 8－14　罗伯逊易位

（五）环状染色体

一条染色体的长、短臂同时发生了断裂，含有着丝粒的片段两断端发生重接，即形成环状染色体（r），常见于辐射损伤细胞和肿瘤细胞中。例如，2 号染色体 p21和 q31 处断裂形成的环状染色体（图 8－15），简式为 46，XY，r（2）（p21q31），详式为 46，XY，r（2）（∷p21→q31∷）。

（六）等臂染色体

一条染色体的两个臂在形态上和遗传结构上完全相同，称为等臂染色体（i）。等臂染色体一般是由于着丝粒分裂异常造成的。在正常的细胞分裂中，着丝粒纵裂，姐妹染色单体分离，形成两条具有长、短臂的染色体。如果着丝粒横裂，长臂、短臂各自形成一条染色体，即形成了一条具有两个长臂和一条具有两个短臂的等臂染色体。例如，X 染色体长臂构成的等臂染色体（图 8－16），简式为 46，X，i（Xq），详式为 46，X，i（X）（qter→cen→qter）。该女性的染色体结构畸变，实质上是 Xq 重复和 Xp 缺失，或 Xq 部分三体和 Xp 部分单体。

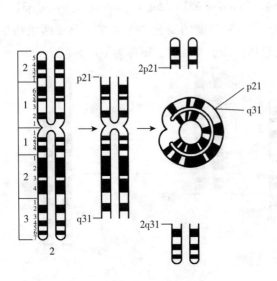

图 8－15　环状染色体的形成

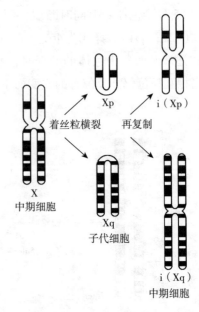

图 8－16　等臂染色体的形成

（七）双着丝粒染色体

两条染色体同时发生一次断裂后，两个具有着丝粒的片段的断端相连接，形成了一条双着丝粒染色体（dic）。例如，6 号染色体 q22 和 11 号染色体 p15 处断裂，两条染色体的主体部分相接形成双着丝粒染色体（图 8-17），简式为 45，XY，-6，-11，+dic（6；11）（q22；p15），详式为 45，XY，-6，-11，+dic（6；11）（6pter→6q22∷11p15→11qter）。

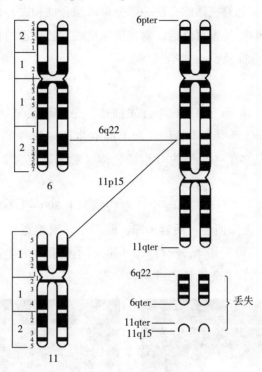

图 8-17　双着丝粒染色体的形成

第三节　染色体病

染色体病（chromosomal disorder）是染色体畸变（chromosomal aberration）引起的疾病，染色体畸变是指细胞内染色体的数目或结构发生改变，包括染色体的数目异常和结构畸变两大类。

目前已报道了上万种染色体异常类型。新生儿染色体异常的发生率约为 0.6%。自发流产胎儿中约有一半为染色体异常所致，其中三倍体和四倍体占 20%，45，X 占 18%～20%，三体型在流产胎儿中也相当常见。染色体病对人类危害很大，而且缺乏治疗良策，目前主要通过遗传咨询和产前诊断予以预防。

染色体病的实质是染色体上的基因或基因群的增减或变位，影响了众多基因的表达和作用，破坏了基因的平衡状态，因而妨碍了人体相关器官的分化发育，造成机体形态和功能的异常。严重者在胚胎早期夭折并引起自发流产，故染色体异常易见于自发流产胎儿。少数即使能存活到出生，在临床上和遗传上一般有如下特点：①染色体病患者均有先天性多发畸形（包括特殊面容）、生长、智力或性发育落后、特殊肤纹；②绝大多数染色体病患者呈散发性，即双亲染色体正常，畸变染色体来自双亲生殖细胞或受精卵早期卵裂新发生的染色体畸变，这类患者往往无家族史；③少数染色体结构畸变的患者是由表型正常的双亲遗传而得，其双亲之一为平衡的染色体结构重排携带者，可将畸变的染色体遗传给子代，引起子代的染色体不平衡而致病，这类患者常伴有家族史。

染色体病可分为常染色体病和性染色体病。

一、常染色体病

常染色体病（autosomal disease）是由常染色体数目或结构异常引起的疾病，约占染色体病的 2/3，包括三体综合征、单体综合征、部分三体综合征、部分单体综合征和嵌合体等。患者一般均有较严重或明显的先天性多发畸形、智力和生长发育落后，常伴特殊皮纹。已报道的常染色体病包括 Down 综合征、18 - 三体综合征、13 - 三体综合征及 5p - 综合征等。

（一）Down 综合征

Down 综合征由英国医生 J Down 于 1866 年首先描述，是发现最早、最常见、也是最重要的染色体病。很早就注意到本病具有母亲生育年龄偏大和单卵双生的一致性的特点。1959 年法国遗传学家 Lejeune 首先证实本病的病因是多了一个小的 G 组染色体（后来确定为 21 号），故本病又称为 21 - 三体综合征。

Down 综合征是一种常见的常染色体病，新生儿发病率为 1/800 ~ 1/600。患儿有明显可见的共同特征（图 8 - 18），即相似的先天愚型面容：面容呆滞，眼裂小，眼距宽，鼻梁扁平，头颅小而圆，枕部平，下颌小，腭峡小，常张口，舌头外伸，流口水。同时有不同程度的生长迟缓、智力发育障碍，多数有皮肤纹理的改变，有半数患者伴有先天性心脏病。

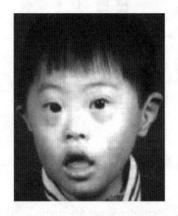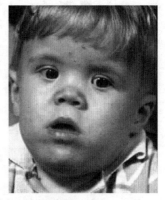

图 8 - 18 Down 综合征患儿的面容特征

根据患者的核型组成不同，可将 Down 综合征分为三种遗传学类型。

1. 游离型 又称为 21 - 三体型或标准型，核型为 47，XX（XY），+21（图 8 - 19）。此型约占全部患者的 92.5%，其发生绝大部分与父母核型无关，而是在减数分裂时 21 号染色体不分离的结果，且主要为减数分裂 I 不分离。染色体不分离发生在母方的病例约占 95%。母亲生育年龄是影响患病率的重要因素，母亲 35 岁以上生育，患病率明显增高：35 岁生育，患病率为 1/350；40 岁生育，患病率为 1/100；45 岁及以后生育，患病率则升至 1/25（图 8 - 20）。

2. 易位型 约占 5%，增加的一条 21 号染色体并不独立存在，而是与 D 组或 G 组的一条染色体发生罗伯逊易位，染色体总数为 46，其中一条是易位染色体。最常见的是 D/G 易位，如核型为 46，XX（XY），-14，+t（14q；21q）。

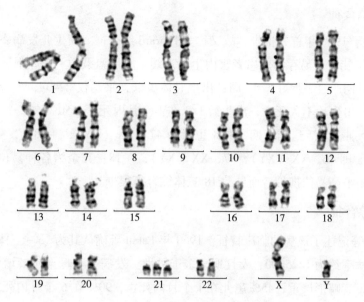

图 8 – 19　**Down** 综合征核型

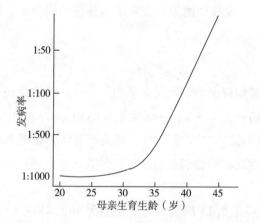

图 8 – 20　母亲生育年龄与游离型唐氏综合征的患病率

3. 嵌合型　此型较少见，约占 2%。因本型患者的体细胞中含有正常细胞系，故临床症状不典型。当 47，+21 细胞系比例低于 9% 时，一般不表现出临床症状。

易位染色体如果是由亲代传递而来的，其双亲之一通常是表型正常的染色体平衡易位携带者（balanced translocation carrier），其核型如 45，XX（XY），–14，–21，+t（14q；21q）。染色体平衡易位携带者在理论上经减数分裂可以产生 6 种类型的配子（图 8–21）。由此可见，染色体平衡易位携带者虽外表正常，但其常有自然流产或死胎史，在出生的子女中，约 1/3 正常，1/3 为易位型先天愚型患儿，1/3 为平衡易位携带者。

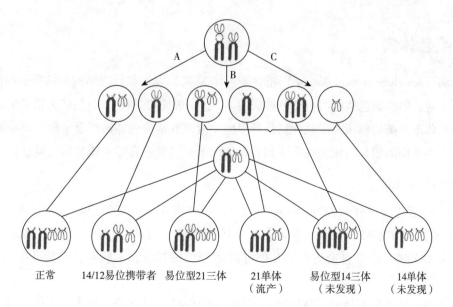

图 8 – 21　染色体平衡易位携带者（14/21）及其子女核型图解

（二）18 - 三体综合征

本病由 Edward 等于 1960 年首先报告，故又称为 Edward 综合征。新生儿发病率为 1/8000 ~ 1/3500，男女性别比为 1 : 4，可能女性易存活。患者宫内生长迟缓，小胎盘及单一脐动脉，胎动少，羊水过多，95% 胎儿流产；一般过期产，平均妊娠 42 周；出生时体重低，平均仅 2243g，发育如早产儿，吸吮差，反应弱，因严重畸形，出生后不久死亡，出生后 1/3 在 1 个月内死亡，50% 在 2 个月内死亡，90% 以上 1 岁内死亡，只有极个别病人活到儿童期。80% 患者为 47，XX（XY），+18，发生与母亲年龄增大有关；另 10% 为嵌合型，即 46，XX（XY）/47，XX（XY），+18；其余为各种易位，主要是 18 号与 D 组染色体易位，双亲是平衡易位携带者而导致 18 三体综合征很少。

（三）13 - 三体综合征

1957 年 Bartholin 等记述了该病的临床特征。1960 年 Patau 等确认其为 13 - 三体，故又称为 Patau 综合征。新生儿中的发病率约为 1/25000，女性明显多于男性。发病率与母亲年龄增大有关。99% 以上的胎儿流产，出生后的患者畸形严重，45% 患儿在 1 个月内死亡，90% 在 6 个月内死亡。80% 的病例为游离型 13 三体，额外的 13 号染色体多来自母方减数分裂 I 的不分离。当双亲之一是平衡易位携带者时，因绝大多数异常胎儿流产死亡，出生患儿的风险不超过 2%。少数病例为与正常细胞并存的嵌合型，即 46，XX（XY）/47，XX（XY），+13，一般症状较轻。

（四）5p - 综合征

本病 1963 年由 Lejeune 等首先报道，因患儿具特有的猫叫样哭声，故又名猫叫综合征。群体发病率为 1/50000，在低智能儿中占 1% ~ 1.5%，在小儿染色体病中占 1.3%，在常染色体结构异常病儿中居首位。本病的最主要临床特征是患儿在婴幼儿期的哭声似小猫的"咪咪"声，有关研究认为是喉部畸形、松弛和软弱所引起，但也有认为是中枢神经系统器官性或功能性病变引起呼气时喉部漏气所致。大部分患者能活到儿童，少数可活到成年。

患者 5 号染色体短臂缺失的片段大小不一，已证实本病是 5p15 缺失引起。核型为 46，XX（XY），del（5）（p15）。80% 的病例为染色体片段的单纯缺失（包括中间缺失），10% 为不平衡易位引起，环状染色体或嵌合体则比较少见。大部分病例的染色体畸变是新发生的，呈散发性；但 10% ~ 15% 患者为携带者的子代。

二、性染色体病

性染色体病（sex chromosomal disease）指性染色体 X 或 Y 发生数目或结构异常所引起的疾病。性染色体虽然只有 1 对，但性染色体病约占染色体病的 1/3；一般而言，因 X 染色体失活、Y 染色体外显基因少，使性染色体不平衡的临床表现减少到最低限度，故没有常染色体病严重。除 Turner 综合征及个别患者外，大多在婴儿期无明显临床表现，要到青春期因第二性征发育障碍或异常才就诊。

（一）Turner 综合征

1938 年 Turner 首先报道并命名为 Turner 综合征，1954 年 Polani 证实患者细胞核 X 染色质为阴性。1959 年 Ford 证明其核型为 45,X，因此本病又称为 45,X 综合征（或 45,XO）（图 8 - 22）。在新生女婴中的发生率约为 1/5000，但在自发流产胎儿中可高达 18% ~ 20%，本病在怀孕胎儿中占 1.4%，其中 99% 流产。

患者的典型特征是性发育幼稚、身材矮小（120 ~ 140cm）、肘外翻。患者出生体重轻，新生儿期脚背有淋巴样肿，十分特殊；内眦赘皮，上睑下垂，小颌；后发际低，约 50% 有蹼颈，乳间距宽，第四、五掌骨短，皮肤色素痣多，性腺为纤维条索状，无滤泡、子宫，外生殖器及乳房幼稚型。约半数患者有主动脉狭窄和马蹄肾等畸形。智力可正常，但低于同胞，或轻度障碍。

约 55% 病例为 45，X，还有各种嵌合型和结构异常的核型，最常见的嵌合型为 45，X/46，XX，结构异常为 46，X，i（Xq）。一般说来，嵌合型的临床表现较轻，轻者有可能有生育力，而有 Y 染色体的嵌合型可表现出男性化的特征；身材矮小和其他 Turner 体征主要是由 X 短臂单体性决定的；但卵巢发育不全和不育则更多与长臂单体性有关。本病的单个 X 染色体大多来母亲，约 75% 的染色体丢失发生在父方，约 10% 的丢失发生在卵裂早期。

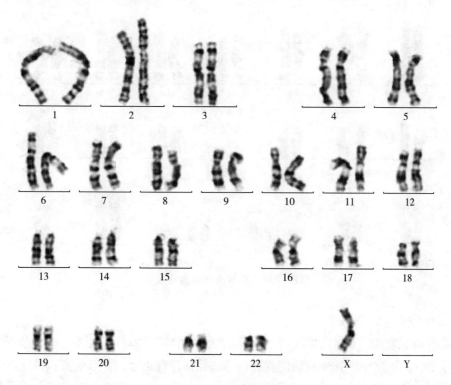

图 8-22　Turner 综合征核型

（二）Klinefelter 综合征

1942 年 Klinefelter 等首先报道本病；1956 年 Bradbury 等证明这类病人有一个 X 染色质；1959 年，Jacob 等证实其核型为 47，XXY，因此本病也称为 XXY 综合征。本病发生率相当高，在男性新生儿中占 1/1000～2/1000，在身高 180cm 以上的男性中占 1/260，在精神病患者或刑事收容所中占 1/100，在不育男性中占 1/10。

临床特征为身材高、睾丸小、第二性征发育不良和不育。患者四肢修长、身材高、胡须阴毛稀少、成年后体表脂肪堆积似女性；音调较高，喉结不明显；约 25% 病例有乳房发育，皮肤细嫩；外阴多数正常无畸形，6% 病例伴尿道下裂或隐睾。新生儿睾丸大小正常，但至青春期时睾丸小而硬，体积为正常人的 1/3；睾丸精曲小管基膜增厚，呈玻璃样变性，无精子。典型病例的血浆睾酮仅为正常人的一半；个别病人睾酮正常，血中雌激素增多。少数病人可伴骨髓异常、先天性心脏病，智能正常或有轻度低下。一些患者有精神异常或精神分裂症倾向。就不同核型患者临床表现分析，个别嵌合型患者可有生育；X 染色体数目越多，性征和智力发育障碍愈严重，伴有的体格异常更多。此外，患者易患糖尿病、甲状腺疾病、哮喘和乳腺癌。

多数病例为 47，XXY；10% ~ 15% 为嵌合型（图 8 - 23）；此外还有 48，XXXY 和 49，XXXXY 等。嵌合型患者临床表现轻，可有生育力。额外的染色体约 1/2 病例来自父方减数分裂 I 不分离，1/3 来自母方的减数分裂 I 不分离，其余为母方的减数分裂 II 或合子有丝分裂不分离。

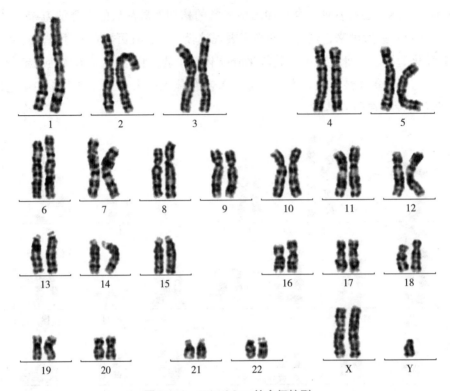

图 8 - 23　Klinefelter 综合征核型

（三）多 X 综合征

1959 年 Jacob 首先发现一例 47，XXX 女性，称之为"超雌"。本病发生率在新生女婴中为 1/1000。X - 三体女性可无明显异常，约 70% 病例的青春期第二性征发育正常，并可生育；另外 30% 患者的卵巢功能低下，原发或继发闭经，过早绝经，乳房发育不良；1/3 患者可伴先天畸形，如先天性心脏病、髋脱位；部分可有精神缺陷。约 2/3 患者智力稍低。X 染色体越多，智力发育越迟缓，畸形亦越多见。核型多数为 47，XXX，少数为 46，XX/47，XXX，极少数为 48，XXXX、49，XXXXX。额外的 X 染色体几乎都来自母方减数分裂的不分离，且主要在减数分裂 I。

（四）多 Y 综合征

1961 年由 Sandburg 等首次报告，在男女中的发生率为 1/900。核型为 47，XYY，额外的 Y 染色体肯定来自父方减数分裂 II 发生 Y 染色体不分离。XYY 男性的表型一般正常，身材高大，偶尔可见尿道下裂，隐睾，睾丸发育不全并有生精过程障碍和生育力下降。

（五）脆性 X 染色体综合征

本病的染色体异常是 Xq27.3 处呈细丝样，且所连接的长臂末端形似随体。这一部分易发生断裂、丢失，因而称为脆性部位（fragile site，fra），这种异常的脆性 X 染色体可导致智力低下等一系列疾病，称为脆性 X 染色体综合征。

此病主要发生于男性，因为男性是半合子，只要 X 染色体上存在脆性部位即可发病，女性多为携带者。男性患者的典型症状是大睾丸（50% 患者睾丸体积在 30 ~ 50ml，正常值为 20ml），大耳朵，智力发育明显落后，语言障碍，性情孤僻，长脸方额。

（六）两性畸形

两性畸形（hermaphroditism）即性发育畸形，性腺、生殖器及第二性征具有不同程度的男女两性特征，分为真两性畸形和假两性畸形。

真两性畸形指内外生殖器都具有两性特征，第二性征也不同程度地介于两性之间。性腺的组合方式有：一侧睾丸一侧卵巢（占40%）；一侧为卵巢或睾丸，另一侧为卵睾（40%）；两侧均为卵睾（20%）。真两性畸形的核型可为正常男性或女性核型，也有各种嵌合型，如46,XX/46,XY、46,XY/45,X、46,XX/47,XXY等。

假两性畸形患者体内仅有一种性腺，但外表和第二性征极为模糊，难以判定其性别。男性假两性畸形的核型为46,XY，体内有睾丸组织，外观似女性，外生殖器也似女性，有阴唇、阴道，但无子宫和输卵管，在其鼠蹊部可触及睾丸。患者有正常的雄激素水平，但其靶细胞对雄激素的反应不敏感（能分泌雄激素，但缺乏雄激素受体），因此趋于女性化。女性假两性畸形的核型为46,XX，性腺为卵巢，外生殖器兼具两性特征，出现阴蒂肥大，大阴唇多皱褶甚至融合，性别判定困难，有些外生殖器可发生男性化。最常见的是肾上腺皮质增生，雄激素合成过多，导致性发育异常产生假两性畸形。假两性畸形一般进行手术矫正，配合激素治疗。

目标检测

答案解析

1. 根据ISCN规定，对于一个染色体结构畸变的核型，用简式描述应包含哪些内容？举例说明。

2. 简述罗伯逊易位的概念及后果。

3. 简述人类染色体正常核型的基本特征。

4. 人类染色体畸变类型、其数目畸变发生机制。

5. 一对外表正常的夫妇，5次妊娠中，2次流产，存活的3个孩子中，长女外表正常，但染色体为45条，两个男孩染色体均为46条，但其中之一为先天愚型患儿。请问：

（1）该家系存在哪种染色体异常？

（2）这对夫妇及各胎子女的核型可能是什么？

（3）这对夫妇若再次生育，应采取什么样的措施？

6. 为什么对一个临床明确诊断为Down综合征的患者进行核型检查仍是必要的？

（夏米西努尔·伊力克）

书网融合……

本章小结

题库

第九章　人类孟德尔遗传

PPT

📖 **学习目标**

1. **掌握**　单基因遗传病的遗传方式和系谱特点。
2. **熟悉**　系谱绘制和系谱分析方法；两种单基因病相伴随的遗传规律。
3. **了解**　影响单基因遗传病分析的因素。

我们在第七章已经学过，孟德尔在 1865 年提出了等位基因的分离律和自由组合律。孟德尔遗传定律在 1900 年被重新发现，并很快被应用到人类遗传病研究。1902 年 Garrod 提出黑尿病属于孟德尔遗传的隐性遗传性状。1903 年 Farabee 证明短指症为显性遗传性状。随后的研究揭示，人类有很多性状和疾病遵循孟德尔遗传定律。

单基因病又称孟德尔遗传病，是由一对等位基因异常所引起的遗传病，分为常染色体显性（AD）、常染色体隐性（AR）、X 连锁显性（AD）、X 连锁隐性（XR）和 Y 连锁遗传病。这些是本章学习的主要内容，首先我们要介绍两个重要内容：OMIM 和系谱。

在线人类孟德尔遗传（Online Mendelian Inheritance in Man，OMIM，omim. org）是一个收集人类基因研究、遗传性状和疾病的权威数据库，临床医生和科研人员可在 OMIM 中搜索基因、症状、遗传病等信息。截至 2022 年 8 月，OMIM 共收录人类的单基因性状和疾病 6151 种，涉及 4300 个基因；多基因病易感表型 690 种，涉及 501 个基因；非疾病表型 152 种，涉及 120 个基因；体细胞遗传病 234 种，涉及 130 个基因。OMIM 条目统计见表 9 - 1。

表 9 - 1　OMIM 条目统计（2022 年 7 月 29 日更新）

条目类型	常染色体	X 连锁	Y 连锁	线粒体	合计
基因*	15957	756	51	37	16801
基因表型组合+	27	0	0	0	27
表型，分子基础已知#	6028	370	5	34	6437
表型或基因座，分子基础未知%	1399	112	4	0	1515
其他疑似的孟德尔表型	1648	102	3	0	1753
合计	25029	1340	63	71	26533

注：*代表该记录是一个基因；#代表这是一个描述性记录，常常是一个表型，而不是一个唯一的基因座；+代表该记录包含了已知序列的基因和表型描述；%代表该记录描述了一个经过证实的孟德尔表型或表型的基因座，但是潜在的分子基础未知

在医学遗传学的研究中，尤其是研究孟德尔遗传性状和疾病时，常用系谱分析法来判断某种遗传病或遗传性状的遗传方式。所谓系谱（pedigree）是表明在一个家系中，某种遗传病发病情况的一个图解，也称家系图。系谱中不仅包括患病的个体，也包括家族中所有的健康成员。绘制系谱时常用的一些符号见图 9 - 1。

在系谱中，先证者（proband）是指该家族中第一个就诊或被发现的患病（或具有某种性状的）成员。绘制系谱时，首先从先证者入手，追溯调查若干代家族成员，弄清亲属关系及该种疾病在家族亲属中的分布等情况。进行家系调查时，对患者要怀着高度的同情心，要严肃、亲切、保守秘密，有时要随访，取得患者的理解、信任与合作，这对绘制一个正确的系谱十分重要。系谱中难以表达的内容需记录

在病历内备查。

在对某一种遗传性状或遗传病做系谱分析时，仅依据一个家族的系谱资料往往不能反映出该病的遗传方式特点。通常需要将多个具有相同遗传性状或遗传病的家族的系谱做综合分析和统计，才能比较准确可靠地做出判断。还可以通过系谱对某一遗传病家系进行前瞻性遗传咨询，评估家庭成员的患病风险或再发风险。

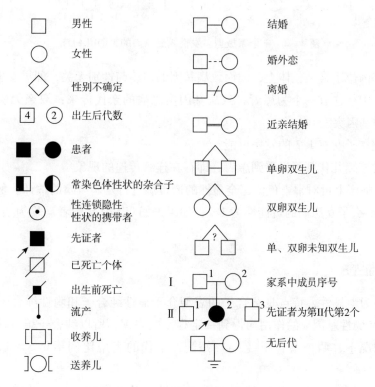

图 9 - 1　常用的系谱绘制符号

第一节　常染色体显性遗传

常染色体显性遗传（autosomal dominant inheritance，AD）是指位于常染色体（1 ~ 22 号）上的显性基因所控制的性状的遗传，符合这种遗传方式的疾病称为常染色体显性遗传病。目前已知的 AD 病有 4000 多种，常见的有家族性多发性结肠息肉、视网膜母细胞瘤、Huntington 舞蹈病、多指（趾）、并指（趾）、短指（趾）、牙本质发育不全、软骨发育不全、成骨发育不全、强直性肌营养不良、家族性肥厚型心肌病、多发性神经纤维瘤、脊髓小脑共济失调等。

在 AD 中，根据杂合子与显性纯合子的表型是否一致，将其分为完全显性、不完全显性、共显性、延迟显性、不规则显性、从性显性等类型。

一、完全显性

在常染色体显性遗传中，如果杂合子与显性纯合子的表型完全一致，就称为完全显性。家族型多发性结肠息肉（familial polyposis coli，FPC）就是一种完全显性的 AD 遗传病，致病基因位于 5q21。患者在青少年时期结肠和直肠上长有多发性息肉，随着年龄的增长逐渐恶变，最终成为结肠癌。由于患者常出现血性腹泻，故常被误诊为肠炎，90% 未经治疗的患者死于结肠癌。

图 9 - 2 是一个家族型多发性结肠息肉的系谱，可见常染色体完全显性遗传的典型遗传方式有以下特点。

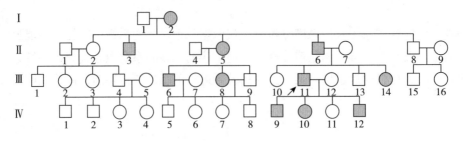

图 9-2　一个家族型多发性结肠息肉的系谱（AD）

（1）由于致病基因位于常染色体上，因而致病基因的遗传与性别无关，即男女患病的机会均等。

（2）患者的双亲中往往有一个为患者，致病基因由患病的亲代传来；双亲无病时，子女一般不会患病（除非发生新的基因突变）。

（3）患者的同胞和子女有 1/2 的发病可能。

（4）系谱中通常连续几代都可以看到患者，即存在连续传递的现象。

根据这些特点，临床上可对常染色体完全显性的遗传病进行发病风险的估计。例如夫妇双方中有一人患病（杂合子），那么子女患病的可能性为 1/2；如果夫妇双方都是患者（均为杂合子），则子女患病的可能性为 3/4。

二、不完全显性

不完全显性也称为半显性，特点是杂合子的表型介于显性纯合子和隐性纯合子之间，即在杂合子 Aa 中，显性基因 A 和隐性基因 a 的作用均得到一定程度的表现，所以纯合子患者病情重，而杂合子患者病情轻。在这种情况下，两个杂合子（Aa）婚配，子代的表型比例不是 3∶1，而是 1（AA）∶2（Aa）∶1（aa）。

人类对苯硫脲（PTC）的尝味能力就是不完全显性遗传的典型性状，受等位基因 T 和 t（位于 7q34）控制。苯硫脲是一种白色结晶状物质，因含有 N—C＝S 基因而有苦涩味。基因型为 TT 的个体对 PTC 的尝味能力强，称 PTC 纯合尝味者；Tt 个体的 PTC 尝味能力次之，称 PTC 杂合尝味者；而 tt 个体对其苦味不敏感，称 PTC 味盲者。在我国汉族居民中，PTC 味盲者约占 1/10。

软骨发育不全（achondroplasia）是典型的不完全显性遗传病，致病基因定位于 4p16.3。隐性纯合的个体是无病的正常人，显性纯合的个体因病情严重，出生不久即死亡，杂合子则发育成软骨发育不全性侏儒。家族性高胆固醇血症也表现为不完全显性。

三、共显性

共显性是指一对等位基因之间没有显性和隐性的区别，在杂合子个体中两种基因的作用都完全表现出来。例如，人类的 ABO 血型系统、MN 血型系统和组织相容性抗原等都属于这种遗传方式。

人类的 ABO 血型是由红细胞表面的抗原决定的，而抗原的形成又受基因的控制。ABO 血型系统通常分为 A、B、O 和 AB 四种血型。ABO 血型系统是三个复等位基因 I^A、I^B 和 i 所控制的，定位于 9q34。所谓复等位基因，是指在群体中，一对同源染色体上的相同位点上有三个或三个以上等位基因存在，对于每个人来说，只能有其中的两个基因。复等位基因来源于一个基因位点所发生的多次独立的突变，是基因突变多向性的表现。

I^A 编码 A 抗原，I^B 编码 B 抗原，i 不编码任何一种抗原，I^A、I^B 对 i 都是显性，I^A 和 I^B 是共显性关系。因此在人群中，这一组复等位基因共形成 6 种基因型和 4 种血型：A 型（$I^A i$、$I^A I^A$）、B 型（$I^B i$、$I^B I^B$）、AB 型（$I^A I^B$）和 O 型（ii）（表 9-2）。

表 9 - 2　ABO 血型的表型、基因型和凝集反应

表型（血型）	基因型	红细胞抗原	血清中的天然抗体
A	I^AI^A、I^Ai	A	β
B	I^BI^B、I^Bi	B	α
AB	I^AI^B（共显性）	A、B	—
O	ii	—	α、β

四、延迟显性

带有显性致病基因的个体在生命的早期，因致病基因并不表达，或表达尚不足以引起明显的临床表现，只在达到一定的年龄后才表现出疾病，称为延迟显性。

Huntington 舞蹈症（Huntington chorea）属于延迟显性（图 9 - 3）。该病首先于 1872 年由 Huntington 报道，是一种常见的因脑细胞神经元持续退化而引起的致命性疾病，也是一种典型的常染色体显性遗传病，此病通常于 30 ~ 40 岁间发病，但也有在 10 岁以前和 60 岁以后发病的病例。该病的致病基因 IT15 定位于 4p16.3，基因第一外显子可发生（CAG）n 动态突变，异常扩增产生一段程度不等的多聚谷氨酰胺（polyQ），导致疾病发生，并有发病年龄逐代提前的趋势（图 9 - 3），称为遗传早现。

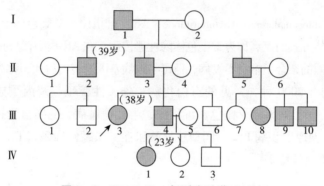

图 9 - 3　Huntington 舞蹈症系谱（AD）

遗传性脊髓小脑性共济失调 I 型（hereditary cerebellar ataxia type I）是另一种比较常见的延迟显性遗传病，基因定位于 6p21 - 25，包含 CAG 重复。主要临床表现为共济失调，有锥体系和锥体外系体征，同时伴眼外肌麻痹。杂合子个体在 30 岁以前一般无临床症状，35 ~ 40 岁以后才逐渐发病且病情有明显进展而被确诊为患者。

五、不规则显性

不规则显性是指杂合子的显性基因由于某种原因而不表现出相应的性状，因此在系谱中可以出现隔代遗传的现象。有些杂合子个体本身虽然不表现出显性性状，但却可以把显性等位基因传递下去，使后代具有该显性性状。多指（趾）AI 型就是不规则显性的典型例子。

外显率（penetrance）是在一定环境条件下，群体中某一基因型（通常在杂合状态下）个体表现出相应表型的百分率。外显率等于 100% 时为完全外显，低于 100% 时为外显不全或不完全外显。当然一个基因的外显率不是绝对不变的，而是随着观察者所定观察标准的不同而变化。例如，多指（趾）症 AI 型致病基因的外显率是以肉眼观察指（趾）的异常与否为标准的。若辅以 X 线检查，就可发现肉眼认为不外显的"正常人"也有骨骼的异常，若以此为标准，则多指（趾）症 AI 型致病基因的外显率将有所提高。

不规则显性遗传的另一种情况是表现度（expressivity）的差异。表现度是指是在不同遗传背景和环境因素的影响下，相同基因型的个体在性状或疾病的表现程度上产生的差异。例如，成骨不全 I 型的主

要症状有多发性骨折、蓝色巩膜、传导性或混合性耳聋。由于表现度的不同，轻症患者只表现出蓝色巩膜；重症患者可表现出早发、频发的骨折，耳聋和牙本质发育不全等症状。

外显率与表现度是两个不同的概念，根本区别在于外显率阐明基因表达与否，是个"质"的问题，表现度说明的是在基因表达的前提下表现程度如何，是个"量"的问题。

六、从性显性

从性遗传是位于常染色体上的基因，由于性别的差异而显示出男女性分布比例上的差异或基因表达程度上的差异。

遗传性早秃是常染色体显性遗传，从头顶中心向周围扩展的进行性、弥漫性、对称性脱发。一般35 岁左右开始出现秃顶，而且男性秃顶明显多于女性，这是由于只有女性纯合子（AA）才会表现出秃顶的症状，女性杂合子（Aa）仅表现为头发稀疏而不会表现秃顶症状。出现这种情况是因为秃顶的发生除了秃顶基因的作用，还受到体内雄性激素水平的影响。

第二节　常染色体隐性遗传

常染色体隐性遗传（autosomal recessive inheritance，AR）是指位于常染色体上的隐性致病基因所控制的性状的遗传，符合该种遗传方式的疾病称为常染色体隐性遗传病。在 AR 病中，只有隐性致病基因的纯合子才会发病。带有隐性致病基因的杂合子本身不发病，但可将致病基因遗传给后代，称为携带者（carrier）。

已经发现的 AR 病约有 2000 种，常见的有白化病、先天性聋哑、苯丙酮尿症、高度近视、镰状细胞贫血、着色性干皮病、尿黑酸尿症、血色素沉积症、半乳糖血症、毛细血管扩张性共济失调、肝豆状核变性、Bloom 综合征、糖原贮积病Ⅰ型、同型胱氨酸尿症、黑矇性痴呆（Tay – Sachs 病）、先天性全色盲、先天性青光眼、垂体性侏儒等。

一、常染色体隐性遗传分析

群体中 AR 病致病基因的频率很低，一般为 0.001 ~ 0.01。患者父母双方通常不发病，但一定是同一致病基因的携带者。在 AR 病系谱中最常见的是两个杂合携带者（Aa × Aa）之间的婚配，子女的基因型有三种：1（AA）∶2（Aa）∶1（aa），其中隐性纯合子患者的风险为 1/4，3/4 为表型正常，表型正常个体中 2/3 可能为携带者。

白化病（albinism）是常见的常染色体隐性遗传病，致病基因位于 11q14 – 11q21，编码酪氨酸酶，突变后导致黑色素合成障碍，表现出全身皮肤、毛发呈白色，虹膜淡灰色，畏光眼球震颤等症状和体征。

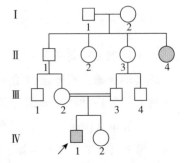

图 9 – 4 是一个白化病的系谱，其中只有两个患者，无连续传递现象，呈散发状。先证者Ⅳ1 的基因型为 aa，其父母就都携带有一个致病基因 a，但表型正常，所以父母都是携带者，基因型为 Aa，同时父母是近亲婚配，由此再往上推，可知道，Ⅱ1 和Ⅱ3 都是携带者，同时他们的父亲Ⅰ1 或母亲Ⅰ2 是携带者。根据孟德尔遗传定律，他们所生的每个孩子都有 1/4 的可能性为白化病患者。

图 9 – 4　白化病系谱（AR）

二、常染色体隐性遗传病的系谱特点

常染色体隐性遗传病的典型系谱有如下特点。

（1）由于致病基因位于常染色体上，因而致病基因的遗传与性别无关，即男女患病的机会均等。

（2）患者的双亲表型往往正常，但都是致病基因的携带者。

（3）患者的同胞有 1/4 的发病风险，患者表型正常的同胞中有 2/3 的可能为携带者；患者的子女一般不发病，但都是肯定携带者。

（4）系谱中患者的分布往往是散发的，通常看不到连续传递现象，有时在整个系谱中甚至只有先证者一个患者。

（5）近亲婚配时，后代的发病风险比随机婚配明显增高。这是由于他们有共同的祖先，可能会携带某种共同的基因。

三、近亲

一个人的近亲（close relatives）是在 3～4 代以内有共同祖先的亲属。近亲之间通婚称为近亲婚配（consanguineous marriage）。近亲婚配时，配偶从同一祖先得到同一基因的可能性增大，对于 AR 病来说，子女发病风险大大提高。

遗传学上用亲缘系数的大小来划分亲属的级别。亲缘系数（coefficient of relationship）是指两个近亲个体在某一基因座上具有相同基因的概率。

一级亲属包括亲子关系和同胞关系，他们之间的亲缘系数为 1/2，即他们之间基因相同的可能性为 1/2。

二级亲属包括一个人的祖父母、外祖父母、双亲的同胞、同胞的子女和子女的子女，还包括同父异母或同母异父的同胞，他们之间的亲缘系数为 1/4，即他们之间基因相同的可能性为 1/4。

三级亲属泛指亲缘系数为 1/8，即基因相同的可能性为 1/8 的近亲，如表亲（同胞的子女之间的关系）。其他亲属级别依此类推，亲属级别每远一级，亲缘系数减半。

亲缘系数用于估计近亲婚配时后代的发病风险。假如一种常染色体隐性遗传病的携带者频率为 1/100，则携带者随机婚配时，后代的发病风险约为 $1 \times 1/100 \times 1/4 = 1/400$。而携带者与表亲（三级亲属）婚配时，后代的发病风险为 $1 \times 1/8 \times 1/4 = 1/32$，比随机婚配的风险高 12 倍以上。通常，一种常染色体隐性遗传病在群体中携带者的频率越低，近亲婚配后代的相对发病风险就越高。因此，一些罕见的常染色体隐性遗传病患者往往是近亲婚配的后代。事实上，无论家谱中有无患者，近亲婚配都使后代发病风险增高。

⇒ **案例引导**

苯丙酮尿症一例

临床案例 婕琳，1965 年出生，足月产，体重 3100g，出生后看上去健康活泼，母乳喂养未见异常。但一周后的血常规报告异常，进一步检查发现，她的血液苯丙氨酸水平为 25mg/dl（正常值为小于 2mg/dl），诊断为苯丙酮尿症（AR）。医生说婕琳只能吃苯丙氨酸含量很低的特殊食品，才不会损害她的神经系统发育。婕琳 7 岁入学，成绩很好，但开始厌恶单调的特殊饮食，当时医生也认为到了这个年龄可以放松饮食限制。她逐渐放开了饮食，也逐渐远离了医院检查。20 岁的婕琳已经高中毕业，但成绩很差，并且出现心理和行为问题。她生了一个男孩，足月产，但体重只有 2000g，小头，患先天性心脏病，发育迟缓，但婴儿的苯丙氨酸水平正常。两年半以后，婕琳再次怀孕，医生建议她必须重新开始低苯丙氨酸饮食，至少坚持到孕期结束，并注意监测血液苯丙氨酸水平，以确保不会影响到胎儿的发育。

讨论 1. 为什么苯丙酮尿症患者应长期坚持低苯丙氨酸饮食？

2. 为什么婕琳的儿子没有患苯丙酮尿症，却有其他方面的出生缺陷？

第三节 性连锁遗传

人类的性染色体是体细胞23对染色体中与性别决定有关的1对染色体，在男性为XY，女性为XX染色体。位于性染色体上的基因所决定的性状传递与性别相关联，称为性连锁遗传（sex – linked inheritance）或伴性遗传，分为 X 连锁显性遗传（X – linked dominant inheritance，XD）、X 连锁隐性遗传（X – linked recessive inheritance，XR）和 Y 连锁遗传（Y – linked inheritance）。

一、X 连锁显性遗传

X 连锁显性遗传是指 X 染色体上的显性基因所控制的性状的遗传，所致疾病为 X 连锁显性遗传病。XD 病的种类较少，常见的有抗维生素 D 佝偻病、葡萄糖 – 6 – 磷酸脱氢酶（G – 6 – PD）缺乏症、遗传性慢性肾炎、先天性眼球震颤、鸟氨酸氨甲酰转移酶缺乏症、小眼畸形、口面指（趾）综合征、色素失调症等。

X 连锁显性遗传病的典型系谱有如下特点。

（1）人群中女性患者多于男性患者，但女性发病较男性轻。

（2）患者双亲中必定有一方患同样的疾病，如果双亲无病，则来源于新生突变。

（3）由于交叉遗传，男性患者的女儿全部都为患者，儿子全部正常；女性杂合子患者的子女中各有 50% 的可能性发病。

（4）系谱中常可看到连续传递现象，这点与常染色体显性遗传一致。

在 X 连锁遗传中，男性只有一条 X 染色体，其上的基因不是成对存在的，在 Y 染色体上缺少相对应的等位基因，故称为半合子（hemizygote），其 X 染色体上的基因都可表现出相应的性状或疾病。男性的 X 染色体及其连锁的基因只能来自母亲，又只能传递给女儿，不存在男性到男性的传递，这种传递方式称为交叉遗传（criss – cross inheritance）。

对于 X 连锁显性遗传病来说，女性有两条 X 染色体，其中任何一条 X 染色体上存在致病基因都会发病，而男性只有一条 X 染色体，所以女性发病率约为男性的 2 倍。然而男性患者病情较重，而女性患者由于 X 染色体的随机失活，病情较轻且常有变化。

X 连锁显性遗传病的致病显性突变基因在 X 染色体上，只要一条 X 染色体上存在突变基因（即女性杂合子或男性半合子）即可致病。男性半合子患者（X^AY）与正常女性（X^aX^a）婚配，由于交叉遗传，男性患者的致病基因一定传给女儿，而不会传给儿子，所以女儿（X^AX^a）都将是患者，儿子（X^aY）全部为正常。女性杂合子患者（X^AX^a）与正常男性（X^aY）婚配，女儿（X^AX^a 或 X^aX^a）和儿子（X^AY 或 X^aY）均有 50% 可能患病。

抗维生素 D 佝偻病由 Albright 在 1937 年首先报道，致病基因 PHEX（phosphate – regulating endopeptidase homolog，X – linked）定位于 Xp22.2 – p22.1，患者由于肾小管对磷酸盐的再吸收障碍，导致血磷下降，尿磷增多，肠道对磷、钙的吸收不良而影响骨质钙化，形成佝偻病。患儿多于 1 周岁左右下肢开始负重时，才表现出症状，最先出现的症状为 O 形腿或 X 型腿，严重的病例有进行性骨骼发育畸形、多发性骨折，并伴有骨骼疼痛、不能行走、生长发育缓慢等症状。从临床观察，女性患者多

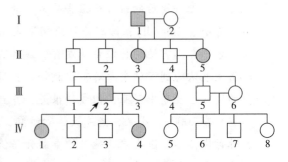

图 9 – 5 抗维生素 D 佝偻病系谱（XD）

为杂合子，数目虽多于男性患者，但病情较轻，少数只有低磷酸盐血症，没有明显的佝偻病骨骼变化（图 9 – 5）。

二、X 连锁隐性遗传

X 连锁隐性遗传是指 X 染色体上的隐性基因所控制的性状的遗传，所致疾病为 X 连锁显性遗传病。属于 XR 的疾病有 400 多种，常见的有红绿色盲、假肥大型肌营养不良、先天性无免疫球蛋白血症（Bruton 病）、橡皮病、血友病 A、血友病 B 等。

X 连锁隐性遗传病的典型系谱有如下特点。

（1）人群中男性患者远较女性患者多，在罕见的 XR 病系谱中往往只有看到男性患者。

（2）双亲无病时，女儿不会发病，儿子则可能发病，这时致病基因是从母亲传来的。

（3）由于交叉遗传，男性患者的兄弟、舅父、姨表兄弟、外甥、外孙等也有可能是患者；患者的外祖父也可能是患者，这种情况下，患者的舅父一般不发病。

（4）系谱中常看到几代经过女性携带者传递、男性发病的现象；如果存在女性患者，其父亲一定是患者，母亲一定是携带者。

男性只有一条 X 染色体，所以男性 X 染色体上带有一隐性致病基因即可发病，而女性只有一隐性致病基因时是一个携带者，只有两条 X 染色体上都带有隐性致病基因时才患病，所以，男性患者远多于女性，而致病基因的频率越低，女性患者就越少。

在人群中，最常见的是表现型正常的女性携带者（$X^A X^a$）与正常男性（$X^A Y$）之间的婚配，子代中儿子将有 50% 患病，女儿不发病，但 50% 为携带者。如果男性患者（$X^a Y$）与正常女性（$X^A X^A$）婚配，所有子女的表现型都正常，但由于交叉遗传，父亲的 X^a 一定传给女儿，因此所有女儿均为携带者。偶尔在人群中还能看到男性患者（$X^a Y$）与女性携带者（$X^A X^a$）之间的婚配，女儿 50% 患病，50% 携带；儿子 50% 正常，50% 患病。

图 9-6 是一个血友病 A 家系。血友病 A 的致病基因位于 Xq28，患者缺乏凝血因子Ⅷ，使凝血酶原不能活化成凝血酶，导致凝血障碍，致皮下、肌肉反复出血形成瘀血、瘀斑。发病年龄多在儿童期，患者轻微外伤后出血不止。皮肤出血往往为缓慢持续地渗血，可形成皮下血肿；关节、肌肉出血常累及关节血肿，以踝、膝、肘关节多见，可导致跛行，不经治疗者往往造成关节永久性畸形；严重者可因颅内出血而致死。

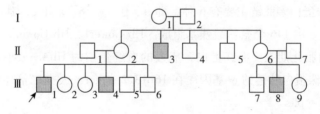

图 9-6　血友病 A 系谱（XR）

🌐 知识链接

欧洲王室的血友病

19 世纪，英国维多利亚女王生了 4 个儿子和 5 个女儿，长子是血友病患者，早年去世。一个女儿嫁到瑞典王室，生有一子，不久天折。女王的另一个女儿嫁入西班牙王室，造成家族中血友病患者增加。女王的一个外孙女与俄国沙皇尼古拉二世结婚，生了一个儿子，也患有血友病。从英国王室传播的血友病，很快蔓延到瑞典、西班牙和俄国王室，使欧洲王室的健康受到严重的威胁。

三、Y 连锁遗传

控制一种性状或疾病的基因位于 Y 染色体上，随着 Y 染色体的传递而传递，这种遗传方式称为 Y 连锁遗传。Y 连锁遗传的传递规律比较简单，有关基因由男性向男性传递，即父传子、子传孙，故又称为全男性遗传。女性由于没有 Y 染色体，不传递有关基因，因此不会发病。

外耳道多毛症就是一种 Y 连锁遗传病。患者外耳道中有很多黑色硬毛长 2～3cm，成丛生长，常伸出耳孔外，青春期后即可出现。Y 连锁遗传的特点为：患者均为男性，连续遗传。

第四节　分子病

分子病（molecular disease）是基因突变导致蛋白质分子的质或量异常，引起机体功能障碍的一类疾病。分子病属于单基因病，服从孟德尔遗传规律。根据蛋白质功能差异，分子病可分为血红蛋白病、血浆蛋白病、受体蛋白病、载体蛋白病、遗传性代谢病等。

一、血红蛋白病

1949 年，美国化学家 Pauling 在研究镰状细胞贫血时，发现患者血红蛋白的电泳行为与正常人血红蛋白不同，他因此认为镰状细胞贫血是由血红蛋白分子结构异常引起的，并首次提出"分子病"的概念。此后，人们对血红蛋白及其遗传病变进行了大量研究，下面简要介绍血红蛋白、异常血红蛋白病和地中海贫血。

（一）血红蛋白

血红蛋白（hemoglobin，Hb）是一类红色含铁的携氧蛋白，存在于脊椎动物、某些无脊椎动物血液和豆科植物根瘤中。人血红蛋白是红细胞内运输氧和二氧化碳的主要成分，成人主要为 HbA，由两对不同的珠蛋白链（α 链和 β 链）组成四聚体，每个珠蛋白亚基结合 1 个血红素，其亚铁离子可逆地结合 1 个氧分子，一个血红蛋白分子可结合 4 个氧分子。

构成人血红蛋白的珠蛋白多肽链主要有 6 种，即 α、β、γ、δ、ε 和 ζ，其中 α 和 ζ 由 141 个氨基酸残基组成，而 β、γ、δ、ε 由 146 个氨基酸残基组成。Hb Gower1、Hb Gower2、Hb Port land 属于胚胎血红蛋白，HbF（$\alpha_2\gamma_2$）为胎儿期主要血红蛋白，成人的血红蛋白为 HbA（$\alpha_2\beta_2$，98%）、HbA2（$\alpha_2\gamma_2$，2%）和少量 HbF。控制珠蛋白肽链的 α 基因簇在 16p13.2 – pter，人类二倍体细胞中共有 4 个 α 基因；类 β 基因簇位于 11p15.4 – pter。

表 9 – 2　人类血红蛋白的类型及肽链组成

发育阶段	造血器官	血红蛋白类型	肽链组成
胚胎	卵黄囊	Hb Grower Ⅰ	$\zeta_2 e_2$
	肝	HbGrowe Ⅱ	$\alpha_2 \varepsilon_2$
	脾	Hb Portland	$\zeta_2{}^A\gamma_2$、$\zeta_2{}^G\gamma_2$
胎儿	肝	HbF	$\alpha_2{}^G\gamma_2$
	脾	HbF	$\alpha_2{}^A\gamma_2$
	骨髓	HbA	$\alpha_2\beta_2$
成人	骨髓	HbA（97%）	$\alpha_2\beta_2$
		HbA$_2$（3%）	$\alpha_2\delta_2$

（二）异常血红蛋白

异常血红蛋白病是指珠蛋白基因突变导致珠蛋白肽链结构异常所致的疾病，基因突变的类型多种多样。

1. 错义突变　如 HbS（镰状细胞贫血），系血红蛋白 β 链第 6 位密码子由 6GAA（谷氨酸）突变为 6GUA（缬氨酸）。

不稳定血红蛋白病是由于珠蛋白基因突变使血红蛋白正常的氨基酸被另一个大小或电荷不同的氨基酸取代，改变了血红蛋白的分子构型，导致血红蛋白分子不稳定。不稳定的血红蛋白容易在红细胞内发生变性沉淀，形成变性珠蛋白小体（Heinz 小体），进而产生溶血性贫血。本病为常染色体不完全显性遗传。

血红蛋白 M 病是由于珠蛋白基因突变使血红蛋白和亚铁离子结合的正常氨基酸被另一个不同氨基酸取代，导致亚铁离子变为铁离子，使部分铁原子变为稳定的高铁状态，影响了血红素和氧的结合能力，导致组织缺氧。本病为常染色体显性遗传。

2. 无义突变　如 Hb Mckees Rock，系血红蛋白 β 链第 145 位密码子由 UAG（酪氨酸）突变为终止密码子 UAA。

3. 终止密码子突变　如 Hb Constant Spring，由血红蛋白 a 链的终止密码子 UAA 突变为 CAA（谷氨酰胺），使 α 链非正常延长至 172 个氨基酸才终止。

4. 移码突变　如 Hb Wayne 是由于 α 基因第 138 位色氨酸密码子 UCC 丢失一个 C，导致移码突变，第 142 位终止密码子 UAA 变为赖氨酸密码子 AAG，翻译至下一终止密码子 147 位才终止。

5. 融合基因　同源染色体的不等交换，导致这些异常的血红蛋白链由两种不同珠蛋白部分肽链连接而成。如 β 基因和 δ 基因发生重组和表达减少。

（三）地中海贫血

地中海贫血（thalassemia）又称珠蛋白生成障碍性贫血，是一类常染色体隐性遗传的血液病。地中海贫血的分子机制是由于某种珠蛋白链的合成量降低或缺失，造成一些肽链缺乏，另一些肽链相对过多，出现肽链数量的不平衡而导致的一种溶血性贫血。α 地中海贫血和 β 地中海贫血分别以 α 和 β 珠蛋白链合成减少为特征，是两种最常见的地中海贫血。

α 地中海贫血分为 4 型。①Hb Bart 胎儿水肿综合征：4 个 α 珠蛋白基因全部缺失或缺陷，完全不能合成 α 珠蛋白链。胎儿严重缺氧，发育到 8~10 个月全身水肿而死亡。②Hb H 病：3 个 α 珠蛋白基因缺失或缺陷，表现为轻度或中度贫血，患者肝脾大，有轻度或间歇发生黄疸，可发生继发性感染。③轻型（标准型）α 地中海贫血：2 个 α 珠蛋白基因缺失或缺陷。临床轻度溶血性贫血或无症状。④静止型 α 地中海贫血：1 个 α 珠蛋白基因缺失或缺陷，一般无症状。

（2）β 地中海贫血：①重型 β 地中海贫血：患者正常 β 链缺乏或合成量很少，血红细胞中无 HbA 或 HbA 含量很少，HbF 和 HbA_2 含量增高，α 珠蛋白链过剩而沉积到红细胞膜上，改变了红细胞膜的性能，引发严重的溶血性贫血。主要临床症状表现为患儿出生几个月后溶血反应，并伴有腹泻、发热、生长发育迟缓、身材矮小、骨髓增生，可出现鼻塌眼肿、上颌前突、头大额隆等特殊的"地中海贫血面容"。②中间型 β 地中海贫血：临床表现介于轻型和重型之间，中度贫血，脾脏轻或中度肿大，黄疸可有可无，骨骼改变较轻。③轻型 β 地中海贫血：带有一个正常的 β 珠蛋白基因，一般无临床症状或有轻微贫血和脾脏肿大。

二、血浆蛋白病：血友病

血浆蛋白是血液中含量高、种类多、功能重要的一类蛋白质，在体内起着物质运输、凝血和免疫防御等作用。基因缺陷导致血浆中某种蛋白质缺陷引起血浆蛋白病。

血友病是凝血因子遗传性缺乏引起严重凝血功能障碍的出血性疾病。可分为三种类型：甲型（A 型，凝血因子Ⅷ缺乏），患病率最高；乙型（B 型，凝血因子Ⅸ缺乏）；丙型（C 型，凝血因子Ⅺ缺乏）。

1. 甲型血友病（血友病 A）（hemophilia A） 由抗血友病球蛋白（AHG）基因（又称 FⅧ基因）缺陷所致，为 X 连锁隐性遗传病，基因定位在 Xq28。临床表现为反复发作出血，通常是自发性或有轻微创伤引起。出血发生在黏膜、皮下、肌肉间、内脏器官等处，关节腔的反复出血可引起关节积血和变形。

2. 乙型血友病（血友病 B） 由凝学因子 Ⅸ 功能丧失，编码基因为 PTC 基因，位于 Xq27.1 – q27.2。有 8 个外显子，编码 415 个氨基酸基因突变形式主要为核苷酸取代、缺失、插入和移码突变。大部分为核苷酸取代。临床症状与血友病 A 相同。

3. 丙型血友病（血友病 C） 由血浆凝血活酶前质缺乏或凝血因子 XI 缺乏所致。遗传方式为常染色体隐性遗传病（AR），症状较轻，基因定位于 15q11。

4. 血管性假性血友病 即促血小板黏附血管因子（vWF）缺陷所致，遗传方式为常染色体显性遗传病（AD），基因定位于 12pter – p12，长度为 180kb，临床症状较轻。

三、受体蛋白病：家族性高胆固醇血症

受体蛋白特异性与某一信号分子结合，通过受体蛋白构象变化或化学变化把信号分子带来的信息转化为细胞内部的第二信使，引发细胞内反应。如果受体蛋白无法合成或缺陷，则引起细胞内一系列的代谢改变，产生受体蛋白病（receptor protein disease）。

家族性高胆固醇血症由于细胞膜上低密度脂蛋白（LDL）受体遗传性缺陷，导致血液中胆固醇含量升高而致病。

临床表现为在皮肤等多处有黄瘤形成，胆固醇沉积于冠状动脉发生冠心病。本病为常染色体显性遗传病，通常 30 岁左右就会出现上述表现。LDL 受体基因定位于 19p13.1 – p13.3，全长 45kb，编码 839 个氨基酸的受体蛋白。

家族性高胆固醇血症分类：① Ⅰ 型突变，是最常见的突变类型。多是 LDL 受体基因大片段缺失，几乎不能产生 LDL 受体。② Ⅱ 型突变，LDL 受体转运障碍。③ Ⅲ 型突变，LDL 受体结合域结构异常。④ Ⅳ 型突变，突变基因合成的 LDL 受体可与 LDL 结合，但因不能形成有被小窝而出现内吞障碍。⑤ Ⅴ 型突变，变异 LDL 受体的小泡与内吞体结合后，受体不能与 LDL 分离，使受体不能再循环。受体蛋白不能重返细胞膜而被降解。

四、载体蛋白病：肝豆状核变性

若基因缺陷使转运蛋白的质和量发生变化，导致功能障碍，则会影响某种物质的转运，继而发生相应的膜转运载体蛋白病（membrane transport carrier protein disease）。

肝豆状核变性又称 Wilson 病（Wilson's disease，WD）。表现为铜代谢障碍所致的以基底神经节为主的中枢神经系统病变及肝脏损害，发病率为 0.3/10 万 ~ 3/10 万。ATP7B 基因突变引起。基因定位于 13q14.3。基因全长约 80kb。该基因编码 P 型铜转运 ATP 酶，在高尔基体内与原铜蓝蛋白结合，使其转变为有生物学活性的全铜蓝蛋白，促使铜排泄到胆汁有效清除体内过多的铜。

患者 ATP7Base 功能降低或丧失，导致铜在肝、肾、脑等器官组织蓄积，损伤并致肝细胞死亡。肝细胞崩解把铜释入血浆，又致肝外组织铜沉积，引起受累器官组织的结构和功能病变。

本病是目前少数治疗效果较好的遗传病之一，但治疗时期与疗效有很大的关系。

直接检测该基因致病突变是早期基因诊断的最可靠方法。如果能获得早期诊断，恰当地进行长期系统的驱铜治疗，往往可使患者享受与健康人一样的生活和寿命。

五、遗传性代谢病

遗传性代谢病又称为遗传性酶病或先天性代谢缺陷（inborn error of metabolism），是基因突变导致酶的质或量异常，引起代谢紊乱的一类疾病。

1. 苯丙酮尿症 经典苯丙酮尿症为编码苯丙氨酸羟化酶基因（PAH）突变，导致苯丙氨酸羟化酶活性异常，致使患者无法将从食物中摄入的苯丙氨酸转化为酪氨酸，从而使部分苯丙氨酸经过代谢旁路转化为苯丙酮酸、苯乙酸和苯乳酸。积累在血液内的这些旁路代谢产物使患者出现智力低下、体味为鼠臭味等特征。苯丙氨酸羟化酶基因定位在 12q24.1，大部分苯丙酮尿症为 PHA 的点突变引起，其中 60% 为错义突变。遗传方式为常染色体隐性遗传。

2. 白化病 眼皮肤白化病 I 型由于编码酪氨酸酶基因突变导致酪氨酸酶活性完全丧失，细胞不能合成黑色素的前体物质多巴，患者畏光、眼球震颤，发生皮肤癌概率增高。酪氨酸酶基因定位于 11q14 - q21，眼皮肤白化病为常染色体隐性遗传。

3. 半乳糖血症 半乳糖血症为半乳糖代谢途径中酶的缺陷所引起的先天性半乳糖代谢病，为常染色体隐性遗传。半乳糖血症 I 型为半乳糖 - 1 - 磷酸尿苷转移酶基因突变导致酶活性丧失，从而引发半乳糖的旁路代谢途径，进而产生大量的半乳糖醇和半乳糖酸。半乳糖 - 1 - 磷酸尿苷转移酶基因定位于 9p13。临床症状主要表现在半乳糖不耐受，患儿出生时正常，喂乳数天后发生严重吐奶，呈昏睡状，继而出现厌食和黄疸，生长停滞，肝脾肿大。若继续喂乳类和不及时治疗，病情进一步恶化，出现智力发育障碍，肝、肾损害加重，腹水，最终因肝功能衰竭或感染性休克而死亡。本病可通过新生儿筛查发现，一旦确诊，立即停用乳类，改用豆浆等，辅以维生素、脂肪等喂养；预后好坏取决于能否早诊断、早治疗。

4. 糖原贮积症 糖原贮积症（glycogen storage disease，GSD）是指糖原代谢中由于某种酶的遗传性缺陷引起的一组遗传性糖原代谢病。表现为糖原累积在肝脏、肌肉等组织，也影响脑组织而出现神经症状，最常见的为低血糖脑病。临床划分为两类：一类以肝受累为主，一类以肌肉受累为主。多为常染色体隐性遗传病，糖原贮积症 I 型又名 von Gierke 病，最重的类型，是编码葡萄糖 - 6 - 磷酸酶基因突变导致糖原分解过程中 6 - 磷酸 - 葡萄糖不能转化为葡萄糖供组织细胞利用。基因定位在 17q21，主要临床表现为肝脾大、低血糖、酸中毒、生长迟缓。

目标检测

答案解析

1. 某医院在同一晚上同时出生了两个孩子，由于突然停电，助产士将标记牌给婴儿戴错了。为此，医院对两个孩子及两位产妇和她们的丈夫进行了血型鉴定，结果如下：孩子的血型分别是 B 型和 O 型；产妇及其丈夫的血型组合分别是：O×O、AB×O。请为这两个孩子找到他们的真正父母。

2. 白化病为常染色体隐性遗传病，一对夫妇肤色正常，先后生出一个白化病女孩和一个肤色正常的男孩，请分析这对夫妇的基因型，并分析这对夫妇如果再次生育，生出白化病患儿的风险如何。

3. 一个色觉正常的女人，她的母亲色觉正常，父亲是红绿色盲。若这个女人与一个色盲男人结婚，请问：

（1）这个女人及其父母的基因型是什么？

（2）他们婚后所生男孩患红绿色盲的可能性是多少？

（3）他们婚后所生女孩患红绿色盲的可能性是多少？

4. 为什么近亲婚配时，子代 AR 病发病风险明显增高？

5. 一对夫妇都是聋哑却生出两个正常孩子，这是为什么？

6. 临床上看到的常染色体隐性遗传病患儿在其同胞中所占比例要高于 1/4，这是为什么？

7. 假肥大型肌营养不良（DMD）是一种 X 连锁隐性遗传病，一个女性的弟弟和舅舅都患 DMD，请问：

（1）这个家庭中 DMD 基因是否由遗传还是突变而来？

（2）谁是肯定的携带者？谁是可能的携带者？

（3）这位女性婚后所生儿子中，遗传 DMD 的风险如何？

8. 比较外显率和表现度的异同。

9. 什么是血红蛋白病？可分为几大类？

（崔照琼）

书网融合……

本章小结   题库

第十章　复杂性状的遗传

PPT

📖 **学习目标**

1. **掌握** 多基因假说；遗传率的概念；癌基因与抑癌基因的概念。
2. **熟悉** 多基因病的再发风险估计；常见的出生缺陷。
3. **了解** 多基因病的遗传特点；出生缺陷发生的原因；肿瘤发生的理论。

近年来，人类基因组计划的完成，以及生命科学中的多种新研究方法和技术的广泛应用，使得基因的功能研究成为当今遗传学的热点领域。很多简单孟德尔遗传病的基因已经被鉴定。但一些遗传结构复杂，且有非遗传因素共同决定的复杂性状（complex traits），由于缺乏有效的研究策略，其遗传机制仍是未解之谜。人类的复杂性状的涵盖范围很广，主要包括：经典的数量性状，即表型的分布呈一定的连续性，如人的智商、身高、血压等；以及表型间断分布的性状，主要指人类复杂疾病及复杂性状，如肿瘤、精神分裂、高血压、糖尿病、先天性心脏病、唇腭裂、心理、行为等。研究人类这些复杂性状和复杂疾病的主要目标是为疾病的预防、诊断、治疗和研制新型药物奠定理论基础。

第一节　多基因遗传

人类的很多性状或疾病是由多对等位基因决定的，这种遗传方式被称为多基因遗传（polygenic inheritance）。由这种遗传方式决定的疾病称为多基因病（polygenic disease）。人类的多基因性状或多基因病的形成除了受遗传背景和环境因素的影响外，环境因素与遗传因素之间的相互作用也至关重要。因此这一类疾病也称为多因子病（multifactorial disorder）或复杂疾病（complex disease）。

一、数量性状及其分布特点

人类中由单基因控制的性状在群体中的分布往往是不连续的，根据性状差异的显著性可以将人群明显分为 2~3 个群。这种在群体中不连续分布的性状称为质量性状（qualitative character），如人类 ABO 血型，由于 9q34 的基因座上存在的 3 个复等位基因 I^A、I^B 和 i，它们之间的 6 种组合所形成的 4 种血型可将人类划分为 A 型、B 型、AB 型和 O 型四种完全独立的群体，期间没有过渡类型的血型。人类中还有一类性状，其变异在群体中的分布是连续的，相邻个体之间无质的差异，仅表现为数量上的微小差异，如人的身高、智商、血压、体重等，这类性状称为数量性状（quantitative character）。

对一个群体中某一数量性状（如身高）进行随机调查，会发现大部分个体的身高接近于群体平均值，呈现出由矮向高逐渐过渡，且极高和极低的个体在群体中只占少数。将调查的身高变异分布绘制成曲线，可看到曲线只有一个单峰，变异呈正态分布（normal distribution）。

二、数量性状遗传的多基因假说

瑞典学者 Nilsson Ehle 在 1909 年提出了数量性状遗传机制的假说 – 多基因假说（polygene hypothesis），主要内容包括以下 5 个方面：①数量性状一般由 2 对或 2 对以上的等位基因控制，这些基因的传递仍遵循孟德尔分离定律和自由组合定律；②控制多基因性状的多对等位基因之间无显隐性的区分，表现为共显性的关系；③在这些多个基因中，每个基因对性状的贡献是微小的，可称为微效基因（minor gene）；④多个微效基因以累加的方式影响性状的形成，称为累加效应（additive effect）；⑤环境因素与基因相互作用，共同决定最终的表型。

以人的身高为例来分析数量性状形成的遗传机制。假设人类身高涉及 3 对非连锁的基因影响：Aa、Bb 和 Cc，其中 A、B、C 的基因效应是使个体的身高在平均值（165cm）的基础上增加 5cm，a、b 和 c 的基因效应是使个体的身高在平均值基础上减少 5cm。那么根据多基因假说，在不考虑环境因素的前提下，基因型为 AABBCC 的人身高应为 195cm，而基因型为 aabbcc 的人身高应为 135cm。假设一个身高为 195cm 基因型为 AABBCC 的极高个体与一个身高为 135cm 基因型为 aabbcc 的极矮个体婚配，其子一代均为基因型是 AaBbCc 的平均身高个体。假设相同基因型的子一代间进行婚配，根据 3 对等位基因之间的自由组合，可推测出各种基因型人的身高，这些身高应在 135～195cm 之间（表 10-1）。加之环境因素（营养、体育锻炼等）的影响，子二代的身高变异类型将更为广泛。如果将表中各种身高类型的变异数进行统计作图，绘制曲线，该曲线将具有正态分布的特征。

表 10-1　人类身高 3 对等位基因之间的自由组合

配子	ABC	aBC	AbC	ABc	abC	Abc	aBc	abc
ABC	AABBCC	AaBBCC	AABbCC	AABBCc	AaBbCC	AABbCc	AaBBCc	AaBbCc
aBC	AaBBCC	aaBBCC	AaBbCC	AaBBCC	aaBbCC	AaBbCc	aaBBCc	aaBbCc
AbC	AABbCC	AaBbCC	AAbbCC	AABbCc	AabbCC	AAbbCc	AaBbCc	AabbCc
ABc	AABBCc	AaBBCC	AABbCc	AABBcc	AaBbCc	AABbcc	AaBBcc	AaBbcc
abC	AaBbCC	aaBbCC	AabbCC	AaBbCc	aabbCC	Aabbcc	aaBbCc	aabbCc
Abc	AABbCc	AaBbCc	AAbbCc	AABbcc	AabbCc	AAbbcc	AaBbcc	Aabbcc
aBc	AaBBCc	aaBBCc	AaBbCc	AaBBcc	AabbCc	AaBbcc	aaBBcc	aaBcbc
abc	AaBbCc	aaBbCc	AabbCc	AaBbcc	aabbCc	Aabbcc	aaBbcc	aabbcc

因此，以人类身高为例，可以归纳出多对等位基因控制的数量性状具有以下特点：①两个极端个体（纯合子）婚配，所产生的子一代都是中间类型（杂合子），在环境因素的影响下，子一代杂合子会产生在一定范围内的变异；②两个中间类型的子一代婚配，所产生的子二代大部分是中间类型，但由于基因的自由组合及环境因素的影响，其变异范围比子一代更为广泛，有可能出现极端变异个体；③在一个随机婚配的群体中，后代变异类型将更广泛，极端个体所占比例很少，大部分个体为中间类型，表型的变异在群体中呈正态分布。遗传学中，将数量性状在遗传过程中子代将向群体的平均值靠拢的现象称为回归（regression）。

三、疾病的多基因遗传

研究发现，人类的一些常见疾病或先天畸形具有明显的遗传基础，而且环境因素在这些疾病的形成中也发挥了重要作用。这些疾病既有家族聚集的倾向，但又缺乏明显的系谱特征。这类疾病与单基因病不同，它们的遗传不遵循孟德尔遗传规律。疾病表型的形成取决于多个基因的累加，同时还与环境因素的作用有关，这种遗传方式被称为多基因遗传或多因子遗传。

（一）阈值与易患性

多基因病的形成由遗传基础和环境因素共同决定，其中由遗传因素决定的个体发病风险称为易感性（susceptibility）。由于环境因素对多基因病的产生影响比较大，因此将遗传因素和环境因素共同决定的个体患病风险称为易患性（liability）。在环境相同的条件下，群体中不同个体患某种多基因病的差异通常可以认为是由不同的易感性造成，即个体患病风险的差异是由基因差异造成的。一般群体中，个体易患性的分布与其他多基因性状一样，也呈正态分布。易患性极高或极低的个体所占比例很小。遗传学中将易患性达到某种多基因病发病的最低限度称为发病阈值（threshold）。因此，在正态分布曲线中，阈值可将连续分布的易患性分为低于阈值的正常群体和高于阈值的患病群体（图 10-1）。阈值代表在一定环境条件下，发病所必需的、最低的易患基因的数目。

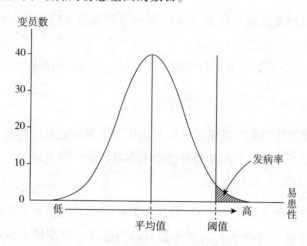

图 10-1　群体中易患性分布、阈值和发病率

对于多基因病而言，个体易患性高低无法测量，但群体易的易患性可从该群体发病率做出估计。利用正泰分布平均值 μ 与标准差 δ 之间的已知关系，可由患病率估计群体发病阈值与易患性平均值之间的距离，该距离以正态分布的标准差作为衡量单位。可看到易患性平局值左右各 1 个标准差、2 个标准差和 3 个标准差的范围内的面积分别占正态分布曲线下总面积的 68.28%、95.46%、99.73%，此范围以外的面积左右各站 0.13%。

由此可见，一种多基因病的群体易患性平均值与阈值的距离越近，说明群体易患性高，阈值低，群体患病率高；相反，易患性平均值与阈值越远，则表明群体易患性低，阈值高，群体患病率低。

（二）遗传率

多基因病是由遗传因素与环境因素共同作用的结果，其中，遗传因素所起作用的大小用遗传率来衡量。遗传率（heritability）也称为遗传度，是指在多基因病的形成过程中，遗传基因所起作用的大小，一般使用百分率（%）表示。如果某种疾病完全由遗传因素决定，其遗传率就是 100%。如某些疾病的遗传率达 70%~80%，表明该病的易患性变异主要由遗传因素起作用，环境因素的作用相对较小；若某些遗传病的遗传度率为 30%~40%，则表明该病主要由环境因素造成，遗传因素所起作用相对较小。通常情况下，遗传率越低的疾病，其家族聚集性的特点越不明显。

理解多基因病的遗传率概念应该注意以下几个问题：①某种多基因病的遗传率是根据特定环境中特定人群的患病估算出来的，不同环境的不同人群遗传率有所不同，因此不适用于其他环境或人群；②遗传率是群体概念，不适用于个体。遗传率只能说明在疾病群体总变异中，遗传因素对疾病所起作用的大小；③遗传率的估算仅适用于没有遗传异质性，也没有主基因效应的遗传病。如果某种遗传病存在显性基因，则估算的遗传率可以高达 100%；如果主基因为隐性，则由先证者同胞估算的遗传率可以高于由父母或子女估算的遗传率。因此，只有当同胞、父母及子女分别计算的遗传率相似时，才可以认为该病的发生可能是多基因遗传的结果。

（三）多基因病的遗传特点

多基因病与单基因病有明显的区别，除了具有数量性状的特点外，还具有以下特点。

（1）多数常见的多基因病的群体发病率为 0.1% ~1%。

（2）多基因病有家族聚集倾向，但没有明显的遗传规律。患者家属的发病率高于群体发病率，患者同胞发病率远低于 1/2 或 1/4，通常为 1% ~10%。

（3）近亲婚配会导致子代发病率增高，但不如常染色体隐性遗传显著，这可能与致病基因的微效与累加效应有关。

（4）多基因病患者亲属的发病风险随着亲属级别的降低而迅速降低，并向群体发病率靠拢。对于群体发病率较低的多基因病，此特点尤为明显。

（5）多基因病的发病率通常存在明显的种族或民族差异，这与不同种族或民族的遗传背景差异有关。

四、影响多基因病再发风险估计的因素

多基因病由于受多基因遗传因素与环境因素的共同作用，发病机制比较复杂，因此疾病再发风险不能像单基因病那样估算，以下几方面的因素通常会影响多基因病的再发风险。

（一）再发风险与群体发病率和遗传率

在相当多的多基因病中，群体患病率（q）常在 0.1% ~1%，遗传率为 70% ~80%，那么患者一级亲属的再患风险可利用爱德华（Edwards）公式来估算，为患者一级亲属再发风险是群体患病率的平方根。例如，唇裂的群体患病率为 0.17%，其遗传率为 76%，患者一级亲属再发风险约为 4%。

当群体发病率和遗传率不在上述范围时，患者一级亲属的再患风险也可以通过图 10 - 2 查得。例如，无脑畸形和脊柱裂的遗传率为 60%，患病率为 0.38%。在图中横轴上查出 0.38，作一垂线，从图中找出遗传率 60% 的斜线，把它与 0.38 的垂线交点作一横线，在纵轴上的一点近于 4，即表明该病的一级亲属患病率接近 4%。

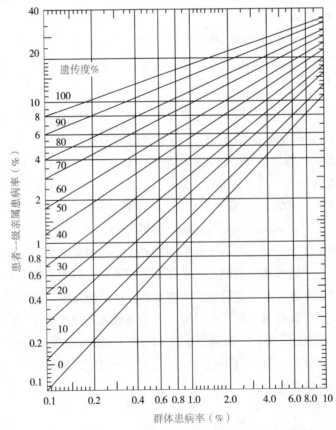

图 10 - 2　群体中患病率、遗传率与患者一级亲属患病率的关系

应注意的是，无论是用 Edwards 公式还是从图 10-2 进行估算都会有偏差，如果有可能，应该以大规模的实际调查数据为准。表 10-2 列出了一些常见病的群体发病率、患者一级亲属发病率、男女比例和遗传率。

表 10-2 一些常见病的发病率和遗传率

疾病名称	群体发病率（%）	患者一级亲属发病率（%）	男：女	遗传率（%）
原发性高血压	4～10	15～30	1	62
哮喘	4.0	20	0.8	80
消化性溃疡	4.0	8	1	37
冠心病	2.5	7	1.5	65
2 型糖尿病	2～3	10～15	1	35
早发型糖尿病	0.2	2～5	1	75
精神分裂症	1.0	10	1	80
各型先天性心脏病	0.5	2.8	1	35
唇裂 ± 腭裂	0.17	4	1.6	76
无脑儿	0.5	2	0.4	60
脊柱裂	0.3	4	0.8	60
先天性畸形足	0.1	3	2	68
强直性脊柱炎	0.2	男先证者 7，女先证者 2	0.2	70
先天性幽门狭窄	0.3	男先证者 2，女先证者 10	5	75
先天性髋关节脱位	0.1～0.2	男先证者 4，女先证者 1	0.2	70
先天性巨结肠	0.02	男先证者 2，女先证者 8	4	80

（二）再发风险与亲属中患病人数有关

在多基因遗传病中，当一个家庭中患病人数愈多，则亲属再发风险愈高。如前所述，一对表型正常的夫妇第一胎出生了一个唇裂患儿以后，再次生育时患唇裂的风险为 4%。如果他们又生了第二个唇裂患儿，第三胎生育唇裂风险则上升到 10%。说明这一对夫妇带有更多能导致唇裂的致病基因，他们虽然未发病，但他们的易患性更接近发病阈值，因而造成其一级亲属再发风险增高。Smith 于 1971 年编制的表格可以根据双亲和同胞中已经患病人数来估计一级亲属的再发风险（表 10-3）。

表 10-3 一些常见病的发病率和遗传率

双亲患病数		0			1			2		
一般群体发病率（%）	遗传率（%）	患病同胞数			患病同胞数			患病同胞数		
		0	1	2	0	1	2	0	1	2
1.0	100	1	7	14	11	24	34	63	65	67
	80	1	6	14	8	18	28	41	47	52
	50	1	4	8	4	9	15	15	21	26
0.1	100	0.1	4	11	5	16	26	62	63	64
	80	0.1	3	10	4	14	23	60	61	62
	50	0.1	1	3	1	3	9	7	11	15

（三）再发风险与患者疾病严重程度有关

多基因遗传病发病的遗传基础是微效基因，具有共显、累加效应，故在多基因遗传病中如果患者病情严重，提示其易患性明显超过发病阈值而带有更多的易患基因，与病情较轻的患者相比，其父母所带有的易患基因也多，易患性更接近阈值。因此，再次生育时其后代发病风险也相应增高。例如，一侧唇裂的患者，其同胞的再发风险为 2.46%；一侧唇裂并腭裂的患者，其同胞的再发风险为 4.21%；双侧唇裂并腭裂的患者，其同胞的再发风险为 5.74%。这一点也不同于单基因遗传病。在单基因遗传病中，不论病情的轻重如何，一般不影响其再发风险率，仍为 1/2 或 1/4。

（四）再发风险与性别发病率差异有关

如果某种多基因病的发病率存在性别差异时，表明不同性别的发病阈值是不同的。群体中患病率较低（阈值较高）的性别，其亲属再发风险相对增高；相反，群体中患病率相对高（阈值较低）性别，亲属再发风险相对较低。这种情况称为卡特效应（Carter effect）。例如，先天幽门狭窄的男性患病率为 0.5%，女性患病率为 0.1%，男性比女性患病率高 5 倍。则男性患者后代中儿子患病率为 5.5%，女儿的患病率是 2.4%；而女性患者后代中儿子患病率高达 19.4%，女儿患病率达到 7.3%。在先天幽门狭窄患者中，女性患者通常比男性患者带有更多的易患基因。

第二节　出生缺陷

出生缺陷（birth defects）指在胚胎或胎儿发育中发生的结构、功能代谢、精神和行为等方面的异常，也称为先天异常（congenital anomalies）。出生缺陷可在出生时显现，如解剖结构的异常，称为先天畸形（congenital malformation）；也可以是出生后一段时间内逐渐显现，如代谢缺陷病。出生缺陷已经成为全球性的人口健康问题，我国的出生缺陷率约为 5.6%，给家庭及社会经济造成了沉重的负担，因此，"控制出生缺陷，提高出生人口素质"被列为我国的基本国策之一。

一、出生缺陷发生的原因

人体发生形成的过程涉及复杂的生物学机制，目前人类对此过程的了解仍然很有限。人体发育受遗传因素与环境因素相互作用的影响，因此这两方面的因素都有可能导致出生缺陷。目前认为，遗传变异导致的出生缺陷占 55%，环境因素占 5%~10%，遗传与环境因素相互作用或原因不明的因素约占 40%。

二、出生缺陷的分类

出生缺陷的临床表现形式多样，发生机制复杂，分为简单畸形和多发畸形。

（一）简单畸形

简单畸形（simple abnormalities）可能是以遗传为基础的，也可能是非遗传性的。一般可以分为畸形、变形、畸化和发育异常。

畸形（malformation）是某一器官或器官的某一部分发生原发性缺失，其原因多为发育过程中的遗传缺陷导致的发育过程阻滞或发育方向错误。如房间隔缺损、室间隔缺损等先天性心脏病、唇裂或腭裂、神经管缺损等。研究表明，多数涉及单个器官的畸形呈多基因遗传，是基因与环境相互作用的结果，而多发畸形则多由染色体畸变引起。

畸化（disruption）是环境因子（缺血、感染、致畸因子、外伤等）干扰了正常发育过程所导致的器官或组织的异常。如孕早期感染风疹病毒导致胎儿出现心脏畸形，妊娠早期膜破裂形成的羊膜带与胎儿体表粘连或缠绕所导致的早期胚胎或胎儿组织器官畸形，即羊膜带阻断症。

变形（deformation）是指因为不正常的机械力扭曲牵拉正常结构所导致的缺陷。如羊水过少或孪生使宫内拥挤或子宫异常所导致的髋部转位、畸形脚等。变形多为非遗传性，一般可通过固定器或手术矫治，但遗传因素可能成为变形发生的易感因素。

发育异常（dyslasia）指细胞不正常的形成组织，通常出现在机体特定的组织中。如由于成纤维细胞生长因子受体基因突变导致的骨骼发育异常，或由于外胚层发育异常导致的多种组织异常等。多数发育异常是单基因缺陷引起的。

（二）多发畸形

多发畸形是指同一个体内同时存在两种或两种以上的畸形。多发畸形的形成机制复杂，有的是由于单个因素引发的级联反应而导致的器官发育缺陷，如羊水的慢性渗漏或胎儿尿液排出缺陷使羊水过少而导致的胎儿压迫，表现为面部被压扁、髋部转位、畸形脚或肺部发育不全等。这种在胚胎发育中，某种因素导致单一局部缺陷先出现，进而导致一系列的组织、器官发育缺陷的，称为序列征（sequence）。上述疾病即为 Potter 序列征。

染色体畸变也通常引发多发畸形，理论上将已知病因，并具有一定可识别的畸形模式称为综合征。此外，还存在一类多发畸形，其机制无法用序列征和综合征来解释，表现为多个畸形非随机地一起发生，临床中将其称为关联征（association）。关联征的命名原则通常是几种畸形器官首字母的缩略词，如 VATER 关联征是脊椎的（vertebral）、直肠的（anal）、气管食管（tracheoesophageal）、肾脏（renal）畸形的总称。一般认为关联征的发生与遗传无关。

三、常见的出生缺陷

（一）先天性心脏病

先天性心脏病是指在胚胎发育时期由于心脏及大血管的形成障碍或发育异常而引起的解剖结构异常，或出生后应自动关闭的通道未能闭合（在胎儿属正常）的情形。先天性心脏病是先天性畸形中最常见的一类，约占各种先天畸形的 28%，发病率占出生活婴的 0.4% ~ 1%。此病种类繁多，患儿临床表现复杂：经常感冒、反复呼吸道感染，易患肺炎；生长发育差、消瘦、多汗；吃奶时吸吮无力、喂奶困难，或婴儿拒奶、呛咳，平时呼吸急促；儿童诉说易疲乏、体力差；口唇、指甲青紫或者哭闹或活动后青紫，杵状指/趾（甲床如锤子一样隆起）；喜欢蹲踞、晕厥、咯血；听诊发现心脏有杂音。这些症状的轻重主要取决于畸形的大小和复杂程度。其中如室间隔缺损、动脉导管未闭等，通常早期没有明显症状，但是仍然会潜在地发展并加重，需要及时诊治。严重的先心病患儿在出生后不久就会出现严重症状，甚至危及生命。

先天性心脏病致病原因中遗传因素仅占 8% 左右，绝大多数是由环境因素造成。通常认为，妇女妊娠第 5 ~ 8 周是胎儿心脏发育最重要的时期，如此期服用药物不当、感染风疹病毒、环境遭受污染、接受了射线辐射等，则孩子患上先天性心脏病的风险将会急剧增加。

（二）脊柱裂

脊柱裂（spinal bifida）又称椎管闭合不全，是一种常见的先天畸形。胚胎第 3 月是椎管发育的关键时期，此时两侧的中胚叶形成脊柱成分，并呈环形包绕神经管进而形成椎管。如果此时神经管不闭合，则椎弓根也无法闭合而保持开放状态，就会发展成为脊髓脊膜膨出。脊柱裂分为隐形脊柱裂和显性脊柱裂两种。隐性脊柱裂只有椎管的缺损，没有椎管内容物的膨出，通常不需要特殊治疗。显性脊柱裂多见，且绝大部分发生在腰骶部。患儿出生后，一般在背部中线有一个囊性肿物，随年龄增大而增大。通常因脊髓、神经受损，患儿会表现出程度不等的下肢迟缓性瘫痪和膀胱、肛门括约肌功能障碍。绝大部分会因脑脊膜破裂而引发脑膜炎，90% 以上的患儿会在 1 周岁以内死亡。

造成脊柱裂的因素很多，一般认为与妊娠早期的胚胎受到化学性或物理性的损伤有关。此外孕妇摄入叶酸量不足，也会影响胎儿神经管的发育。

（三）先天性唇腭裂

先天性唇腭裂是口腔颌面部最常见的先天性畸形，新生儿中发病率约为 1/700。如果新生儿只有上嘴唇的一侧或两侧、部分或完全裂开，使上唇成为二瓣或三瓣，俗称"兔唇"，称为唇裂（cleft lip）。如果新生儿的上牙膛、小舌头也裂开，俗称"狼咽"，则称为腭裂（cleft palate）。如果新生儿兼有这两种畸形，则称为先天性唇腭裂（congenital cleft lip and palate）。唇腭裂患儿因口、鼻腔相通，直接影响发育，经常导致上呼吸道感染，并发中耳炎。患儿因吮奶困难导致明显营养不良。

先天性唇腭裂是一种多基因遗传性疾病，20% ~30% 的患者具有的遗传的致病基因，其亲属中常有类似的畸形发生。此外，父母生育年龄偏大，或者母亲妊娠第 2 ~3 个月期间感染过病毒，怀孕期间患有如贫血、糖尿病、严重营养障碍等慢性疾病，或服用过某些致畸药物等，都会导致胎儿出现唇腭裂。

（四）侏儒症

侏儒症（dwarfishness），也称矮小体型。指身高低于同一种族、同一年龄、同一性别的小儿的标准身高的 30% 以上的儿童，以及身高在 120cm 以下的成年人。患者由于多种原因导致的生长激素分泌不足而致身体发育迟缓，一般在 1 ~2 岁后生长较慢，生长速度每年不超过 4cm，身材矮小，身高大多不满 130cm。

侏儒症分为原发性的和继发性的两种。原发性侏儒症多为先天性发育不全或遗传疾病所致。某些染色体异常者，如 Down 综合征（21 – 三体综合征），猫叫综合征（5 号染色体短臂缺失）和 Turner 综合征等；某些呈常染色体显性遗传的遗传病，如软骨发育不全或抗维生素 D 佝偻病；某些先天性酶的代谢缺陷，如黏多糖病和肝糖原累积症等，都会伴有以单纯性生长激素分泌不足的侏儒症状。

继发性侏儒症可继发于下丘脑 – 垂体疾病，如肿瘤、感染、颅脑外伤、手术或放疗等因素，直接损伤垂体，或损害下丘脑，或使垂体门脉系中断而致病。下丘脑—垂体部位肿瘤为继发性垂体性侏儒症的重要原因。此外，长期大剂量的使用肾上腺皮质激素也会导致侏儒症。

（五）先天智力低下

先天智力低下（inherent mental retardation）指由于遗传变异、感染、中毒、头部受伤、颅脑畸形或内分泌异常等有害因素造成胎儿或婴幼儿的大脑不能正常发育或发育不完全，使智力活动的发育停留在某个比较低的阶段中，称为智力迟滞。先天智力低下的患儿在出生后会有一些早期症状，如流口水、伸舌，1 岁以后现象仍然继续；玩手指活动晚于正常孩子（3 ~4 个月开始）；神情呆滞、面无表情、对周围的事物或人不感兴趣；出生后 3 ~4 个月不会笑；吃奶困难；语言发育迟缓；运动发育迟缓；面容、体态异常等。儿童期表现为注意力差、注意广度非常狭窄；记忆力差；言语能力差；思维能力低；基本无数字概念；情绪不稳，自控力差；意志薄弱，缺乏自信；交往能力差等。

导致先天智力低下有多种因素。怀孕妇女在孕期的前三个月感染了病毒，容易导致孩子先天畸形及智力低下；产前出现羊水感染、脑膜炎、受到重金属或药物毒性的作用，会影响胎儿的大脑功能；母亲在生产时出现难产、产伤或者胎儿窒息等会加大胎儿脑损伤的概率；先天性内分泌或代谢缺陷病会导致胎儿大脑受损；脑部疾病（如脑部肿瘤）及神经性病变也会导致先天智力低下。

（六）先天性耳聋

先天性耳聋（congenital deaf）是指出生以后即已有的听力障碍，由于不能听到说话的声音，以致无法学说话，聋是因，哑则是结果。发生先天性耳聋的原因是在胚胎期母体受到了病毒感染和耳毒性药物的治疗，从而影响了胎儿听觉系统而致先天性耳聋。患儿出生后常被发现有耳部畸形，如小耳、耳廓缺失、外耳道闭锁。母亲在生产期前后如发生难产、早产、缺氧、妊娠期高血压疾病情况，也可能影响到耳蜗而引起新生儿听力障碍。另外，新生儿溶血性黄疸及从母体感染梅毒螺旋体都可造成先天性耳聋。

四、出生缺陷的诊断和预防

出生缺陷的机制复杂，目前针对出生缺陷主要以诊断和预防为主。越来越多的出生缺陷可以做到出生前诊断，有的甚至可以进行宫内治疗。临床中针对出生缺陷的产前诊断主要有 B 超、羊膜穿刺、核磁共振等。对于有过出生缺陷生育史、多次自然流产史、死胎死产、孕早期接触致畸因子、羊水过多或过少等，都是出生缺陷胎儿产前诊断的指征。

世界卫生组织在 1999 年提出了出生缺陷的"三级预防"策略，随着医学研究的深入和医疗水平的提高，三级预防的具体内容也逐渐丰富。预防策略的具体内容为：一级预防是指孕前的健康教育和健康促进，采取婚前检查、遗传咨询和孕前期保健等措施预防出生缺陷发生；二级预防是指孕期保健，采取产前诊断和选择性终止妊娠等措施减少出生缺陷患儿出生；三级预防是对新生儿进行疾病早期筛查，做到早诊断、早治疗，减少残疾程度。三级预防策略中，一级预防最为经济、有效。

第三节 肿 瘤

肿瘤是一群生长失去正常调控的细胞群形成的赘生物。肿瘤的发生，是一些生长分化异常的细胞，通过形成一些特殊的生物特性逃避细胞凋亡，由良性肿瘤逐渐发展成为具有侵袭和转移能力的恶性肿瘤的过程。一定条件下，肿瘤的诱发因素可以是物理的、化学的，也可能是生物的，但并非所有接触这些致癌因子的人都会罹患肿瘤，这说明个体间存在肿瘤易感性的差异，这种差异是由个体的遗传背景决定，说明肿瘤的遗传基础也是非常复杂的。因此，肿瘤的发生可以说也是遗传因素与环境因素共同作用的结果。

一、肿瘤的发生与遗传的关系

肿瘤的发生与遗传因素密切相关，大量的调查研究发现，一些肿瘤的发生具有明显的家族性或种族特性，如乳腺癌、家族性结肠癌、鼻咽癌等。双生子调查、系谱分析和遗传流行病学调查等也证实肿瘤的发生具有明显的遗传基础。但是肿瘤的发生与遗传的关系却是复杂多样的，部分肿瘤有明显家族聚集性，呈现单基因遗传，但多数肿瘤的发生是多基因的遗传因素与环境因素相互作用的结果。

二、肿瘤的遗传方式

（一）单基因遗传的肿瘤

有些肿瘤按孟德尔方式遗传，由单一基因突变所致。生殖细胞中单个基因的突变造成个体对肿瘤的易感性，随着该突变基因从亲代传递到子代，使子代也具有这种肿瘤易感性，对环境致癌因素更为敏感，较易导致子代肿瘤的发生，这类肿瘤称为遗传型肿瘤，其特点是发病年龄轻且是双侧发生或多发性的，例如遗传性的视网膜母细胞瘤、神经母细胞瘤、肾母细胞瘤和嗜铬细胞瘤等肿瘤。

（二）染色体异常与肿瘤

肿瘤的细胞遗传学研究证实，多数肿瘤细胞中具有高频率的、复杂的染色体畸变，这提示染色体畸变与肿瘤有密切的关系。染色体作为基因的载体，它的畸变通常会影响多个基因进而引起肿瘤。目前在肿瘤细胞中已发现的染色体畸变涉及人的所有染色体。

1. 肿瘤细胞的染色体数目畸变　肿瘤通常具有异常的染色体。同一肿瘤细胞中，染色体异常可以是相同的，也可以是不同的。大多数恶性肿瘤细胞中都存在染色体数目畸变，多为非整倍体，包括超二倍体、亚二倍体、亚三倍体、亚四倍体等。常可见 8 号、9 号、12 号、21 号染色体的增多和 7 号、22 号、Y 染色体的减少。癌性胸、腹腔积液中转移的癌细胞染色体数目变化很大，通常超过四倍体，并可见六倍体或八倍体的核型。实体瘤细胞中染色体数目多数是三倍体左右。

2. 肿瘤细胞的染色体结构畸变　肿瘤细胞的染色体结构异常包括易位、缺失、重复、环状染色体和双着丝粒染色体等。有些染色体异常不属于某一种肿瘤所特有，但如果一种异常的染色较多地出现在某种肿瘤的细胞中，就可以称之为标记染色体（marker chromosome）。标记染色体可能是肿瘤细胞在有丝分裂过程中随机形成的，可以分为两种：一种是只见于少数肿瘤细胞中，不足以作为整个肿瘤的代表，称之为非特异性标记染色体。另一种是经常出现在某一种或某一类肿瘤细胞中，能够在肿瘤细胞中稳定遗传，称为特异性标记染色体。如约 95% 的慢性粒细胞性白血病（chronic myelogenous leukemia，CML）患者的外周血细胞中出现的一个比 22 号染色体还小的 G 组染色体，即 Ph1 染色体（Philadelphia chromosome，Ph1）。特异性标记染色体的存在为肿瘤起源于一个突变细胞的假说提供了支持。

⇒ 案例引导

慢性粒细胞性白血病一例

临床案例　患者，女，45 岁。身体健康，年度体检发现脾尖明显，白细胞异常增高，为 3.1×10^{10}/L；血小板为 6.5×10^{11}/L，嗜碱性粒细胞增多，粒细胞未成熟。医生建议她到肿瘤科做进一步检查评估。其骨髓中的骨髓来源的细胞及巨噬细胞增多，且骨髓细胞与红细胞的比值也增高。细胞遗传学分析显示，一些骨髓细胞中具有 Ph1 染色体，del（22）t（9；22）（q34；q11.2），检测到 BCR - ABL 融合基因，ABL 激酶 P - loop 区发生 Y253H 突变。诊断为慢性粒细胞性白血病。虽然目前没有症状，但在未来的几年内，有可能发展为致命的白血病。医生建议，目前治疗此病非常有效的方法是异体骨髓移植，此外还有一种新型的、靶标慢性粒细胞性白血病患者癌基因的药物——伊马替尼，能够诱导或长时间的缓解此病的症状。

讨论　为什么患者骨髓细胞中出现了 Ph1 染色体，即使暂时没有症状，以后也会逐渐发展成慢性粒细胞性白血病？

（三）基因异常与肿瘤

肿瘤是基因突变积累的结果，与肿瘤发生相关的基因可分为两类：癌基因与抑癌基因，它们是作用相反的两类基因。其中，突变前的癌基因也可称为原癌基因，它们是细胞生长发育所必需的一类基因，在进化上高度保守，正常情况下，这类基因的表达具有严格的时空顺序，它们的产物大多是编码调控细胞生长的蛋白质。当原癌基因在表达时间、表达部位、表达数量及表达产物结构等方面发生改变后，就会成为癌基因。癌基因能够导致细胞无限增殖并引起细胞癌变。病毒、辐射或致癌化学物质等致畸因子作用于细胞时，有可能通过不同的机制激活原癌基因，造成其表达时空异常或表达过量，导致细胞周期加快，发生癌变。

抑癌基因（tumor suppressor gene，TSG）也称为肿瘤抑制基因，是指正常细胞中存在的一类抑制细胞过度生长、增殖从而抑制肿瘤发生的负调节基因，如抑癌基因失活或缺失将导致肿瘤发生。例如，与乳腺癌发生有密切关系 BRCA1 和 BRCA2，与胰腺癌有关的 DPC4，与肾细胞癌有关的 VHL 等都属于抑癌基因。抑癌基因的产物主要包括转录调节因子、负调控转录因子、周期蛋白依赖性激酶抑制因子（CKI）、信号通路的抑制因子、DNA 修复因子以及发育和干细胞增殖相关的信号途径组分等。这些产物可以抑制细胞增殖和细胞迁移，促进细胞分化，因此对细胞的生长起负调控作用。细胞中的抑癌基因与调控生长的原癌基因协调表达，维持正常的生长、增殖和分化。

三、多基因遗传与肿瘤

多基因遗传的肿瘤大多是一些常见的恶性肿瘤，这些肿瘤的发生是遗传因素和环境因素共同作用的结果，环境因素往往起主要作用。常见的多基因遗传肿瘤包括乳腺癌、胃癌、鼻咽癌、肺癌、前列腺癌、子宫颈癌等。这些多基因遗传的肿瘤都具有其特殊的易感基因，且这些易感基因可以从亲代传递给子代，影响子代的肿瘤易感性。这类肿瘤在人群中的发病率一般大于 0.1%，且患者的一级亲属的发病率明显高于群体的发病率。

研究发现乳腺癌的发病存在一定的规律性，发病率在女性恶性肿瘤中居于首位，5% ~ 10% 的乳腺癌是具有家族性的。20 世纪 80 年代末，通过定位克隆方法鉴定出两个乳腺癌易感基因：BRCA1 和 BRCA2。大约 45% 的遗传性乳腺癌和 80% 的乳腺癌伴卵巢癌患者中有 BRCA1 基因的突变。此外，PTEN 基因、TP53 基因、CDH1 基因等也是与乳腺癌相关的易感基因，肿瘤学中将与这些基因突变相关的乳腺癌称为遗传性乳腺癌。研究表明，一些环境因素，如从未生育、30 岁后生育头胎、高脂肪饮食、过量饮酒以及雌激素治疗等，也会增加乳腺癌的发病风险。

鼻咽癌是指发生于鼻咽的腔顶部和侧壁的恶性肿瘤，是我国高发恶性肿瘤之一。鼻咽癌主要见于黄种人，少见于白种人。发病率较高的民族，即使移居他国或侨居国外，其后裔仍有较高的发病率；且许多鼻咽癌患者有家族患癌病史。近年来，分子遗传学研究发现，鼻咽癌发生与白细胞抗原（HLA）、TN-FRSF19 基因、MDS1 – EVI1 基因和 CDKN2A/2B 基因的变异相关，这些基因因此被称为鼻咽癌的易感基因。有报道显示，移居国外的中国人，其鼻咽癌死亡率随遗传代数逐渐下降。反之，生于东南亚的白种人，其患鼻咽癌的危险性却有所提高，提示环境因素可能在鼻咽癌的发病过程中起重要作用。

目前，人们普遍接受肿瘤的易患性是由复杂的遗传基础和环境因子共同作用的观点。大多数肿瘤是散发的，不呈现家族聚集现象，但是它们的发生也具有明显的遗传基础，涉及特定组织细胞遗传物质的改变，这一类肿瘤一般不向后代传递。与此同时，人们对肿瘤遗传易感因素发挥作用的方式却知之甚少，现有的一些证据表明这些肿瘤遗传易感因素可以通过影响机体的生化代谢、免疫功能及细胞分裂机制等来促进肿瘤的产生。

答案解析

目标检测

1. 多基因病与单基因病有何不同？
2. 在估计多基因病再发风险时，应综合考虑哪些方面的情况？
3. 简述出生缺陷的概念及其影响因素。

4. 出生缺陷的三级预防措施是什么？

5. 为什么说肿瘤的易患性是由复杂的遗传基础和环境因子共同作用的？

（霍　静）

书网融合……

本章小结　　　　题库

第十一章　遗传医学

PPT

📖 **学习目标**

1. **掌握**　遗传医学的概念；遗传病诊断的常用方法。
2. **熟悉**　产前诊断的常用方法；遗传病治疗的主要手段。
3. **了解**　基因诊断的主要技术；基因治疗；遗传咨询；遗传筛查。

　　所有疾病都有其遗传基础，从遗传物质和遗传规律的角度分析疾病及其诊断、治疗和预防方法，这是现代医学发展的一大趋势。基因组时代的遗传学正在迅速植入医疗卫生实践。测序技术和基因芯片等强大新工具的发展，已经应用于临床的诊断、治疗和预防，对医学的发展产生了深远的影响。

　　遗传医学（genetic medicine）又称临床遗传学（clinical genetics），是遗传学的临床应用，侧重于探讨疾病发生、发展和转归过程中遗传因素与环境因素的作用。与传统医学相比，遗传医学可以在基因和基因组水平上对疾病进行操作，从而成为推动医学发展的重要工具。未来医学发展的方向将是实验医学与经验医学有机融合，因此，遗传医学是现代医学知识结构中不可缺少的组成部分。

　　传统的临床遗传学主要涉及遗传病的预防、诊断和治疗，而现代遗传医学则是在分子水平上研究疾病的发生、发展、诊断和治疗，以期从本质上掌握疾病的规律及其防治策略。遗传医学又可称为分子医学，涉及遗传相关疾病的分子机制、分子诊断和分子治疗等领域。因此，遗传医学对于常见病、肿瘤、传染病提供了很多预防、诊断和治疗方法。随着基因组测序和信息技术的快速进步，遗传医学将对医学发展和人类健康产生质的推动。本章主要介绍遗传病的诊断、治疗和预防的基础知识及遗传医学的一些新进展。

第一节　遗传病的诊断

⇨ **案例引导**

　　临床案例　患者，男，15岁，学生，双眼中心视力先后急性下降，间隔时间为1个月，视力下降时不伴有眼球疼痛，前期治疗过程中视力进一步下降，现在稳定在0.1以下，视野以中心或偏中心暗点居多，通常暗点较大并可向周边扩展，更易向上方延伸或连接包绕生理盲点。色觉障碍出现，普遍有红、绿色盲或色弱。眼底特征：急性期或早期眼底以球内视神经病变或视盘炎为主，可有以视盘为中心的微血管异常。遗传学检查：有明显家族史。患者多为男性，多在青春期（10~20岁）或15~35岁间发病。经检测患者mtDNA原发性突变，分别发生在核苷酸的11 778、3 460和14 484三个位点。

　　讨论　诊断并分析原因。

　　诊断（diagnosis）是通过检查疾病的各种表现来识别疾病内在属性的程序，也是疾病预防、治疗及预后判断的前提。临床诊断是医生将所获得的各种临床资料经过分析、整理、评价后，对患者所患疾病提出符合临床思维逻辑的判断。遗传病的诊断遵循一般临床诊断步骤，包括听取患者主诉、询问病史、查体和做一些必要的辅助检查。在此基础上，特殊的遗传学检查，包括系谱分析、核型分析、生化分析、皮纹分析、基因诊断等，往往是确诊遗传病的关键。

一、临床诊断

一项早期研究发现，医师只根据病史，就能对 80% 以上的病例做出正确的初步诊断；另外 10% 左右的病例，医师在体格检查后改变了最初的诊断；其余不足 10% 的病例，医师则是拿到检验结果后改变了诊断。可见，正确而翔实的病史对于医师快速做出判断至关重要。

病史的格式包括基本信息、主诉、现病史、既往史、个人史、家族史、体格检查等项。病史采集的主要手段是问诊和病案查询。问诊首先应当确认患者的诉求，倾听而不打断首次陈述。之后，医师要用一套直截了当的问题来补足所需的病史信息。

遗传病大多有家族聚集现象和特定的遗传规律，因此，病史采集要注重采集家族史、婚姻史和生育史。①家族史应充分反映患者父系和母系各家族成员的发病情况，并能完整画出家族的系谱图。②婚姻史的重点包括结婚的年龄、次数、配偶健康情况及两者是否近亲婚配等，这些都有助于了解致病基因的来源和完善系谱信息。③生育史应包括生育年龄，所生子女数目及其健康情况，孕早期是否患过病毒性疾病或接触过致畸因素，分娩过程中是否有过窒息、产伤等。这些资料有助于进行系谱分析，此外，还要注意收养、过继、非婚生子女等情况，而有早产史、死产史和流产史的妇女本人或其配偶有可能是异常染色体的携带者。

在听取了患者的主诉后，应该给患者进行全面的体格检查。体格检查是指医师运用自己的感官、手法或借助于听诊器、叩诊锤、血压计、体温计等辅助工具对患者进行的观察和检查，主要方法包括望诊、触诊、叩诊、闻诊和听诊。体格检查所发现的问题称为体征；症状是指机体因发生疾病而表现出来的各种异常状态。症状和体征的检查是形成初步诊断的重要线索。

很多遗传病伴有智力缺陷和特异症候群，根据某一症状所伴随的其他症状和体征，可以得出对疾病的初步印象，如苯酮尿症有特殊腐臭尿液；半乳糖血症伴有白内障和肝硬化；唐氏综合征有眼距宽、眼裂小、外眼角上斜等体征；性染色体病可导致性腺发育不全，生殖力下降，继发性闭经和行为异常。大多数遗传病在婴儿或儿童期即可有体征和症状表现，故除观察外貌特征外，还应注意身体发育快慢、体重增长速度、智力增进情况、性器官及第二性征发育状态、肌张力强弱以及啼哭声是否异常等。

对于一些遗传病，如红绿色盲、唇裂、并指等，只需根据症状和体征再结合病史，就可以确诊。而症状前诊断是指对有较高遗传病风险的个体进行检查，使他们在出现症状前能够得到明确诊断，对其在组织器官尚未出现病变前进行必要的治疗和预防，也有助于遗传咨询。

病史采集和体格检查之后，还需一些必要的辅助检查来为诊断提供信息。辅助检查资料的收集包括影像学检查、病理检查、血细胞分析、尿液常规、粪便常规、甲状腺功能测定、肝功能检测、肾功能检测、肌酶谱、肝炎病毒学检查、肌肉活检等。

二、遗传分析

临床上使用的遗传学检查和分析方法也很多，下面简要介绍系谱分析、核型分析、生化分析和基因诊断在遗传病诊断中的一些应用。

1. 系谱分析 系谱（pedigree）是从先证者入手，追溯调查其所有家族成员（直系亲属和旁系亲属）的数目、亲属关系及某种遗传病（或性状）的分布等资料，并按照一定格式将这些资料绘制成图谱。系谱分析就是根据系谱提供的信息进行分析判断，确定该遗传病的遗传方式，进而做出诊断的方法。系谱分析应从先证者（家族中第一个被发现的患者）入手，追溯调查患者家族所有成员的数目、亲属关系及某种遗传病的分布等资料，然后按照国际通用的格式和符号绘制系谱图。系谱图给出的信息包括性别、性状表现、亲子关系、世代数以及每一个体在世代中的位置，以确定遗传病在家族中的分布状况，判断该病在这个家族中是否有遗传病因素的作用及其可能的遗传方式。系谱分析有助于鉴别疾病的遗传方式以及区分表型相似的不同遗传病，如各类单基因病和多基因病。为了获得准确的系谱，应注意系谱的完整性和可靠性，留意死者死因、流产、近亲婚配、婚姻变更、非婚子女、收养等敏感信息，避免出现不合作、隐瞒或提供假情况，尽可能对有关成员进行逐个查询和资料核实。单基因病的分析和风险估计应注意孟德尔遗传规律以外的因素，包括显隐性的相对性、不规则显性、延迟显性、基因突变、遗传印记、遗传异质性、动态突变等问题，避免误判以及发病风险的错误估计。

2. 核型分析 即染色体检查，是确诊染色体病的主要方法。临床上的核型分析常采用 G 显带技术，即对中期染色体标本进行胰酶处理和吉姆萨染色，与带型的国际标准比较，判断受检者染色体数目和结构是否异常。目前高性能数码显微镜和核型分析系统在临床的应用，给核型分析带来了极大方便。

当患者存在下列情况之一，可考虑进行染色体检查：①怀疑患有染色体病的患者；②原因不明的智力发育不全患者；③男性不育、女性原发性闭经或不育；④习惯性流产妇女及其丈夫；⑤有生殖器官畸形者；⑥各种先天畸形患者；⑦血液系统肿瘤及追踪疗效；⑧接触各种致畸因素（如射线）后的危害程度评估；⑨35 岁以上的高龄孕妇；⑩肿瘤患者。

染色体检查标本可取自患者的外周血、骨髓、胸腹水、活检组织和手术切除的组织等，以及胎儿的皮肤、脐血、羊水细胞、绒毛、卵裂期细胞等。染色体显带技术可以把疾病相关基因定位于较小的染色体区域内，还可以发现染色体微畸变。性染色质检查的方法简单，可以辅助分析性染色体病患者 X 和 Y 染色体的数目异常。

3. 生化分析 就是用生物化学手段定性、定量地分析蛋白质、酶及其代谢产物，是临床上诊断单基因病的首选方法。生化检测的方法多种多样，临床上主要采用血和尿液，用滤纸和显色反应来检测酶活性。基因突变可表现为酶和蛋白质的质和量的改变，已知的数百种遗传性代谢病多为酶缺陷引起的常染色体隐性遗传病，需要生化检测进行诊断。例如，白化病患者毛囊中酪氨酸酶活性降低，据此可以做出诊断；疑为苯酮尿症患者，可检测血清苯丙氨酸或尿中苯乙酸浓度；DMD 可检测血清磷酸肌酸激酶活性做出诊断等。酶活性和蛋白质含量的测定以及蛋白质结构变异的鉴定是确诊某些单基因病的主要方法，但应注意酶的组织特异性，例如苯丙氨酸羟化酶通常只在肝细胞中有活性。

三、基因诊断

基因诊断（gene diagnosis）是常规实验室诊断的延展与深入，其特点是以检出人体致病基因或者病原体的基因型为目的。基因诊断通过对基因或基因组进行直接分析而诊断疾病，是以探测基因的存在，分析基因的类型和缺陷及其表达功能是否正常，从而诊断疾病的一种方法。基因诊断被称为是形态学诊断、生物化学诊断和免疫学诊断之后的第四代诊断技术，它的诞生与发展得益于分子生物学理论和技术的迅速发展。

大多数疾病都可以从基因的变化中寻找原因。基因诊断不再以疾病的表型为主要依据，而是直接检测核酸结构或功能异常来诊断疾病，不仅可用于患者，还可用于症状前诊断、出生前基因诊断和易感性预测。华裔美国学者简悦威于 1978 年采用 DNA 重组技术进行血红蛋白病的产前诊断，开创了基因诊断的先河。随着科技的快速发展，新的基因诊断技术不断涌现，并广泛用于临床，基因诊断将成为疾病诊断的常规方法。基因诊断常用到如下技术方法。

1. 分子杂交 分子杂交技术包括核酸分离纯化、探针制备和分子杂交三个步骤，包括 DNA、RNA、免疫等杂交方法，并发展出荧光原位杂交（FISH）、比较基因组杂交（CGH）等技术。分子杂交技术广泛用于诊断遗传病、癌症和感染性疾病，已有镰状细胞贫血、苯丙酮尿症、地中海贫血、结核分枝杆菌等多种探针试剂盒用于临床。

荧光原位杂交（fluorescence in situ hybridization，FISH）可以显示中期染色体数量或结构异常，也可以显示间期染色质的结构。FISH 灵敏度高、特异性强，其临床应用大大提高了染色体畸变的检出率和准确性，还可监测染色体微小结构异常，也可用于基因定位等领域。

2. 聚合酶链反应 聚合酶链反应（polymerase chain reaction，PCR）是在体外扩增 DNA 片段的重要技术。当存在模板 DNA、底物、上下游引物和耐热的 DNA 聚合酶时，经过多次"变性—复性—延伸反应"的循环过程，痕量模板 DNA 可扩增至几百万倍。PCR 具有灵敏、特异、操作简便等优点，已经发展了多种 PCR 衍生技术，其中，实时荧光定量 PCR（RQ – PCR）已用于多种疾病的分型、治疗方案选择、肿瘤负荷的动态观测、白血病融合基因检测、艾滋病疗效观察和预后评估等。

3. 免疫组织化学 免疫组织化学技术利用抗原与抗体的特异性结合反应，对组织细胞的特定蛋白质进行定位、定性和定量分析，已成为病理分析中不可缺少的技术支持，常用于鉴定肿瘤病灶、类型、分化和增生程度。

4. 基因芯片 基因芯片技术是用荧光标记的样品 cDNA 与微量点样的大量探针进行杂交，扫描收集杂交信号，具有高通量、敏感、集成化和自动化等特点。基因芯片技术已用于批量筛选和快速诊断多种疾病、确定疾病亚型、选择治疗方案、筛选耐药基因和新药研发等领域。

5. DNA 测序 DNA 测序技术正在快速发展，不断提高效率和降低成本，已从大型测序平台走向临床实验室，正在形成巨大的市场，服务于大众。DNA 测序技术不仅可用于遗传病和传染病的明确诊断，还为个体化医疗、疾病预防和健康生活开启了广阔的未来。

四、产前诊断

产前诊断（prenatal diagnosis）是在胎儿出生前对其进行先天异常和宫内感染诊断，是预防遗传病患儿出生的有效手段。产前诊断主要针对遗传病的高风险人群，包括生育过遗传病患儿、高龄、近亲婚配、有家族遗传病史、习惯性流产史或致畸因素接触史的孕妇。确诊后可采取胎儿宫内治疗及终止妊娠等措施。产前检查方法可分为无创检查和有创检查。

无创检查方法包括对孕妇进行血检、尿检、B 超、X 线、磁共振等。B 超的应用很广，可检测先天性心脏病、唇腭裂、神经管缺陷、脑积水、肺支气管发育异常、胸腔积液、多囊肾、先天性幽门狭窄、先天性巨结肠、肢体缺陷等，还可用于指导有创检查方法。X 线检查可在妊娠 24 周后诊断各种骨骼畸形，但因射线影响胎儿，现已极少使用。血清学筛查常用于唐氏综合征、神经管缺陷、宫内感染等的产前筛查和诊断。从孕妇外周血可分离到胎儿的滋养叶细胞、有核红细胞和淋巴细胞进行分析，但目前技术还不成熟。最近已实现对孕妇外周血分离的胎儿细胞进行全基因组测序。

有创检查方法包括羊膜穿刺、绒毛取样、脐血管穿刺、胎儿镜等技术，可获取胎儿细胞，进行染色体分析、基因诊断和生化分析。对于已出现先兆流产、妊娠时间过长或有出血倾向的孕妇，不宜做有创产前诊断。羊膜穿刺是在 B 超监视下无菌抽取胎儿羊水的方法，通常在 16～20 周进行，因为在这个阶段进针容易，且不易伤及胎儿，抽取的羊水中的胎儿脱落细胞可培养后进行分析或直接提取 DNA 进行基因诊断。绒毛取样是在 B 超监视下用取样器从阴道进入子宫吸取绒毛，最佳采样时间为妊娠 9～12周。脐血管穿刺可获得脐血中的胎儿细胞，成功率高，也较安全，但只适用于 17 周以后。胎儿镜可于怀孕 15～21 周进行操作，能直接观察到胎儿体表畸形，还能采集胎儿的皮肤、肌肉或血液标本，以及进行宫内治疗。针对体外授精的植入前诊断是利用微操作技术和 DNA 扩增技术对胚泡植入前进行检测，包括卵裂球微活检、胚胎冻存、卵裂球培养等技术。

第二节　遗传病的治疗

⇒ 案例引导

乳腺癌

临床案例　卡伦（Karen）在 2005 年（40 岁）做了一次超声波检查，发现乳房有 2cm 大小的肿块，对活体组织进行病理检查后，诊断为乳腺癌。卡伦的母亲在 64 岁时发现患有乳腺癌，她父亲的家族也有患乳腺癌的病史，但是卡伦的 *BRCA*1 和 *BRCA*2 基因检测结果为阴性。她接受了乳房肿瘤切除手术，并且预防性地切除了 23 处淋巴结，尽管这些淋巴结并没有受到癌细胞侵袭。手术后做了常规的放射性治疗。此后，根据三位肿瘤专家的共同建议，她准备做高剂量的化疗，以降低将来复发的风险。在化疗开始之前，她又做了一种新型的基因表达分析，结果表明复发的可能性非常小。再次征求三位肿瘤专家的意见后，将化疗改为仅采用激素疗法，此后未复发。

讨论　1. 癌症可以治愈吗？

　　　　2. 如果你是卡伦的医师，你会建议怎样的检查和治疗方案？

治疗（therapy）是为解除病痛所进行的活动，内科治疗以药物为主，外科治疗以手术为主，此外还有物理治疗、放射治疗、心理治疗、体育治疗、医学工程等治疗手段。治疗应为患者谋取最大的利益，治疗效果是临床医生水平高低的主要标志。在分子水平上理解疾病是合理治疗的重要基础，但目前仍有数千种单基因病的致病基因还未找到，或其病理生理机制不明。例如，苯丙酮尿症的致病基因虽然已经找到，但是苯丙酮损伤脑发育的机制仍不清楚。随着临床检测和诊断技术的进步，疾病遗传机制的研究不断深入，新的遗传病治疗方法正在不断涌现，治疗的成功率在不断提高。很多遗传病从不治之症成为可治可防的疾病，患者的生存质量显著提高。

一、遗传病治疗的策略

遗传病总的治疗原则为针对疾病可能造成或已经造成的器官损害进行干预，针对原发病，补其所缺、排其所余、禁其所忌，根据不同的病种和患者个体情况选择相应的方法，通过饮食、药物、移植、基因治疗进行干预。

遗传病的治疗可以考虑很多水平上的策略。在基因水平可进行移植或基因治疗；在 mRNA 水平的小分子疗法可恢复某些缺陷基因的活性，而 RNA 干扰可抑制基因表达；在蛋白质水平可进行蛋白质替换和残基功能强化；针对代谢有各种药物和饮食控制；在表型水平可实施手术和其他医学干预。对于家庭可进行遗传咨询、遗传筛查和症状前诊断。某些致病基因在发育早期即可产生不可逆损害，对于这类疾病，家族史研究和胎儿治疗具有重要价值。

治疗某些单基因病的难点是如何抑制突变基因但又不影响正常等位基因的表达。一个基因可能发生上千种不同的突变，并可能有各种嵌合体，所以治疗必须基于高度精确的诊断。遗传病的治疗往往是一个长期的过程，不仅针对患者，还需要家属对遗传病的了解和长期配合，因此，对家庭成员的遗传咨询也是遗传病治疗的重要组成部分。

很多遗传病一旦发病，将造成难以逆转的脑损害或其他脏器功能损害，因此治疗越早，疗效越好，应争取在症状前确诊并开始治疗，保证患儿健康成长。另一方面，很多遗传病患者出生时或确诊时已经存在不同程度的脏器损害或肢体功能残障，需要综合干预，对症治疗，康复训练，必要时手术矫形。

二、外科手术

外科手术治疗可以对遗传病所产生的畸形进行矫正、修补或切除。遗传病造成的很多种畸形可手术治疗，包括先天性心脏病、神经管畸形、唇腭裂、多指趾、外生殖器畸形、先天性幽门狭窄、家族性结肠息肉、软骨发育不全等（图 11 - 1）。宫内手术可解除胎儿的脑积水、尿道狭窄等问题。移植手术用于治疗糖尿病、地中海贫血、先天性免疫缺陷、溶酶体储积病、遗传性肾炎等。

对于某些严重的遗传病，早期骨髓移植是挽救生命的关键方法。骨髓造血干细胞移植在遗传病的治疗中应用广泛，预后良好。肝移植是治疗很多代谢病的重要手段，已取得成功经验。近年来，干细胞培养技术开始应用于一些遗传病的治疗，可望使更多的患者受益。

胎儿治疗又称为出生前治疗或宫内治疗，常可收到很好的疗效。胎儿治疗必须以确切的产前诊断为基础。在内科方面，孕妇服用肾上腺皮质激素可治疗胎儿的先天性肾上腺皮质增生。服用洋地黄可治疗胎儿的某些先天性心动过速。半乳糖血症胎儿的母亲禁食乳糖类已获得显著效果。由于胎儿吞咽羊水，可将甲状腺素直接注入羊膜囊，治疗遗传性甲状腺肿。在外科方面，对先天性尿道狭窄的胎儿，将胎儿自母体取出进行尿道狭窄修

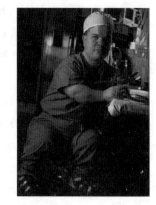

图 11 - 1　软骨发育不全患者
M. C. Ain 博士也是一位骨科专家

复术后再放回子宫，可避免胎儿肾功能不全及肺发育不良。这类手术如果推迟到出生后进行则会造成严重后果。

三、药物和饮食治疗

内科药物和饮食治疗的主要目的是去余、补缺和禁忌。去余主要针对先天性代谢缺陷引起的有毒代谢产物的贮积，其用药策略包括抑制、置换、过滤、螯合、促排泄、平衡清除等。补缺是针对基因缺陷导致体内某些物质的缺乏，采取药物或饮食补充激素、酶、维生素等方法。禁忌见于很多遗传病的饮食治疗，例如，苯丙酮尿症患者应限制食物中苯丙氨酸的含量；枫糖尿症采用低亮氨酸饮食；G - 6 - PD 缺乏症患者禁食蚕豆和禁用磺胺类药物；肝豆状核变性采用低铜饮食；半乳糖血症免乳糖和半乳糖；高胆固醇血症患者避免高脂饮食，限制动物固醇并采用糠麸治疗。

1953 年，德国 Bickel 医师通过低苯丙氨酸饮食治疗，有效降低了一位苯丙酮尿症女婴血液苯丙氨酸浓度，患儿临床症状随之改善。此后，借鉴 PKU 的饮食治疗原理，逐步建立了氨基酸、有机酸、脂肪酸、碳水化合物等多种代谢病的饮食治疗方法。

饮食治疗的原理为限制代谢障碍相关前驱物质，减少毒性代谢物产生。特殊饮食治疗的目的不仅是防止体内异常代谢物的蓄积，同时要保证患儿生长发育所需要的热量、蛋白质、脂肪、维生素、矿物质等各种营养素。即使是相同疾病的患者，由于酶缺陷程度的不同，对于各种食物的耐受能力及营养素的需求不同，个体化饮食指导至关重要。

对于部分遗传病，可采用维生素、辅酶、激素等药物进行治疗，促进有害蓄积物的排泄，补充生理活性物质。例如对于 Turner 综合征，自婴儿期给予生长激素支持，青春期开始雌激素补充治疗，患儿可获得良好的体格及智能发育。线粒体病的治疗常以维生素 B_1、辅酶 Q_{10}、中链脂肪酸、精氨酸、肌酸等能量支持为主。溶酶体病通常是水解酶缺陷导致的贮积症，其中一些已有成熟的定期酶替代治疗方法，另一些可以通过小分子伴侣药物改善病情。

四、基因治疗

基因治疗（gene therapy）是以改变细胞遗传物质为基础的医学治疗，是在基因水平上治疗疾病的方法，其手段包括基因置换、基因修正、基因修饰、基因失活、引入新基因等。常用的方法是将外源正常基因或有治疗作用的基因通过一定方式导入人体靶细胞，以纠正或补偿基因缺陷或异常引起的疾病，从而达到治疗疾病的目的。基因治疗可以采取基因替代或补偿、基因阻断或下调、基因纠正和基因表达调控等策略来治疗遗传病。

1990 年 9 月，美国 Blease 小组进行了世界首次基因治疗临床试验，将腺苷脱氨酶基因导入一个患有严重复合免疫缺陷综合征的 4 岁女孩。采用含有正常人腺苷脱氨酶基因的反转录病毒载体培养患儿的白细胞，用白细胞介素 –2 刺激增殖，10 天后经静脉输入患儿。1~2 个月治疗一次，8 个月后，患儿体内 ADA 水平达到正常值的 25%，未见明显副作用。此后又进行第 2 例治疗，获得类似的效果。

基因治疗包括跟踪体内细胞、治疗疾病、预防疾病三个方面。将示踪基因导入特定细胞，就可以追踪这些细胞到达身体什么部位、命运如何等，从而辅助各种治疗。治疗基因功能丧失所引起的单基因病，可以通过转基因、透析、更换骨髓等方法来引入正常基因、置换突变基因或抑制异常基因，或增加正常基因产物的表达，使表型恢复正常。

基因治疗的策略包括基因增强、置换、矫正和失活。基因重组的四个主要步骤是制备目的基因、选择靶细胞、目的基因转移、目的基因表达。在临床试验之前，基因治疗必须在动物研究中达到三项基本要求：外源的基因能导入靶细胞并维持足够长期有效；该基因要以足够的水平在细胞中表达；该基因应对细胞无害。近年来，已对若干人类单基因遗传病和肿瘤开展了临床的基因治疗。

很多常规疗法效果有限的病患，都寄希望于基因治疗，但目前基因治疗主要处于试验阶段，还很少用于临床。从理论上讲，基因治疗是治疗遗传病最理想的方法，可以永久治愈，腺苷脱氨酶缺乏症、镰状细胞贫血的基因治疗已经取得成功。但是，基因治疗受多方面因素影响，面临很多困难，与骨髓移植相比难度更大。实践中可能需要对几代人的很多病例进行长期的遗传咨询、携带者检测、产前诊断等工作。

第三节 遗传病的预防

⇒ **案例引导**

临床案例 贾某，女，26 岁，已婚，患有癫痫，其他方面未见异常。她每日口服 900mg 三甲双酮，癫痫病情得到很好的控制。她想生一个孩子，但又担心自己的癫痫及相关治疗会危害胎儿健康。在咨询医生后，她开始为怀孕做准备，并准备在孕期维持癫痫治疗。她每日服用 5mg 叶酸，而三甲双酮的服用改为多次小剂量，以避免血药浓度过高。三个月后她怀孕了，每月定期检测血药浓度，第 15 周检测血清甲胎蛋白，第 18 周做定点超声波和胎儿心波描记，第 20 周做甲胎蛋白羊水诊断和乙酰胆碱酯酶检测，所有产检正常。在预产期前一个月，每天口服 10mg 维生素 K。最后，她度过了较平稳的孕期，生下一个健康的婴儿。

讨论 你怎样看待癫痫等疾病患者的生育？

预防医学（preventive medicine）通过研究人群健康的相关因素，制定公共卫生策略与措施，以达到预防疾病、增进健康、延长寿命、提高生命质量的目标。医学发展的趋势之一是从个体医学发展到群体医学，因为许多医学问题的解决离不开群体医学方法，群体分析是鉴别遗传、环境和社会中的疾病风险因子的主要方法。遗传病的预防工作包括预防出生缺陷、遗传咨询和遗传筛查等内容。

一、预防出生缺陷

上一章已经介绍过，出生缺陷是遗传与环境共同作用导致胚胎发育异常，引起个体形态结构、代谢生理、精神行为等方面的先天性缺陷，是围生儿死亡、婴幼儿发病和成年致残的重要原因。努力提高出生人口素质，降低出生缺陷的发生率是预防医学面临的重要任务。出生缺陷的预防包括三级干预，即妊娠前、妊娠期和分娩后的预防措施。

环境污染对人类遗传的危害主要是诱发基因突变、染色体畸变和先天畸形。较公认的致畸因子包括风疹病毒、巨细胞病毒、电离辐射、"反应停"、甲氨蝶呤、孕酮、酒精、抗惊厥药等。胚胎发育第 20 ~60 天是对致畸因子的高度敏感期，应特别注意避免接触致畸因子。

二、遗传咨询

遗传咨询（genetic counseling）是在家庭范围内预防遗传病患儿出生的有效方式。遗传咨询一般是在医院的门诊进行，建立遗传咨询门诊需要有合格的遗传咨询医师、一定条件的实验室及辅助性检查手段。遗传咨询医师应做到亲切、畅言、守密，避免损伤自尊心的刺激性语言，实事求是地进行问题解答和风险估计，并建立个案记录。在咨询过程中需要解答遗传患者或其亲属提出的有关遗传病病因、遗传方式、诊断、预防、治疗、预后等问题，估计亲属或再生育时该病的再发风险或患病风险，提出可以选择的各种处理方案，供咨询者作决策的参考。随访和扩大咨询有助于确证咨询者提供信息的可靠性和观察遗传咨询的效果，当咨询者或家属采取不合作态度时，需要耐心做说服教育工作，才能收到应有的效果。

遗传咨询有多种类型，最常见的是婚前咨询和生育咨询，常涉及如下三类问题。

（1）因为男女双方或一方，或亲属中有遗传病的困扰，担心婚后是否会出生同样的遗传病患儿。咨询师在明确了遗传病的诊断后，可就再发风险做出估计，并告知目前做出产前诊断的可能性。

（2）男女双方有一定的亲属关系，咨询应否结婚，如果结婚，后果是否很严重？对于近亲结婚，应告知我国婚姻法有关"直属血亲及在三代以内的旁系血亲禁止结婚"的规定，耐心解释此项规定的科学依据，劝阻在禁止范围内的近亲结婚。

（3）双方中一方患有某种疾病，但不知是否遗传病，可否结婚，传给后代的机会如何？对于这类问题，应尽力帮助患者做出正确诊断。

三、遗传筛查

遗传筛查（genetic screening）检测群体中的每个人是否携带致病基因，或者是否为易感基因型，以便采取措施来降低有害基因的频率。遗传筛查的实施与否，取决于筛查方法的可行性和结果的实用价值。

1. 产前筛查　产前筛查是通过遗传学、血清学、影像学等方法对普通妊娠妇女进行筛查，从中挑选高危孕妇进行产前诊断。产前筛查属于出生缺陷的二级干预，可以减少不必要的有创产前诊断，提高产前诊断的阳性率，并降低检查成本和减少妊娠丢失。理想的产前筛查应具有高检出率和低误诊、漏诊率，应筛查人群发病率较高且危害严重的疾病，方法易于接受，且能为阳性者提供进一步的产前诊断和有效干预措施。常用的产前筛查包括血清 $AFP-hCG-uE_3$ 联合筛查三体综合征和神经管缺陷，$IgG-IgM$ 筛查多种致畸病原感染。目前不提倡妊娠早期的胎儿结构筛查。

2. 新生儿遗传病筛查 新生儿遗传病筛查已得到广泛应用，可以在症状前诊断新生儿的一些常见遗传病，以利于及时采取防治措施。通常是在婴儿出生 72 小时后，从足跟采血，滴在滤纸上制成干血片用于分析检测。目前可筛查的遗传病包括苯丙酮尿症、G－6－PD 缺乏症、甲状腺功能减退、听力丧失、镰状细胞贫血、半乳糖血症、同型半胱氨酸尿症等。

3. 杂合子筛查 杂合子筛查又称为携带者筛查，主要目的是鉴别健康人群中重要隐性致病基因的杂合子，为遗传咨询和产前诊断提供数据，以及采取其他措施来降低遗传病的发病率。美国从 1969 年开始对犹太人进行 Tay－Sachs 病杂合子筛查，配合产前诊断，目前已经使犹太人的 Tay－Sachs 病减少了约 80%。我国在南方地区开展过地中海贫血和 G－6－PD 杂合子筛查。

杂合子携带者的检测方法大致可分为临床水平、细胞水平、酶和蛋白质水平及分子水平。从临床水平，一般只能提供线索，不能准确检出，故已基本弃用。细胞水平主要是染色体检查，多用于平衡易位携带者的检出。酶和蛋白质水平的测定（包括代谢中间产物的测定），目前对于一些分子代谢病杂合子检测尚有一定的意义，但正逐渐被基因水平的方法所取代。即随着分子遗传学的发展，可以从分子水平即利用 DNA 或 RNA 分析技术直接检出杂合子，而且准确，特别是对一些致病基因的性质和异常基因产物还不清楚的遗传病，或用一般生化方法不能准确检测的遗传病。对一些迟发外显携带者还可作症状前诊断，因而有可能采取早期预防性措施，如成人多囊肾病等。目前，用基因分析检测杂合子的方法日益增多，并逐步向简化、快速、准确的方向发展，以求扩大到高危人群的筛查。

目标检测

答案解析

1. 什么是遗传医学？它在现代医学中起什么作用？
2. 遗传病的诊断包括哪些方面的内容？
3. 遗传病的治疗有哪些策略和方法？
4. 遗传病的预防包括哪些措施？

（张 闻）

书网融合……

本章小结   题库

第三篇
演化：生命的时空景观

第十二章　生物进化

PPT

📖 学习目标

1. **掌握**　达尔文进化论中的核心机制——自然选择。
2. **熟悉**　真核细胞进化的内共生假说。
3. **了解**　现代综合论的概念；地球生命史；进化理论在医学领域的意义。

　　相似的物种，如大熊猫和北极熊拥有一个共同的祖先，再往回追溯，我们会发现：所有的熊都与松鼠、人类以及其他哺乳动物有亲缘关系；所有的哺乳动物都来自一个共同的祖先；哺乳动物、鸟类、爬行动物和脊椎动物又拥有一个更为古老的共同祖先。研究也表明，所有真核细胞的纤毛具有相似的组织结构，体现了真核生物的统一起源。一直回溯生命的历史到大约 30 亿年以前的地球，那些只留下化石证据的原核细胞结构，在今天我们的细胞当中，仍然能辨认出它们的遗迹。所有的生命都是相互联系的，把生命联系在一起的就是进化，进化是生命不断适应环境的过程，通过进化，生命从最初的简单形式发展成为如今地球上高度多样性的生命形式。

　　所有生物都是长期进化的产物，在原始地球的环境条件下，无机物转化成有机物，生命的形式由简单到复杂，种类由少到多。进化论是贯穿整个生物学的统一理论，生命科学必须以进化为理论基础才能正确认识生命世界发生发展的规律。

第一节　进化思想史

　　英语 evolution 一词源于拉丁语 evoivere，表示将布匹、书卷等卷着的东西铺展、松开来之意。广义的进化可以理解为一切事物随时间所发生的改变，生物进化，在时间尺度上一般以"世代"作为最小单位，在生物有机体的组织层次上则一般以种群为单位。对于人类个体生命的时间尺度而言，进化现象不像可以直接观察到的物理现象，而是只能通过各类间接的证据进行推测，这是建立进化理论的最大障碍。进化不能在实验室中完整再现，而是必须从对现生的和已绝灭的生物有机体的研究中产生出来。也正是因为如此，对于进化的认识需要进化生物学以外的知识上的革命，从 16 ~ 18 世纪期间，天文学、地质学、生物地理学、分类学（系统学）以及自然哲学等学科中的进步为进化理论的建立开辟了道路。

　　西方近代的科学思想发源于古希腊。古希腊的哲学家们多数是唯物论者，他们视生命为自然现象。例如，米利都的阿纳克西曼德（Anaximande of Miletus，BC 550 年）认为生命最初是从水中产生的，先产生简单的生命形式，随后出现更复杂的生命形式。亚里士多德则认为物种是固定的、永恒的、不变的，而他的思想对西方文化影响深远。犹太－基督教文化进一步强化了这种思想，圣经记载的故事表明生命都是被上帝独立创造出来的，这种物种不变论和地球只有 6000 年历史的观念统治了西方文明数个世纪。

在达尔文的《物种起源》问世之前，至少有三个人曾经比较系统地阐述过生物进化观点，他们是乔治·布丰（Georges Buffon，1707～1788 年），艾拉斯姆·达尔文（Erasmus Darwin，1731～1802 年）和让－巴布提斯·拉马克（Jean Baptiste Lamarck，1744～1829 年）。在 18 世纪中期，化石的研究开始进入生物学研究领域，法国的博物学家布丰根据化石研究提出地球历史可能远远不止六千年。他还注意到特定的化石和现今活着的动物之间明显的相似之处。1766 年布丰提出，特定的化石所代表的物种很可能是与之类似的现今物种的古老"版本"。19 世纪早期，法国博物学家让－巴布提斯·拉马克认为对于化石和现存物种相似性最好的解释就是生命会发生进化。拉马克进化学说是达尔文以前影响最大、最系统的进化理论。

一、拉马克与进化论

拉马克是法国伟大的博物学家，早年当过兵，参加过资产阶级革命，后来从事植物学、动物学和古生物学研究。在其 1801 年出版的书籍《无脊椎动物的系统》中，拉马克发明了现代术语"无脊椎动物"。但该书中最具开创性的见解出现在书的卷尾附录中，题为"论化石"。拉马克写道，化石遗迹是指向标，指出了"地球表面各个地区曾发生过的变革……（以及）生物相继经历的变化"。在后布丰时代，提出地球曾经历变化的观点很难称得上是革命性的了。但拉马克将生命的历史与地球的历史相结合，认为随着地球的变化，地表的生物也在发生变化。

拉马克把进化看成是一个适应的过程，性状的不断改进使得有机体成功的适应环境。进化适应的一个典型例子是鸟类用于啄开坚硬的种子的强有力的喙。

不公平的是，我们今天记得拉马克主要是因为他关于适应进化的错误观点。他提出通过使用或者不使用身体的特定部分，个体会发展出特定的且可以传递给下一代的特质，即众所周知的"获得性遗传"。举例说来，啄开坚硬种子的强有力的鸟喙是如何形成的？这个理论的解释是，由于祖先个体在进食过程中不断使用喙，使喙变得更强而有力，而这种改变可以遗传给下一代，并在每一代进一步加强。然而并没有证据证明获得性遗传的发生。一个木匠用一生的时间抡动锤子敲钉子获得的肌肉力量和耐力并不能遗传给他的后代，使他们拥有加强版的二头肌。拉马克的获得性遗传理论没有得到现代遗传学研究的理论支持。他提出，适应进化是有机体与其生存环境之间相互作用的结果，为后来达尔文进化理论的提出奠定了基础。

50 年后，著名生物学家海克尔（Ernst Haeckel）终于为拉马克作了一首挽歌。"他所拥有的荣耀将永生，"海克尔断定，"这种荣耀源自他首次提出了遗传理论，这是一条最独立的科学理论，也是整个生物科学的哲学基石。"

二、达尔文与他的进化理论

达尔文出生于 1809 年（同一年，拉马克发表了他的某些进化理论）。在孩童时期，达尔文就已经表现出对自然的兴趣。他在野地和树林里采集动植物标本、捕鱼、捕猎，阅读博物学书籍。他的父亲认为做个博物学家没什么前途，将他送到爱丁堡大学学医，后来又将他送入剑桥大学，希望将他培养成一个牧师。但他对这些都不感兴趣。在剑桥大学，达尔文成为植物学教授 John Henslow 的门徒。1831 年，达尔文毕业获得学位后，Henslow 推荐他随同海军军官 Robert FitzRoy 的小猎犬号（HMS Beagle）开展计划为期两年的航海之旅——对南美海岸进行彻底的地质调查。

在船员考察海岸线的时候，达尔文总是在岸上。他观察和收集了南美地区几千种当地的植物和动物标本。小猎犬号在美洲大陆工作的过程中，达尔文观察到了栖居在各种各样环境中的生物各种各样的适应性特征，其中包括巴西的丛林、阿根廷的大草原、靠近南极洲荒凉寒冷的火地岛以及高耸入云的安第斯山脉。

这些生物尽管都表现出其各自独特的适应性特征，但是与欧洲的生物特征截然不同的是，整个南美大洲的动物和植物却都带有明确的"南美印记"，对此达尔文并不感觉惊讶，但是他同时也注意到，与生活在欧洲温带地区的生物比较而言，生活在南美温带地区的动植物总是与南美热带地区的动植物具有更为相似的特征。达尔文还发现南美地区的化石，虽然和现代物种已非常不同，仍具有典型的南美洲特色。尽管身处反进化主义者观点占优势的维多利亚时代，达尔文却拥有质疑的精神：他所观察到的现象是否说明了当代南美洲特有的物种所具备的特征是来自于该洲更古老的祖先物种？

加拉帕戈斯群岛上的生物的地理分布尤其引起了达尔文的兴趣。那是距离南美洲太平洋海岸900多公里之外的相对年轻的火山岛。大多数生活在加拉帕戈斯群岛的生物都是岛上独有的，但是与它们相似的物种则生活在南美洲本土。看起来似乎是来自南美洲本土的物种因为各种因素散布到这些小岛，并且通过变异适应了特定小岛的环境。在达尔文从加拉帕戈斯群岛带回的鸟类标本中，鸟类学家鉴定出了13种雀类，有些种类仅存于特定的小岛，有些则分布于临近的几座小岛。这些鸟类独有的适应特征包括因食性不同而形成的不同的鸟喙。携带这些鸟类标本回到英国很多年以后，达尔文才真正意识到这些雀鸟的价值。从那以后，生物学家开始通过应用现代分类学方法重建了这些雀鸟的进化史，并命名它们为"达尔文雀"（图12-1）。

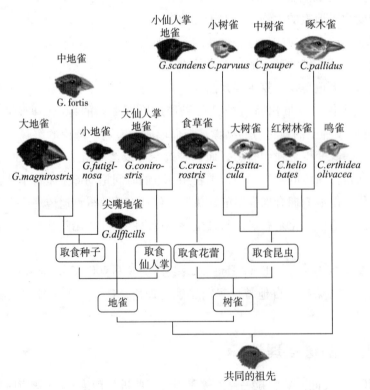

图12-1 加拉帕戈斯岛上13种达尔文雀的进化树

这些雀的种类是从南美洲大陆到达加拉帕戈斯群岛的一个祖先物种进化而来的，具有非常的血缘关系。它们喙形的变异是对不同小岛上不同类型的食物的适应。

从 1831 年 12 月到 1836 年 10 月，达尔文花了将近 5 年的时间乘船巡游世界。在这期间达尔文的进化论还未形成，但是他一直在心里反复琢磨动物和植物的变化。回到英国后，达尔文开始整理小猎犬号旅程中的所见所想。他开始考虑适应环境和新物种的形成是两个密切关联的过程。如果一些地理屏障，例如被海洋分隔的岛屿，会把一个单一的物种分成两个种群，这两个种群的特征将会在各自适应当地环境的过程中变得越来越不同。经过很多代以后，这两个种群的差异会大到可以将它们区分为不同的物种（例如 13 种根据变异的喙形和其他改良过的适应特征来区分的达尔文雀）。达尔文意识到，解释这类适应是理解进化的关键所在。对于适应的关注使达尔文开始形成自然选择的概念，而自然选择也是进化的机制。

正如哈佛大学的进化生物学家 Stephen Jay Could 所言：“达尔文将他的自然选择理论建立在两个不可否认的事实和一个不可避免的结论之上。”他的逻辑如下。

事实一：过度繁殖和生存竞争。一个物种的任何种群都有产生超过环境容量（提供足够的食物和避难所）的后代的潜能。过量的繁殖将会导致种群中不同个体发生生存竞争。

事实二：个体的变异。种群中的个体具有各种可遗传的变异。没有任何两个个体是完全一致的，你可以在人类的种群中观察到这类变异；而这种变异存在于所有物种的种群中。

必然的结论：繁殖成功率的差异。在生存的竞争中，那些拥有最适应环境的特征的个体，平均而言，将会留下最多数量存活和具有繁殖能力的后代，即最高的繁殖成功率。正因如此，那些可以增加存活率和繁殖率的特征将会在种群的下一代中不均衡分布。

这种繁殖成功率的差异就是达尔文所谓的“自然选择”。而自然选择导致适应，一个随着时间不断积累有利变异的过程。作为适应的过程，自然选择也是演化的机制。

达尔文在人工选择（人为选择性繁育家养的动植物）的过程中观察到了繁殖成功率差异的有力证据。人类针对动植物的特定性状进行选育的历史已有几个世纪。被人类驯养的动植物和它们野外生存的祖先物种差异巨大。选择繁育的力量在家养宠物身上体现得尤为明显，例如，不同文化背景下的人类定向培育了几百个宠物犬的不同品种，从高大威猛的德国牧羊犬到娇小可爱的“吉娃娃”，都来自一个共同的野狗祖先。在人类选育特定动植物品种的特定遗传性状的过程中，人类代替“环境”发挥了筛选的作用。

如果人工选择可以让生物在很短的时间内发生如此快速的改变，达尔文推断自然选择也可以让自然界的物种在几百个几千个世代中发生相当巨大的适应性改变。有很多正在发挥作用的自然选择的例子。这里，我们先看一个最著名的正在发生的自然选择的案例：英国斑点蛾伪装花纹的进化。

英国斑点蛾分布在严重工业化的英国中部地区，有两种不同斑点的变种：一种是浅底上分布有黑色斑点，另一种是均匀的深灰色。飞蛾栖息的树皮和岩石上通常包裹着浅色的地衣，浅色的飞蛾可以隐藏自身，而深色的飞蛾则会暴露在鸟类和其他捕食者面前。在工业革命之前，深色蛾非常罕见，可能是大多数的深色蛾在能把“深色”基因传递给后代之前就已经被捕食了。工业污染在 19 世纪晚期杀死了覆盖在岩石和深色树皮表面的地衣，蛾生存的环境变成了深色，深色蛾因此得以更好地伪装。相比于浅色蛾，深色蛾的数量开始增长。到了世纪之交，分布在英国被工业污染的一些地区的英国斑点蛾的种群已经几乎都是以深色蛾为主了。同样的进化现象也发生在欧洲和北美洲被污染地区的几百种飞蛾的种群中。

值得注意的是，这些飞蛾对变化的环境的适应并不支持拉马克的“获得性遗传”，环境并没有创造出有利的特征，而是在构成种群的个体中筛选出有利的遗传变异；同样值得注意的是，在英国斑点蛾的案例中，自然选择“挑选”出了最适应当前生存环境的性状。在过去的几十年中，由于污染得到很好的控制，乡村环境回归天然色调，浅色斑点蛾因此也得以强势回归。

到了 19 世纪 40 年代早期，达尔文已经撰写了描述自然选择主要特征的长篇论文。他清楚知道关于进化的理论和证据可能会引发怎样的轩然大波，因此他一直推迟发表自己论文的时间。直到 19 世纪 50

年代中期，阿尔弗雷德·华莱士（Alfred Russel Wallace），一位在印度尼西亚从事野外考查的英国博物学家，也发展出与达尔文同样的自然选择的概念。华莱士将自己关于自然选择理论的文章寄给达尔文，达尔文读后瞠目结舌："这篇文章所提到的理论和我的一模一样。"

"我从未遇到过如此惊人的巧合，……我所有的原创构思，不论有多重要，都毁于一旦。"达尔文的两位同僚将华莱士和达尔文各自的研究成果一同递交给了伦敦林奈学会。随后在 1859 年 12 月 24 日，达尔文的《物种起源》正式出版，在书中，达尔文阐述了他的一系列论点，所有的证据都支持达尔文的主要结论：生命，乃至整个地球都在不断变化，并且仅仅是自然原因导致了变化。他找到了物种问题的答案：物种并非永恒的、固定的或者孤立的，当旧物种开始变异的时候，新的物种就出现了；这些变异经证明可以帮助物种在生存竞争中处于有利地位。其中最关键的两个观点是：现代的物种来自它们古老的祖先；自然选择是物种进化的机制。

从科学史、人类思想史的角度来说，达尔文给我们带来了一个新世界观，一个锐利的思想武器。在达尔文以前，从普通的老百姓到著名的学者都相信创世说描绘的世界：上帝有目的地设计和创造的世界，谐调、有序、合理安排、完善、美妙、永恒不变的世界。而达尔文为我们描绘了另一个世界没有造物主，没有上帝，没有预先的目的和设计，变化无穷的、充满竞争的、不断产生和消亡的、有过去的漫长和曲折的演变历史、有不能预测的、未来的、丰富多彩的世界，令科学家兴奋不已并愿为探索它的奥秘而献身的世界。在达尔文生活的那个时代，甚至最有声望的学者都相信上帝创造世界，相信人的特殊地位。

不是哲学家也不是思想家的达尔文却完成了千百年来唯物主义哲学家和思想家未能完成的一场思想革命，毫不留情地把上帝从科学领域驱逐出去。

"一个半世纪以前，达尔文可能没有意识到他所给予科学的是一件从未有过的强大武器，即他的进化理论。科学家用这把利剑斩断了无知、迷信和傲慢，这些束缚人类对亿万年来的生命的了解的镣铐"（引自《美国自然历史博物馆成立 125 周年纪念专刊》的前言）。迈尔是这样评价达尔文的："他的几乎所有的革新都成为西方思想的组成部分，只有历史才能估价达尔文的先锋作用。"

三、现代综合论

自然选择中发生的遗传过程，受限于生物学发展的步伐，对此达尔文无法解释作为自然选择粗加工材料的变异是如何出现在种群当中的？这些变异又是如何从亲代传递给后代的？具有讽刺意味的是，达尔文和孟德尔生活和工作在同一个时代，当时大多数研究团体并没有对孟德尔的发现给予足够的关注和重视。事实上通过在修道院培育豌豆，孟德尔阐明了自然选择得以发生的关键遗传过程。在两位科学家逝世几十年以后，孟德尔的遗传学和达尔文的进化论终于在 20 世纪初汇合了。遗传学以及生物学各学科领域的研究和生物进化论的融合被称为"现代综合论"。

20 世纪初，由于孟德尔被埋没的研究成果得以重新发现，摩尔根等其他遗传学家对遗传突变的研究，越来越多的著名科学家，其中包括朱利安·赫胥黎（Julian Huxley），开始认识到将遗传学新发现与自然史的各个领域融为一体的必要性：这将是一个伟大的故事，阐释了一切是如何共同运作的。已经存在半世纪之久的达尔文理论需要被捍卫，将达尔文最初的理论与遗传学和细胞学的最新发现相结合很有必要，这将帮助科学家和大众加深对"进化如何发挥作用"的理解。

俄罗斯昆虫学家、分类学家多布赞斯基 1937 年出版了《遗传学与物种起源》（*Genetics and the Origin of Species*）一书，这是第一部系统的、全局性的现代生物学著作，书中大量的研究分析数据都用以证明达尔文的自然选择学说的确可以为物种的存在做出解释。

1942 年，朱利安·赫胥黎的《进化：现代综合论》（*Evolution：The Modern Synthesis*）面世。这本书不仅仅针对科学家，更针对缺乏专业知识但是对进化论感兴趣的知识分子，同时，赫胥黎在该书中，首次使用了"综合论"一词。这是一本不断延伸又涵盖多个领域的书。书中涵盖了古生物学、遗传学、地理分化、生态学、分类学以及进化的观点。

自 1942 年起至今，这一领域的探索仍在继续，将遗传学细胞分子层面的研究与博物学进化论的宏大世界联系起来，其研究范围不断扩大。而该领域也继续沿用着赫胥黎的书名所用到的名词：现代综合论。

第二节　进化的证据

进化留下了可窥的印记。研究人类文明的历史学家可以通过前人留下的文字记录，也可以通过识别过去在现代文明中留下的遗迹来拼凑出社会进化之路。生物学进化也同样留下印记——化石记录以及存在于现代生命中过去的残余痕迹。

一、化石记录

化石（fossil）是存留在岩石中的古生物遗体、遗物或遗迹。多数化石存在于沉积岩中。几百万年的时间里，沉积物不断堆积并和下层的沉积物一起构成岩石，不同的沉降颗粒以不同的沉降速度随时间形成不同的岩层。水生生物死亡后，遗骸随沉积物沉降，可能会在岩石上留下印记。有些陆上生物被冲入沼泽和大海，那些死后留在陆地上的生物可能会先被风沙覆盖，随后被上升的海平面埋进水成沉积岩层，因此不同岩层中有一系列代表特定年代生物类型的化石。年轻的岩层在上，古老的岩层在下，化石在不同岩层的分布位置揭示了它们存在的相对地质年代。化石记录正是化石出现在岩层的纪年表，标志着过去的地质年代。

化石记录表明了生物出现的历史顺序。最早的人类已知的化石是来自于 35 亿年以前的原核生物（细菌和古细菌）。这与分子生物学和细胞生物学提供的证据相吻合——原核生物是所有生命的祖先。较年轻岩层中的化石按时间顺序显示了不同真核生物类群的进化，例如化石记录显示了脊椎动物不同纲生物的连续变化，其中鱼形生物是最古老的，接下来是两栖动物、爬行动物，然后就是哺乳动物和鸟类。

古生物学家在研究化石时发现了很多连接过去和现在的过渡类型。例如，一系列化石记录了爬行动物在向哺乳动物进化的过程中发生的头颅形状和大小的变化，一系列鲸的化石则将这些水生哺乳动物与它们的陆地祖先联系起来。

二、生物地理学

生物地理学（biogeography）是研究物种的地理分布的学科。正是这种地理分布特征提示达尔文今天地球上的生物是由祖先类型进化而来。当达尔文拜访加拉帕戈斯岛群岛的时候，观察到与距离更远，但环境相似的岛上的动物相比，加拉帕戈斯岛上的动物和南美洲大陆上的动物更相似，如果说加拉帕戈斯岛上的物种主要是由来自南美大陆的"移民"祖先物种进化而来，似乎顺理成章。

还有很多生物地理学研究方面的证据支持进化论。为什么分布在南美洲热带地区的物种不是与非洲热带的而是与南美洲沙漠地区的物种更类似？为什么澳大利亚分布着各式各样独特的有袋哺乳动物，却很少有胎盘哺乳动物。这绝非是因为胎盘哺乳动物不适合澳大利亚的天然环境。人类向澳大利亚引进了兔子、狐狸和其他很多种类的胎盘哺乳动物，这些动物如此适应环境，以至于发展壮大到危害当地的生态和经济。对此现象普遍的假说是，澳大利亚独特的野生生命物种是在与早期胎盘哺乳动物分化的大陆相隔离的情况下独立进化出来的。在达尔文的理论里，生物的地理分布特征恰恰表明它们是由分布在这些区域的古老祖先进化而来。

三、比较解剖学

对不同物种的身体结构进行比较，就叫比较解剖学（comparative anatomy）。物种之间解剖结构的相似性为进化史提供了证据。构成人类、猫、鲸类和蝙蝠前肢的骨骼具有相似的基本结构，虽然不同动物的前肢具有不同的功能，如鲸鱼的鳍和蝙蝠的翼（图 12 - 2）。假如这些基本结构是完全独立起源发生的，那它们的基本结构应该非常不同。但如果所有的哺乳动物都起源于一个共同的祖先，它们的前肢起源于这个祖先的原型前肢，我们观察到的结构相似性也就不足为奇了。不同哺乳动物的手臂、前腿、鳍、翼是同一种结构在适应不同的功能的过程中的变异。这种来自于共同祖先的相似性称为同源（homology）。不同哺乳动物的前肢称为同源结构。

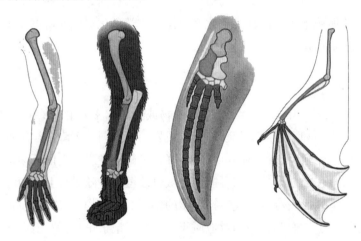

图 12 - 2　同源结构：渐变进化的解剖学标志

从左至右分别是人、猫、鲸、蝙蝠

所有哺乳动物的前肢都是由相同的骨骼元素构造而成的。认为所有哺乳动物起源于同一共同祖先的假说可以预测，它们的前肢虽然发生了多样的适应改变，但是这些变异是基于同一个解剖学原型。

比较解剖学证实了，进化是一个生命不断被重塑的过程。祖先结构起初具有的某种特定功能进化出了适应新环境的新功能——渐进变化。解剖学结构的不完美表明了这类"改装"的历史局限性。例如，人类的脊柱和膝盖关节是起源于支撑四足哺乳动物的祖先结构，因此人类几乎不可能在年老后不出现膝盖和（或）后背的问题。假如这些结构一开始就是专为适应人类两足行走的姿势，我们就会更少发生扭伤、抽筋和其他一些常见伤害。使我们得以站立的解剖学功能重塑明显受到了进化历史的限制。

四、比较胚胎学

比较胚胎学（comparative embryology）就是对不同生物发育过程中出现的结构进行比较。近缘生物物种通常在胚胎发育的过程中呈现相类似的阶段。所有脊椎动物都起源于同一祖先的一个标志就是它们在胚胎发育的过程中都经历了喉咙两旁出现囊腮的阶段，鱼、蛙、蛇、鸟以及类人猿，所有的脊椎动物在这一阶段的相似性都大大超过差异性。随着发育过程的推进，不同纲的脊椎动物则越来越多的展现出特异性。例如，在鱼类，大多数囊腮发育成为腮。而在陆生脊椎动物，囊腮会发育成哺乳动物的各种其他结构，如颅骨的骨头、支撑舌的骨头以及喉骨。

五、分子生物学

物种的演化关系也在基因（DNA 序列）和基因的产物（蛋白质）中留下痕迹。如果两个物种的基因库和蛋白质具有非常相似的单体序列结构，这些序列一定是来自共同祖先的"拷贝"。假如两段短文除了少数一些字词有变化，其余都是等同的，我们就能确定它们来源相同。

达尔文最大胆的猜想就是所有的生命形式通过分支进化起源于一个古老的共同祖先，因此它们彼此在某一程度上都相互联系。达尔文逝世一个世纪之后，分子生物学研究开始证实化石记录以及其他支持达尔文"所有生物都有亲缘关系"的观点。分子生物学证据包括所有的物种都共享同一套遗传密码。很显然，基因的语言从生命发生之初，沿着所有的进化分支传遍了整个进化树。分子生物学研究为验证"进化是解释生命的统一性和多样性"的"证据之书"添加了最后的篇章。

第三节　进化医学

进化医学又称达尔文医学，是以进化论为背景来探索人类的健康问题，从而将进化生物学与社会紧密联系起来。这里将讨论三个案例：遗传疾病的种群遗传；心血管疾病的遗传学观点；细菌的抗生素耐药性的进化。

一、镰状细胞贫血的种群遗传

非裔美国人中每 500 人中有 1 人罹患镰状细胞贫血。遗传缺陷会导致个体红细胞发生形态改变。引发疾病的是一个隐性基因，只有个体由两个致病基因时才会发病。11 个非裔美国人中，大约有一人携带一个致病基因，本人不发病却可以将这个基因传递给后代。

为什么在非裔美国人群中，这个致病基因出现的频率远高于一般美国人群？我们该如何解释一个明显会降低个体寿命（并因此降低繁殖成功率）的基因在非裔美国人群中的高基因频率？进化生物学可以给出答案。

在非洲热带地区，镰状细胞的等位基因有利有弊。当个体拥有一对镰状细胞的致病基因时，将会发生镰状细胞贫血，但是杂合个体（只有一个致病基因）却对疟疾具有一定的抗性。在热带地区，由疟原虫感染引发的疟疾是主要的死亡原因之一，从而带单个致病基因的个体反而获得生存优势。在非洲疟疾感染最严重的地区，镰状细胞的基因频率也是最高的。

在既有利又有害的情况下，我们如何衡量一个等位基因的影响呢？在一些非洲人的种群中，镰状细胞基因的发生频率为 0.2，健康等位基因的发生频率则为（1 – 0.2）=0.8。因此镰状细胞贫血症发生的频率为 0.2×0.2，即 0.04，说明这个种群中大约 4% 的个体罹患该病。而正常基因型的纯合个体的发生率为 0.8×0.8 = 0.64。接下来我们计算可以增加对抗疟疾能力的杂合个体的发生率为 1 – 0.04 – 0.64 = 0.32［或者 2×（0.2×0.8）］。可以这么理解，镰状细胞的致病基因对种群中 32% 的人有利，而会导致另外 4% 的人发生镰状细胞贫血。这也就解释了，为什么与其他令人身体衰弱的基因相比较，镰状细胞基因的频率会如此之高了。这个基因在非裔美国人当中的表现恰恰表明了他们的根在非洲。

二、心血管疾病的进化观点

心血管疾病会导致心脏病发作或者中风，是全世界范围内很多国家地区首要的死亡原因之一。心血管疾病在采用更接近传统饮食方式的，未受或少受现代工业化食品影响的人群当中相对低发。

某些假说认为，心血管疾病在发达国家高发的部分原因是现代饮食，与我们祖先的饮食非常不同，我们都是狩猎采集者的后裔，他们以收集种子和其他植物性食物，打猎并从其他猎食者口中抢夺猎物为主，采集可能是更占优势的方式，因为更安全可靠。在人类开始进化的非洲稀树草原，富含糖和脂肪的食物可能很难遇到。在经常忍饥挨饿，偶尔饱餐一顿的环境里，自然选择更喜欢那些在机会降临时，能对油腻富含能量的食物狼吞虎咽的个体。这些贪吃的、擅长储存能量、体脂含量更高的的个体，显然比他那些更瘦的同类有更大机会熬过饥荒。

三、细菌的抗生素耐药性的进化

抗生素是为了帮助人类治疗感染，削弱细菌的药物。抗生素面世以来，拯救了几百万人的生命。但是广泛使用抗生素也有其弊端，它促使那些本应被抗生素杀死的细菌进化出具有抗生素耐药性的种群。

细菌的耐药性是通过自然选择进化而来的，就好像昆虫进化出对杀虫剂的耐药性一样：一种特定的抗生素在细菌的种群中挑选出了"逃出生天"的变种。在一些情况下，这种耐药性是由于突变的基因可以产生摧毁抗生素的酶，甚至将抗生素作为营养来源！在抗生素杀死种群中绝大多数个体的同时，具有耐药性的细菌得以增殖并很快由曾经的"少数派"成长壮大为种群的生力军。

细菌对抗生素耐药性的进化是公共卫生的巨大隐患。例如，在美国纽约市，发现了对现存三种可以有效治疗肺结核病的抗生素全部具有耐药性的菌株，如果人们不幸被这三种之一的结核菌感染，那么他们存活下来的概率不会比 100 年以前更高。

进化医学开始影响临床医生开具抗生素，了解到滥用抗生素将会加速病菌耐药性的进化，医生就不太不可能在不必要的情况下让患者使用抗生素，如由病毒感染导致的普通感冒或者流感，抗生素没有用。

进化医学的例子告诉我们，生物学是所有医学的基础，而进化论是所有生物学的基础！

目标检测

答案解析

1. 什么是自然选择？
2. 为什么"杀虫剂在昆虫种群中创造出了杀虫剂的耐药性"这个表述是错误的？
3. 为什么一种新的疾病对猎豹种群的威胁要远大于其他拥有更多的遗传变异的哺乳类动物的种群？
4. 达尔文提出的"适应度"最好的衡量标准是什么？
5. 在人类种群代代相传的过程中，导致种群遗传多样性最主要是因素是变异还是有性生殖过程中的遗传重组？

（周　萍）

书网融合……

本章小结

题库

第十三章　生物简史

PPT

📖 **学习目标**
1. **掌握**　生命起源的几个阶段。
2. **熟悉**　多细胞生物的主要类群。
3. **了解**　人类进化的主要事实。

生物学一直建立在认识生命发展史的基础上。不同于所有的非生物变化，生物演化是复杂性和有序性逐渐增加的过程，没有进化机制，就没有生命的一切。由于生物种类繁多，生命现象复杂多变，迄今尚无法绘制出生命史的全貌，但是经过两百多年的发展，生物学正在逐渐还原地球生命历程的本来面貌。

1859 年，达尔文的《物种起源》问世，其中列举了大量事实，证明各种生物都是由共同祖先进化发展而来。他提出的自然选择学说包括三个要点：第一，所有生物都存在形态结构和功能习性的变异现象，很多变异都有遗传的倾向。第二，生物都具有巨大的生殖能力，但在胚胎期和幼年期有大量的死亡，这是由于生殖过剩而引起的生存竞争。生存竞争包括环境适应、种内竞争和种间竞争，其中，生殖过剩引起的种内竞争是生物进化的主要动力。第三，生存竞争中的自然选择即适者生存，对生存有利的变异个体被保留，不利变异的个体被淘汰。自然选择过程具有创造性，使后代通过性状分歧而逐渐形成新种。

从生物演化的角度，可以将地球 46 亿年的历史分为三个阶段，即 10 亿年的生物起源时代、30 亿年的微生物时代和 6 亿年的多细胞生物时代。本章介绍生命起源、微生物时代和多细胞生物时代的演化简史和主要生物类群。

第一节　生命起源

生命起源是生物学尚未解决的最根本问题，即生命始祖如何从无机荒芜世界中涌现出来？对于这个问题的回答，神创论关于生命开端的各种解释都回避了问题的实质，因为如若生命是神创造的，那么神的生命又是如何起源的？如果神是永恒的，那么为什么地球以外的宇宙中找不到生命的迹象？今天的科学还不能完全解答生命起源问题，但是基于地球科学、古生物学和分子序列分析等证据，我们可以推测生命起源中的一些主要事件。

一、早期的地球

根据天体物理学理论和观测，我们所处的宇宙形成于 138.2 亿年前的一次大爆炸。此后在不断膨胀中产生和更替了亿万个星系。在 46 亿年前，银河系的一颗超新星爆炸陨落，为即将诞生的太阳系造就了 80 多种化学元素和强烈的物质震波。经过三百多万年的氢云涡旋和坍缩，逐渐形成了太阳及周围的行星盘。外层聚集较快，短期内形成远端星带、天王星、海王星、土星和木星。内层聚集较慢，经过上千万年才逐渐形成岩态的小行星带、火星、地球、金星和水星。

早期地球经历了频繁的碰撞，不断聚集周围物质，体积逐渐增大。撞击可引起火山爆发，释放出地球内部的大量岩浆和气体，形成富含氢、氮、氨、硫化氢、甲烷、一氧化碳、二氧化碳和水蒸气的还原性大气层。据推测，在45.3亿年前曾发生一次大冲撞，地表物质被大量震入空中，形成类似土星的环。环中的物质逐渐聚集，成为月球。月球的引力减缓了地球的自转，并促使地球形成稳定的地轴倾角和四季变化。

太阳系经历了初期混沌之后，在45.0亿年前稳定下来，进入主星序期。地球结束了早期撞击阶段，太阳风吹散了地–月周围的尘埃，平静的地表逐渐冷却固化。当温度低于100℃时，液态水在地面形成水系，有机物开始积累，成为生命的摇篮。形成有机物所需的能量来自紫外线、离子辐射、闪电、火山、海底热泉，以及各种高能矿物。有机反应的最早证据出现在42.5亿年前，因为在这时期形成的一些锆石中，碳同位素的含量较高。

然而到了41.0亿年前，太阳系外围发生了大行星轨道的迁移外推，扰动大量的小行星，导致持续2亿多年的晚期重撞阶段。密集的撞击摧毁了地表岩层，蒸干了水系。这个阶段在火星和月球上也留下至今可见的大量陨坑。

晚期撞击结束于大约38.5亿年前，平静后的地球上又开始出现生命的迹象：矿石中的碳同位素增多；油原（kerogen）可能来自原始的光合反应；沉积岩中37.0亿年前的石墨也可能是生命早期的遗迹。确凿的生命证据来自西澳大利亚35.0亿年前的叠层石，其中含有类似蓝藻细胞的微化石。细胞的出现表明生命起源已经完成，在此之前可能经历了四个阶段的化学进化：有机物的积累，模板复制，核酸–蛋白互催化系统，最后是细胞的出现。

二、有机物的积累

美国科学家尤里（Urey）曾经设想，原始大气活动可能会生成简单的有机物。为了检验这个想法，他23岁的学生米勒（Miller）于1953年设计了一套模拟原始大气和海洋的简单装置（图13–1），可以使还原性高温气体循环流动，并用电火花来模拟闪电。这套装置运转数天后，水的颜色变黄，并出现黑色沉淀，其中出现氨基酸等简单有机分子。后来又有很多人做了类似的实验，结果都表明在原始地球环境中，可以自发形成多种有机分子，包括氨基酸、核苷酸、单糖和脂类。

地球早期积累的有机小分子，在一定条件下可以浓缩和相互聚合，形成随机的肽链、核苷酸链、糖链以及不同单体的组合。有实验证据表明，黏土可能为早期的分子组装提供了吸附表面，而某些矿质成分和有

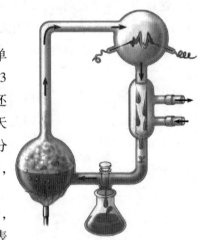

图13–1 米勒实验

机分子具有催化活性，可使单体聚合过程更为稳定有序，导致某些随机聚合物逐渐增多。

地球上的撞击、紫外线、电荷分离等释放的能量可催化产生有机物，陨石也带来了宇宙空间的有机物。早期地球缺少臭氧层，紫外线可催化大气中的甲烷、氨气和水蒸气反应生成有机物，包括核苷酸。但有些科学家提出，紫外线同时也会分解有机物，因此在地表很难积累大量有机物。海底热液反应可能才是生命起源的源泉。

生命活动需要稳定的能量输入。近来的研究提示，深海热流所滋养的生态系统可能最接近于早期的无氧生命状态。碱性热泉可持续数十万年，提供稳定的热流循环和天然的离子梯度。热泉火山石的大量空穴中含有丰富的过渡金属，可催化合成和吸附有机物。电子歧化反应可以活化黄素铁硫簇，通过乙酰辅酶A途径来还原二氧化碳，无需蛋白质或膜即可合成ATP，即底物水平磷酸化。早期地球热泉分布广泛，而闪锌矿的日光催化反应能合成多种有机物，如还原性三羧酸循环的中间体α–酮戊二酸盐，硫锰

矿光催化反应可促进二氧化碳向有机物转化。

三、遗传的开始

从有机小分子的随机聚合向模板复制的过渡，标志着基因的出现和遗传的开始，并启动了分子自然选择和进化机制。一旦形成了某种模板，就可能触发形成自聚合核酶。RNA 短链可以自组织形成自催化网，最终在原汤中进化出功能完善的 RNA 聚合酶。一方面，复制循环会纯化体系的混合物，使得复制更有效和更稳健；另一方面，最初的复制子一旦建立，反馈机制将进化出更多更复杂的催化剂。人造核酶已能催化形成碳 – 碳键、糖苷键、磷酸二酯键等，提示各种前生命类似物可以构建 RNA 世界。

RNA 世界是指在蛋白质的编码合成出现之前，存在一个由 RNA 主宰的阶段。现代核糖体中肽基转移酶的活性中心仍由 RNA 单独构成，提示在蛋白质出现之前，生化功能主要由 RNA 来执行。RNA 催化 RNA 复制提供了一个简单的模型，解决了复制起源与生化进化谁先出现的矛盾，即 RNA 世界之后才进化出 DNA 和蛋白质。

分子复制具有巨大的潜力，因为遗传和自然选择是生命的核心标志，稳定的复制系统因进化而不同于无机世界的稳定动力系统。简单的分子复制体系还只能称为准生命系统，但是一旦有了稳定复制的系统，其复杂度会变得越来越高。

新陈代谢是以分子复制为核心的有机体系的构建和再构建循环。代谢中无休止的能量交换维持着所有的生命过程。代谢循环需要多种催化剂，最初的催化剂可能是一些矿质，后来演化成含有金属离子或活性基团的特定大分子。RNA 是目前所知的唯一能够自我复制的分子，不仅编码遗传信息，而且能产生多种催化活性（核酶）。很多科学家相信，核酶在生命起源阶段发挥着关键作用。

根据 RNA 世界假说，在前生命阶段，某些 RNA 既是基因又是核酶，既能完成分子复制又能催化代谢反应。进化的开始阶段并不需要蛋白质和 DNA，前生命体系的核心只是 RNA 催化自身的合成。但是这种完全基于 RNA 自催化复制的体系还不足以达到细胞的规模。细胞的起源还需要 DNA、蛋白质和生物膜。

四、蛋白质的出现

双链 DNA 可能很早就从单链 RNA 演化而来，最初可能不是作为信息模板，而是以双链开合机制为前生命体系的分裂提供支架，从而有利于保持子系统的优势和传代的稳定性。后来，DNA 逐渐取代 RNA 成为代代相传的遗传物质。

在早期地球环境中，氨基酸的生成和聚合比核酸要容易得多。因此，RNA 世界实际上是 RNA – 蛋白世界，RNA 是在多肽的伴随下逐渐进化的，有些多肽发挥着稳定和扩展 RNA 催化功能的作用。生命起源是 RNA 与多肽共进化的结果。但是与较为简单的核酸复制相比，蛋白质的模板合成却要复杂得多，需要原始的核糖体和遗传密码，需要多种不同类型 RNA 的密切合作。这套机制非常复杂，但是早期的 RNA 世界最终完成了从肽链的随机合成到蛋白质的模板合成的转变，并形成了通用的遗传密码。

从 RNA 世界过渡到蛋白质王国的核心是氨酰化反应。氨酰 tRNA 的酯键比肽键的能量更高，所以当两个氨酰 tRNA 接近时，会自发形成肽键，产生肽酰 tRNA。

遗传密码是连接 RNA 世界与蛋白质王国的字典，这种联系可能起源于 RNA 的氨酰化。氨酰 tRNA 合酶逐渐取代了早期催化 RNA 氨酰化的核酶，并导致保真遗传密码的出现。通用遗传密码形成以后才导致细菌和古菌的分离。

可以设想，在最初的 RNA 自复制体系中，不仅有核苷酸和 RNA，还有氨基酸和随机小肽。在现代细胞的各种成分中，rRNA 是进化上最保守的分子。最早的 rRNA 可以催化肽键形成，而很多小肽容易附着在 RNA 上。进而，RNA 和小肽可以自组装形成很大的体系。实验表明，随机小肽无需特定的序列，只需不同性质的氨基酸组合，即可形成不同的螺旋和片层，产生不同的活性。前生命系统可能主要依靠随机小肽的多样性来维持长期循环演化。

小肽的随机合成向蛋白质模板合成的过渡，需要核糖体、tRNA 和 mRNA 的密切合作。最早的 rRNA 可能由小肽来稳定其结构；最早的 tRNA 负责为原始核糖体提供氨基酸和能量；而 mRNA 的前身可能是原始核糖体上用来固定 tRNA 的支架 RNA，并不具备编码功能。经过长期演化，氨酰 tRNA 合酶的出现导致 tRNA 与氨基酸的特异结合。另一方面，氨酰 tRNA 逐渐与支架 RNA 形成了对应规则，可以对抗热噪声和减少合成差错，这就诞生了最早的 mRNA 和遗传密码，蛋白质逐渐取代各种 RNA 成为代谢酶。最早的 DNA – RNA – 蛋白质系统被认为是所有生物的最后共同祖先（last universal common ancestor，LUCA），通用遗传密码形成以后才导致细菌和古菌的分离。但科学家们认为，LUCA 还不是细胞。

五、细胞的形成

生命起源最后的关键在于自动持续复制遗传系统的细胞化。细胞是完整生命的基本单位，但是第一个细胞的形成机制至今还没有令人信服的答案。生物膜的演化是前细胞进化到细胞的必要条件。早期地球上可能存在大量的脂质，在水中能自发形成大小不一的膜泡，并不断发生融合和分离。实验表明，脂质自组装成的小泡，再加上粘土上合成的核酸和蛋白质，可形成细胞样结构。而大型的 RNA – 蛋白质系统也可能演化出合成脂类的功能，并利用脂膜来实现系统分隔、分子转运、能量转换和信号处理等功能。

细胞是能完成复制和分裂的独立生命体，是物质世界从纯粹物理化学状态迈向复杂生命的标杆。第一个细胞是结合了 RNA、蛋白质、DNA、脂类和糖类的功能整体，有稳定的能量供应，具备了代谢、生长、分裂、遗传和进化等一整套完整的生命特征。

按照达尔文的观点，地球上现存的和曾经生活的所有生物都是从一个共同始祖进化而来。地球上的第一个细胞诞生以后不久，就分裂产生了两个子细胞，然后就有了 30 多亿年持续的生物进化，造就了越来越神奇壮观的生命世界。

道生一，一生二，进而生出全部生灵。那么"道"如何生出唯一的那一粒始祖细胞呢？有人认为，唯有 35 亿～38 亿年前刚刚经历了晚期重创的地球表面上才具备炽热的"三昧真火"，从而炼就了绝无仅有的"细胞之丹"。也有人认为，"RNA 世界"惧怕高温和紫外线，只有躲在深海某个稳定的中温环境中，经过持续亿万年代谢和遗传的分子进化，才能最终"封装"出那一粒始祖细胞。还有人认为，早雨海时代末期从天外不仅降下了大量有机物，而且带来了休眠细胞，当地球变得宜居后，一粒"孢子"萌发，进而造就了全部地球生命。究竟真相如何，已经很难考证，但是根据生物多样性背后的高度统一性，我们有理由相信达尔文的共祖论是对的，细胞只起源过一次。

第二节　微生物

生命起源完成以后，细胞开始繁殖和演化，并进入长达 30 亿年的单细胞时代，这期间发生了一些重要的进化事件，包括病毒起源，光合作用的出现和完善，氧化变革，真核细胞起源，原始多细胞生物的出现等。

一、病毒和亚病毒

关于病毒的起源有种种推测。有人认为病毒和细胞都起源于 RNA 世界，但更多人认为病毒是细胞的产物，即先有细胞，后有病毒。病毒曾经影响了所有生物的进化，包括基因转移和提供基因调控元件。噬菌体的出现可能曾导致原核生物种类的大爆炸。

病毒是一类个体微小、无完整细胞结构、含单一核酸（DNA 或 RNA）、必须在活细胞内寄生并复制的非细胞型微生物。在活的宿主细胞中，利用细胞的生物合成机器来复制其核酸并合成由其核酸所编码的蛋白质，最后装配成完整的、有感染性的病毒颗粒。病毒颗粒大多为 20 ~ 200 nm，包括核酸基因组和蛋白衣壳，有些还有脂质包膜。病毒可分为 DNA 病毒、RNA 病毒和反转录病毒三大类，共同特点是完全寄生和高突变率。国际病毒分类组织将病毒分为 7 目，104 科，近万种。

人类传染病中超过一半是由病毒引起。病毒的进化速度非常快，很多病毒的历史只有几十年，新型病毒还在不断出现，使得寻找抗病毒药物更加困难。另一方面，痘病毒、腺病毒和反转录病毒可用作临床基因治疗试验的表达载体。理解病毒的进化及与宿主的相互作用是认识艾滋病（图 13 - 2）、病毒性肝炎和病毒性流感等疾病的基础。

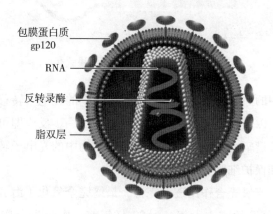

包膜蛋白质
gp120

RNA

反转录酶

脂双层

图 13 - 2　人免疫缺陷病毒（HIV）

亚病毒是比病毒更小的感染性遗传因子，包括类病毒、缺陷干扰病毒、病毒卫星、朊粒等。类病毒（viroid）发现于 1971 年（马铃薯纺锤块茎病类病毒），通常通过种子或花粉传播感染高等植物。类病毒无蛋白质外壳，只是一条裸露的单链环状 RNA 分子，通常为 200 ~ 400 核苷酸，因而被认为是 RNA 世界的活化石。类病毒利用宿主细胞的 RNA 聚合酶复制产生子代链的多联体，经自身切割形成新的类病毒。

病毒卫星包括丁型肝炎病毒 HDV，它是乙肝病毒 HBV 的卫星，其 1.7kb 的单链 RNA 基因组仅编码一个抗原蛋白，有自剪接功能。

朊粒（prion），又称普里昂、朊病毒或蛋白感染粒，是中枢神经系统朊蛋白病的致病原，主要成分为一种蛋白酶抗性蛋白。已知有两种形式的朊蛋白，即细胞型朊蛋白和同源的病原性瘙痒症型朊蛋白，后者可以直接介导宿主细胞合成病原性瘙痒症型朊蛋白，从而致病。作为不含核酸分子而只有蛋白质分子构成的病原体，朊粒可引起同种或异种蛋白质构象改变，从而具有致病性和感染性，能引起牛海绵状脑病（疯牛病）等哺乳动物中枢神经系统疾病。

二、原核生物

原核生物是最早的完整生命形式，以单细胞或松散群体的方式生活，不能形成多细胞有机体。由于大多数原核生物不能在实验室条件下生长，人类目前只鉴定了约一万种原核生物，可能还不到全部原核生物种类的 1%。

细胞生命活动需要稳定的能量输入。早期原核细胞可能主要利用海底热泉形成的稳定离子梯度来完成最简单的能量代谢。原始细胞膜中的离子泵，尤其是质子泵和钠泵，可偶联离子梯度来合成 ATP，即渗透偶联磷酸化。最早的细胞可能已经具备了利用天然离子梯度的 ATP 酶，而氧化呼吸链可能起源于这种原始的渗透偶联。

受能量转换效率的限制，自然选择使原核生物趋于精简的基因组和细胞成分，以利于获得快速生长繁殖的优势。今天的大多数原核基因组仅有数百万碱基对，编码数千基因。虽然原核细胞看起来小而简单，内部没有明显的结构（图 13 – 3），但却可以在几乎任何生境中找到，其代谢方式多种多样：有机营养型细胞可以利用几乎任何有机分子；无机营养型细胞可以利用周围的 H_2S、H_2、Fe^{2+} 或硫磺来固定碳；光合营养型细胞则以多种产氧或不产氧的方式利用光能。

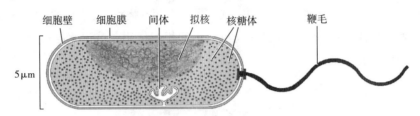

图 13 – 3 大肠杆菌是原核的模式生物

在阳光的照射下，浅水中的原核细胞可借助半导体矿物中的光电子转移反应来合成有机物，从而拓展光能利用途径。实验表明，以天然半导体作为光合色素，仅一步反应即可将光能转换为化学能。光电子还可吸收紫外线，使细胞免遭辐射损害。所以，半导体矿物中的光电子转移反应可能在早期细胞中发挥了合成有机物、提供能量和保护细胞等重要作用。

经过漫长的积累和发展，产氧光合作用逐渐完善，最终完全氧化了海底大量的还原态铁。海水中的氧大约在 27 亿年前饱和，氧气开始进入大气。到 22 亿年前，由于光合作用的进化，氧气开始快速增多，地球环境发生了氧化变革。大量物种在有氧环境中灭绝，而有氧呼吸机制的出现，使得某些原核类群繁盛起来。

自从生命起源以来，某些关键的核糖体基因一直高度保守。科学家常用这些基因的序列来构建分子进化树的基部，结果表明，在生命起源后不久，原核生物已分化为细菌和古菌。古菌的形态和代谢与细菌相似，但其遗传系统更接近于真核生物。以伍斯（Woese）为代表的很多学者将所有生物分为三个域：细菌、古菌和真核生物。

三、真核细胞的起源

真核细胞是何时起源的？已知最早的真核细胞化石形成于 15 亿年前，但有人认为真核细胞起源于 35 亿年前的细胞起源之时，有人认为是在 25 亿年前的地球氧化之时，还有人认为真核细胞的起源是在 8.5 亿年前。关于真核细胞的起源和演变，目前还存在很多争议。多数学者认为真核细胞的祖先是一种能吞食细胞的复杂古菌，而真核起源的关键在于这种古菌与一种有氧呼吸细菌建立了内共生关系。

2015 年，科学家在北冰洋海底热泉附近发现的洛基古菌（Lokiarchaeota），真核细胞的起源提供了新的线索。基因组分析表明，洛基古菌与真核生物构成进化单系群，并编码多达 175 个真核特有蛋白，包括多种 GTP 酶、剪接体、肌动蛋白及其相关蛋白、泛素系统和膜泡转运蛋白，其核糖体也与真核的核糖体很接近。可见，洛基古菌已经具备复杂的膜系统和动态细胞骨架，并可能具备了吞噬能力，似乎只需要接纳线粒体祖先菌，就可以完成向真核细胞的转变。

总结一下，关于真核细胞的起源，目前有三种较为流行的观点。

（1）三域论 Woese 提出在细胞起源之时或之前，就已经形成原核、古核、真核三个分支，它们的

rRNA 等遗传体系有很大差异，各自演化至今，形成三域。这种理论曾经非常流行，但现在看来似乎可能性不大。

（2）两域论 目前流行的观点是，在生命起源之时形成了细菌和古菌两个域，后来在大约 20 亿年前，洛基古菌的祖先接纳了有氧呼吸细菌，内共生形成了真核细胞。

（3）细菌论 卡弗利尔－史密斯（Cavalier－Smith）认为，中温条件下的 RNA 世界只演化出一种细胞，即细菌；细菌的一支向营养丰富的热泉口发展，形成细胞膜和遗传机制特殊的嗜热古菌；古菌的一支到热泉附近捕食细菌，演化为前真核细胞，直到 8.5 亿年前发生了一次内共生事件，才诞生了拥有线粒体的真核细胞。

真核细胞与原核细胞相比，在能量和信息方面获得了更高层次的演化机会。线粒体的出现使得一分子葡萄糖可以产生更多的 ATP，能量转换效能提高了约十倍，从而突破了原核细胞在体积和基因组规模上的限制。核膜使得 DNA 获得了更独立的环境、更专一的结合蛋白和更大的发展空间。通过基因拷贝和染色体重组，发展出越来越复杂的基因组、表达调控以及细胞的结构和生理功能，从而导致一系列的真核创新事件。真核细胞的体积往往千倍于原核细胞，因而需要建立复杂的细胞骨架和内膜系统。

某些真核细胞获取了内共生的光合细菌，叶绿体的出现导致光合作用效率的明显提升，地球上的有机物和氧气进一步增加，这又促进了真核细胞的进一步发展。虽然早期的真核细胞是捕食细胞，但是植物的祖先细胞不再需要捕食，运动能力逐渐丧失，形成细胞壁来保护自己。真菌的祖先细胞没有叶绿体，但也发展了细胞壁，从捕食者转变为分解者。

线粒体的高效有氧能量代谢，再加上叶绿体的高效产氧光合作用，为真核细胞的快速分化和繁荣奠定了生理基础。原生生物（protists）是所有单细胞真核生物的统称，展现出异常丰富的细胞结构多样性（图 13 － 4）。

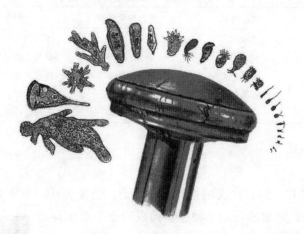

图 13 － 4 原生生物的多样性和大小（与大头针帽比较）

线粒体和叶绿体都保留了自己的遗传系统，但是已经高度退化，因为大量的基因已转移到细胞核中。所以，真核基因组的成分很复杂，有些片段来自祖先古菌，有些来自共生细菌，有些来自病毒和其他遗传介质。真核基因组的复杂化为多细胞生物的起源奠定了基础。

第三节 多细胞生物

在漫长的单细胞时代里，细胞却从不孤单，因为分裂可以很快产生大量细胞，而且这些细胞的生境中还存在着其他类型的单细胞生物。事实上，最早的生命遗迹都是细胞集落效应的产物，而真核细胞的出现更是细胞合作共生的结果。

一、多细胞生物的起源和演化

原核的蓝藻可以形成很大的集落结构，如发菜。但是要发育出具有胚胎和身体结构的多细胞体，却需要基因组编码大量信息，以实现细胞的分化，细胞间的协作，以及特定身体结构的发生。只有真核细胞的多染色体基因组经过长期进化，才能形成结构稳定的多细胞物种。现存的几乎所有多细胞生物都是真核生物。

与原核细胞相比，真核细胞有大型的体积、高效的能量机制和复杂的基因组，但要构建稳定的多细胞体却绝非易事。关于多细胞生物的起源，有人曾这样设想：某些真核细胞倾向于集体生活，尤其是在营养缺乏的不利条件下，群体外围的细胞大量死亡，可为中央细胞提供食物，使种系得以度过艰难阶段而幸存下来。后来，有的细胞逐渐特化为繁殖细胞，在营养充足的情况下也由周围细胞供养，这就是卵细胞的起源。低等动物海绵的卵细胞就是靠吞噬周围细胞而变大。从某种意义上说，多细胞个体的所有细胞都是为了确保卵细胞的供养，从而延续一代又一代的胚胎发育和个体生长繁殖。

真核细胞经过早期的多细胞化演变，终于在5.4亿年前出现了寒武纪大爆发：在较短的时期内，集中涌现出大量种类的多细胞生物，包括现存动物的几乎所有门类和已灭绝的大量早期物种（表13-1）。

今天的多细胞生物主要分为三大支，构成植物界、真菌界和动物界，分别代表大型的生产者、分解者和消费者。有些学者提出，植物、真菌和动物的共同祖先可能是大约7亿年前的某种鞭毛类，先分化出绿藻和植物，再分化出多种藻类和原虫，最后从后鞭毛类分出真菌、领鞭虫和动物。现在已描述的植物约30万种，真菌约10万种，动物约150万种。

表13-1 地球历史上的生物大灭绝事件

	亿年前	地质时期	属、种灭绝率	可能的灭绝原因
第一次大灭绝	4.43	奥陶纪末	57%、86%	冰川期与间冰期海进与海退重复交替出现
第二次大灭绝	3.59	泥盆纪末	35%、75%	全球变冷（紧跟着全球变暖）
第三次大灭绝	2.51	二叠纪末	56%、96%	西伯利亚火山喷发、全球变暖
第四次大灭绝	2.00	三叠纪末	47%、80%	中大西洋岩浆区火山活动造成极端气候
第五次大灭绝	0.65	白垩纪末	40%、76%	小行星撞击地球造成全球大灾难和急速变冷

二、植物

植物起源于绿藻（图13-5）。广义的植物包括藻类，但藻类是一个非分类学类群，泛指含有同化色素，能自养的水生生物。已知的三万多种藻类构成约十个水生自养进化系列，包括原核的蓝藻和原绿藻，以及真核的绿藻、红藻、金藻、硅藻、甲藻、隐藻、褐藻、裸藻等。常见的食用和医用藻类包括海带、紫菜、裙带菜、石莼、发菜、螺旋藻、地木耳、水绵等。固氮蓝藻是水稻增肥的要素。浮游藻是水生食物链的基础，但其大量繁殖会形成水华，使水生生物因缺氧或中毒而大量死亡。绿藻向浅水发展，在大约5亿年前与真菌携手登陆，演化为地衣、苔藓、蕨类和种子植物。

地衣是真菌与绿藻或蓝藻结合形成的稳定共生体，已知2万多种，常被归为真菌，也可视为最低等的陆生植物。真菌的菌丝包绕藻类，形成一定的形态，为藻类的光合作用提供水分和无机盐。地衣在严酷

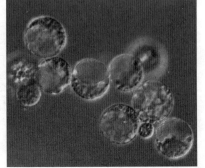

图13-5 绿藻

环境中生命力极强，被称为先锋植物，极地生物大多依靠地衣为生。地衣酸可腐蚀岩面，有利于形成土

壤层。食用和药用地衣包括石耳、树花、老龙皮、石蕊、松萝等。松萝可治肺病；石耳可止血消肿；石蕊可解热化痰；地茶是地衣类降压饮料；甘露衣用于治疗肾炎；地衣可提取多种抗生素；地衣多糖有抗癌、增强免疫力、降血压、抗感染、清热解毒等功效。

苔藓是无种子非维管植物，约2万种，分为苔纲、藓纲和角苔纲。苔藓生长在潮湿环境中，输水能力不强，是从水生到陆生的过渡类型，在保土蓄水以及湖沼与陆地的演替中起重要作用。苔藓的特点是配子体发达，常为假根固着的叶状体，孢子体依附在配子体上。苔藓与绿藻的光合色素、贮藏淀粉、精子鞭毛都很相似，但是最早仅见于泥盆纪，晚于蕨类。

蕨类出现于4亿多年前的志留纪，曾繁盛一时，煤矿主要是由石炭纪的大型蕨类形成。但现存的1万多种蕨类几乎全是小型植物，分为松叶蕨、木贼、合囊蕨、真蕨四纲。蕨类的世代交替明显，孢子体减数分裂产生单倍体孢子，长成独立生活的小型配子体（原叶体），精子逸出后以水为媒进入颈卵器，受精卵发育成大型孢子体，有真正的根、茎、叶分化和明显的维管组织，适应陆地生活。

裸子植物具有花粉和花粉管，使得受精不再需要水，而种子的出现加强了对胚和幼小孢子体的保护。裸子植物没有真正的花，孢子叶球中保留了颈卵器。胚珠没有大孢子叶包裹，因而形成的种子是裸露的。裸子植物分为苏铁、银杏、松柏、买麻藤四纲，虽然只有约850种，但其森林覆盖面积却与被子植物相当。世界上最高的树是北美红杉和花旗松，超过百米。

被子植物又称为有花植物，孢子体高度发达，有根、茎、叶、花、果、种等器官。配子体高度简化，无颈卵器和原叶体。被子植物独有的双受精现象是指花粉管中有两个精子，一个与卵结合发育成胚，另一个与极核结合发育成多倍体胚乳，使得种子藏在营养丰富的果实内。被子植物始现于1.3亿年前的白垩纪，是出现最晚的高等植物，但现在已分化发展到超过30万种。

拟南芥（*Arabidopsis thaliana*）是众多十字花科蔬菜的野生近亲，被选为模式植物（图13-6）。从播种到收获只需40天左右，而每株每代可产数千粒种子。拟南芥基因组很小，5条染色体共1.57亿碱基对，含2.6万个基因和1500多种转录因子。实验室里的拟南芥已有数千突变株，在配子发生、胚胎发育、种子形成、器官形态、细胞组成、代谢途径、环境应答等方面都可检测出变异。

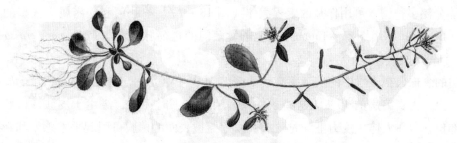

图13-6　拟南芥

水稻（*Oryza sativa*）是史前中国人栽培的重要作物，目前全世界年产约6亿吨，已培育出超过14万株系。水稻的三个亚种为籼稻、粳稻、糯稻，主要差别在于支链淀粉的含量不同，分别为80%、85%、100%，因而耐寒能力和口感不同。水稻不仅是重要的作物，而且是基因组小、基因密度高的模式植物：12条染色体约有4.3亿碱基对，含3.8万个基因。

三、真菌

真菌（fungi）是一类吸收式异养分解者，有细胞壁，无质体，腐生或寄生，通常不能移动。真菌的营养体称为菌丝体，繁殖体称为子实体，能产生无性和有性孢子。真菌的有丝分裂方式很特别，细胞核并不破裂，而是在核内形成纺锤体，染色体移向核两端，最后形成两个核。真菌逐渐适应陆生的特征包括鞭毛丢失、丝状生长和气播孢子。

黏菌及几种单细胞杯形虫与真菌形态相似，但分类地位不确定。黏菌（mycetozoa）有 500 多种，形似变形虫，但有释放孢子的子实体。真黏菌为原质体，没有单一细胞，而是形成多核原生质团，为黏变形体或网状，以吞噬进食，可形成孢子囊和子实体。减数分裂产生的单倍体孢子有两种：变形虫细胞和鞭毛细胞，同配结合形成二倍体合子。网柱黏菌为细胞性黏菌，有世代交替。盘基网柄菌在某些营养条件下以单核变形细胞群存在，或分泌 cAMP 而聚集成假原质体，先形成环状或螺旋状的高密度区，进而发生胞间连接，形成菌丝状的细胞束。微分方程模拟表明，菌丝是在 cAMP 浓度梯度的作用下自发形成的。营养缺乏时细胞聚集形成小蘑菇体，并产生孢子，也有纤维素外壳。孢子散落到营养丰富的地方时，又繁殖为单细胞群。

真菌已知约 12 万种，在演化上是一个单系群，与动物同属后鞭毛生物，以不同方式依赖于植物。寄生的微孢子菌和隐球菌分化最早，而壶菌、接合菌、子囊菌、担子菌是真菌的四大门类，也代表了真菌的进化路线。

壶菌位于真菌进化树的基部，多为水生，包括寄生鱼类的水霉。营养体为一团无隔菌丝，可有假根，可为多核单胞，早期没有细胞壁。无性繁殖依靠游动孢子囊，有性生殖多产生休眠孢子囊。壶菌是唯一产生游动孢子，既可腐生又可寄生的两栖真菌。近几十年来，蛙壶菌感染导致许多青蛙和蟾蜍物种灭绝。

接合菌为陆生，有性生殖产生接合孢子，菌丝无隔，细胞壁为几丁质和壳聚糖。接合菌包括木霉、根霉、毛霉、虫霉。米根霉（*Rhizopus oryzae*）是植物毛霉病的条件致病菌，常用来发酵食品和饮料，但可产生有毒的麦角碱。

丛枝菌类约 160 种，与植物根系形成亲密关系。植物的根毛可以大大增加从土壤中吸收水和养分的表面积，但大多数看起来像根毛的结构并不是植物本身，而是共生的丛枝菌，其菌丝体的结构功能都和根毛很像，被称为菌根。多数植物必须依赖菌根才能存活。

子囊菌门已知约 7 万种，完全适应陆生，子实体产生子囊。营养体为有隔菌丝，细胞壁为几丁质。大量繁殖主要靠无性生殖。子囊菌分为外囊菌、酵母、盘菌 3 个亚门，包括酵母、青霉、曲霉、虫草等。青霉素是青霉菌的分泌物。黄曲霉（*Aspergillus flavus*）感染谷物，产生高致癌的黄曲霉素。米曲霉（*A. oryzae*）能分泌多种酶，可用作基因工程载体（图 13-7）。羊肚菌和松露属于大型的子囊菌。历史上，比德尔（Beadle）和塔图姆（Tatum）研究子囊菌门的粗糙脉孢菌（*Neurospora crassa*）后，提出了"一个基因一个酶"的假说。

酵母亚门的念珠菌在人群中的携带率高达 80%，其中一半是白念珠菌（*Candida albicans*），是医院感染的主要病原，占真菌病的 30%。这些条件致病菌往往平时无害，滋生于皮肤、口腔、呼吸道、肠道和阴道等部位，但在人体免疫力下降时致病。医疗器械表面的菌膜可引起手术感染和新生儿感染，而服用抗生素等药物常会降低免疫力而加重病情。

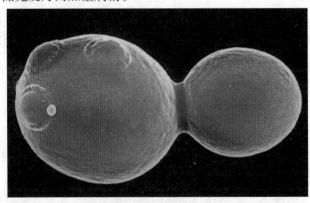

图 13-7　芽殖酵母

担子菌门约 3 万种，有性生殖产生担子，其中通常有四个单倍体担孢子。某些担子菌会引起植物锈病和黑穗病。担子菌的大型子实体称为蕈，即蘑菇，通常有菌柄、菌盖和产生孢子的菌褶。大部分食用菌（约 2000 种）、毒蘑菇及致幻菌都是担子菌的蕈，包括蘑菇、木耳、灵芝、鸡油菌、牛肝菌、香菇、鬼伞、鬼笔鹅膏菇、鬼笔菌、檐状菌、羊肚菌和马勃等。蘑菇只是一个产孢子的生殖器官，其生物体的大部分（菌丝体）隐藏在地下，总长度可达数千米。单个蘑菇就如同长在树上的一朵花，"树"在土壤表层分散，像一个巨大的地下网球拍的网线。菌丝体的摄食前缘就好比球拍框架，是消化降解产物最丰富的地方，所以草也常常格外茂盛，蘑菇倾向于生在圆圈里。担子菌和子囊菌都能与藻类共生形成地衣，就像是真菌在"种植"被其掠夺的光合生物。

四、动物

动物是无细胞壁的真核多细胞异养生物，靠吞食获得营养。目前倾向于将单细胞的原生动物排除在动物界之外，归于原生生物。动物通常有神经细胞和肌细胞，因而能自主运动，增强了摄食、交配、御敌和逃避能力。所有的多细胞动物可能都是从单细胞的领鞭虫进化而来。已知的 150 万种动物可分为 30 多门，归为低等动物、冠轮动物、蜕皮动物、后口动物四大类。下面简要介绍一些主要的动物类群。

海绵是最低等的动物，已知近万种。体型不稳定，由两层细胞构成，外层的扁平细胞之间有孔细胞贯通体壁。内层领细胞通过鞭毛摆动来形成水流，吞噬水流中的细菌，消化后将养分输送给其他细胞。中胶层含有骨针和少量变形细胞，也有消化功能。海绵没有神经细胞和运动能力，摄食、呼吸、排泄、生殖都依靠进出身体的水流来实现。

腔肠动物又称为刺胞动物，包括固着的水螅和漂浮的水母，已知 1.1 万种。身体辐射对称，有内、外两层细胞。外胚层分化为上皮肌细胞、腺细胞、间细胞和刺细胞，可射出毒液捕获猎物。内胚层有内皮肌细胞和消化腺细胞。中胶层有网状神经系统。

扁形动物是最低等的两侧对称动物，已知 1.2 万种，分为涡虫、吸虫、绦虫三纲。具有三个胚层，但体壁和消化管之间无体腔。消化管无肛门，但出现了原始的排泄系统。梯形神经系统包括脑、眼点、耳突和贯穿身体的三对神经索。日本血吸虫（*Schistosoma japonica*）生活史复杂，可引起肝脾肿大、肠壁受损和腹水等症状，目前困扰着全球 2.5 亿人。猪带绦虫（*Taenia solium*）可长达数米，头部有吸盘和小钩，能附着在猪和人的肠管内。

假体腔动物分为约十个门，陆生的主要是线虫，约 1.2 万种，靠原体腔的体液流动和体壁肌肉的伸缩使身体运动。消化管有口和肛门，但还没有循环系统和呼吸器。精子没有鞭毛，靠伸出伪足运动。多数线虫的体细胞数目是恒定的。秀丽线虫（*Caenorhabditis elegans*）是发育进程研究得最清楚的模式动物。

软体动物是冠轮动物的代表，幼虫具有冠轮。成体具备了真体腔和各种器官系统，柔软的身体分为头、足和内脏团，而皮肤伸展形成的外套膜可分泌石灰质，形成贝壳，因而又称为贝类。软体动物分为 8 纲，已知约 11.5 万种，此外还有 3.5 万化石种。常见的贝类包括腹足纲的海螺、田螺、钉螺、蜗牛、蛞蝓；双壳纲的扇贝、牡蛎、河蚌；头足纲的鹦鹉螺、鱿鱼、章鱼、乌贼等。

环节动物也属于冠轮类，已知近万种，分为多毛纲、寡毛纲和蛭纲。身体出现分节，头部以外的体节基本相同。疣足是原始的附肢，一般每体节一对。闭管式循环系统和链状神经系统纵贯全身。蚯蚓的疣足退化为刚毛。蚂蟥的吸盘能分泌抗凝血剂。

节肢动物是蜕皮动物的代表，已知种类超过 100 万种，包括昆虫、蜘蛛、蜈蚣、蜱螨、虾蟹等类群。体节愈合形成头、胸、腹，完成不同的生理机能。附肢形成口器、触角和各种类型的足。几丁质的外骨骼需要多次蜕皮，身体也往往需要变态。果蝇是模式动物之一，也是遗传学研究的重要工具

（图13-9）。

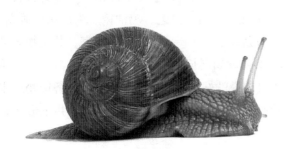

图13-8　蜗牛

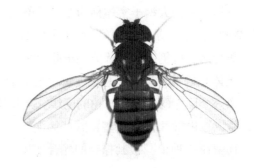

图13-9　果蝇

棘皮动物是最低等的后口动物，由原肠孔形成肛门，而口腔是原肠在对侧开孔形成的。海星、海胆、海参、海百合、海盘车等的五辐射对称身体是在胚胎发育中次生形成的。中胚层起源的骨骼形成棘，突出体表，即粗糙的棘皮。

脊索动物是神经系统最发达的动物，出现于大约5.4亿年前，其三大特征是脊索、背神经管和鳃裂，分为尾索动物、头索动物和脊椎动物三个亚门。头索动物起源于5.4亿年前，脊索一直延伸到身体最前端，目前仅存32种，以文昌鱼为代表。尾索动物（海鞘类）起源于5.35亿年前，脊索仅存在于幼体尾部，已知约3000种。

脊椎动物在5.25亿年前出现，现存的无颌类包括七鳃鳗和盲鳗，脊索终生存在，但已有脊椎骨的雏形。已知5种寒武纪脊椎动物：云南虫（*Yunnanozoon*）、海口鱼（*Haikouichthys*）、昆明鱼（*Myllokunmingi*）、钟健鱼（*Zhongjianichthys*）和斯普里格鱼（*Metaspriggina*）。后者产自加拿大，前4种都属于澄江生物群，其中，云南虫处于脊椎动物谱系的最基干位置，介于尾索动物和其他脊椎动物之间，是最古老的脊椎动物（图13-10）。

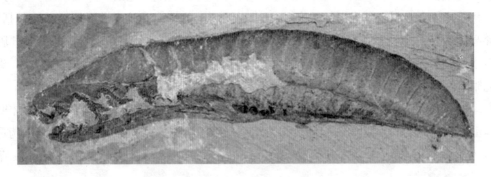

图13-10　寒武纪云南虫标本

有颌鱼类出现于4.6亿年前，有了能咬合的上下颌，现存约3.3万种，分为软骨鱼、辐鳍鱼和肉鳍鱼。两栖类出现于3.4亿年前，现存约7000种，从外形到内部结构已初步完成了向陆生的转变，但生殖仍不能脱离水环境。蜥形类起源于3.2亿年前，现在包括约1万种爬行动物和1万种鸟类，羊膜卵的出现使爬行类摆脱了水的束缚，真正适应了陆地生活，但体温仍随环境而变化。鸟类约1万种，由恐龙的一个分支进化而来，是有飞行羽毛的卵生恒温动物。哺乳类约5500种，由似哺乳爬行动物演化而来，它们可能从2亿年前就开始与恐龙反复争夺某些生态位，并在恐龙灭绝之后繁盛起来。哺乳纲的更多知识将在下一章介绍。

知识链接

云南虫是最古老的脊椎动物

　　云南虫类似蠕虫，身体侧扁，只有 3~4cm 长。我国古生物学者通过对 127 块云南虫标本的分析，在咽弓上发现了极微小尺度上三维保存的叠盘状细胞结构和蛋白微原纤维。这两种精细的显微结构为脊椎动物细胞软骨所独有，证明云南虫是一种原始脊椎动物。这项成果发表在 2022 年 7 月 8 日的 Science 杂志上。此前普遍认为最古老的脊椎动物是同样来自澄江动物群的昆明鱼。都是生活在 5.18 亿年前，但昆明鱼已经具有一条位于身体背部的原始脊椎，而云南虫还没有明显的脊椎，处于脊椎动物谱系的最基干位置，介于尾索动物和其他脊椎动物之间。云南虫也许正是无脊椎动物向脊椎动物演化过程中的关键桥梁。

答案解析

目标检测

1. 地球上的生命起源需要哪些要素？
2. 生物有哪些主要的进化类群？

（张　闻）

书网融合……

本章小结

题库

第十四章　人的由来

学习目标

1. **掌握**　人的分类地位；人体组织。
2. **熟悉**　人体系统；人体胚胎发育。
3. **了解**　人类的进化历史；人体发育过程。

我们从哪里来？我们是什么？我们向何处去？本章介绍在试图回答这三个深刻的哲学问题的努力中所获得的一些主要的生物医学知识，分为人类进化、人体构成和人体发育三节。

第一节　人类的进化

达尔文的《物种起源》出版后不久，赫胥黎（T. Huxley）在 1863 年出版了《人在自然界中的地位》，达尔文在 1871 年出版了《人类的由来》，他们根据人与类人猿的相似性，推断人和其他动物一样是漫长进化过程的产物。之后，海克尔（E. Haeckel）推想从猿类到人类经过了人猿或猿人的中间环节（图 14－1）。海克尔认为，人类的摇篮在亚洲南部或非洲，而达尔文提出是非洲。他们的假说被随后不断发现的化石记录所证实，而分子研究又为我们提供了人类进化的更多细节。本节从人类系统发生的角度，先介绍从哺乳纲到人属的演化过程，然后总结人的分类地位。

一、哺乳纲

哺乳纲（Mammalia）是脊椎动物亚门的一个类群，出现于大约 2 亿年前，特点包括全身被毛、红细胞无核、用肺呼吸空气、温血、一般为胎生、哺乳养育后代。哺乳动物的身体结构复杂，有区别于其他类群的大脑结构、恒温系统和循环系统，具有为后代哺乳、大多数属于胎生、有毛囊和汗腺等共通的外在特征。他们外形多样，小至体长 30mm 长有翅膀的凹脸蝠，大至体长 33m 形同鱼类的蓝鲸。他们有很好的环境适应能力，分布在从海洋到高山，从热带到极地的广泛区域。人类也是哺乳动物的一员。

现存约 5500 种哺乳动物，分为约 1200 属，153 科，28 目，4 个总目和 2 个亚纲。原哺乳亚纲仅包含卵生哺乳的单孔目 5 个种。兽亚纲分为后兽下纲（卵胎生的有袋目）和真兽下纲（有胎盘类）。

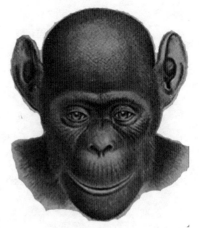

图 14－1　Haeckel（1910 年）描绘的猿人

有胎盘类哺乳动物分为 4 个总目：异关节总目、非洲兽总目、劳亚兽总目和灵长总目。异关节总目的椎骨之间有古怪的强化联结，有助于在地上挖洞。现存的异关节动物包括 21 种犰狳、6 种树懒和 4 种食蚁兽。非洲兽约 80 种，分为 7 类：管齿目（土豚）、长鼻目（大象）、蹄兔目、南非金毛鼹、马岛猬、海牛目和象鼩目。劳亚兽起源于 8500 万年前的温室世界里劳亚古陆，分为 6 目：鳞甲目（穿山甲）、食肉目（猫、狗、熊、鼬、海豹、海狮、大熊猫等）、奇蹄目（马、貘、犀牛）、鲸偶蹄目（猪、牛、羊、鹿、骆驼、河马、鲸、豚）、翼手目（蝙蝠）、食虫目（鼹鼠、刺猬、鼩鼱）。

灵长总目起源于 7500 万年前，包括啮齿目、兔形目、皮翼目（鼯猴）、树鼩目和灵长目。啮齿目有 2300 多种，占哺乳动物的 40%，它们都长着一对突出的门齿，可以永久生长，弥补损耗，因此啮齿类动物就像是啮咬的机器，其中，小鼠和大鼠都是常用的医学动物。兔形目有两对突出的门齿，现存 90 多种，包括鼠兔、穴兔和野兔。皮翼目包括东南亚的 4 种会滑翔的鼯猴。树鼩目有 20 种，它们似乎介于食虫目（尤其是鼩鼱）、啮齿目（尤其是松鼠）和灵长目之间，进化位置不定。

二、灵长目

灵长目（Primates）有 500 多种，总体特征包括大脑发达，眼眶朝向前方，大拇指灵活，多数能与其他指对握。相对于其他的哺乳类，灵长目的嗅觉退化，比较依赖立体视觉，有些有三色视觉。灵长目的发育较晚，寿命也较长。

灵长目的主要类群起源于 6500 万年前白垩纪末生物大灭绝之后，灵长目的祖先可能与食虫目、鼯猴目或树鼩目的某些物种类似，并逐渐演化为树栖的哺乳动物，形成很多适应丛林生活的共同性状。抓握树枝的爪子逐渐变为灵活的手，可以灵巧摆弄物体。丛林生活还导致双眼朝前，并增强了立体视觉、色觉、好奇心和脑的信息处理能力，因而得名灵长动物。

灵长目分为原猴亚目和简鼻亚目。原猴亚目包括一些较原始的类群，颜面似狐，前肢短于后肢，分为 7 科：狐猴、鼠狐猴、鼬狐猴、大狐猴、婴猴、懒猴和指猴。简鼻亚目颜面似人，前肢大都长于后肢，可分为五类：眼镜猴、新世界猴、旧世界猴、长臂猿和人科。

眼镜猴科起源于 6000 万年前，现存 3 属 14 种，全部生活在东南亚地区。眼镜猴是最小的猴（体长 9cm），但眼睛特别大（直径 1cm），就像带着一副大号眼镜。眼镜猴不同于原猴的进化特征包括干鼻（简鼻）、短吻、眼眶朝前。

新世界猴起源于 4000 万年前，都属于阔鼻下目的卷尾猴总科，现存的 100 多种都生活在中南美洲，分为 5 个科：僧帽猴科、蜘蛛猴科、卷尾猴科、青猴科和狨科。新世界猴又称为阔鼻猴，因为它们的鼻子扁平，鼻孔相距较远。另外，新世界猴都有一条能卷曲的长尾，不仅能把自己吊起来摆荡，尾巴还能像一只手一样抓握和挥舞。

旧世界猴起源于 2500 万年前，现存 130 多种，都归入猕猴科，分为专吃树叶的疣猴亚科（疣猴、叶猴、长鼻猴）和杂食的猕猴亚科（绿猴、长尾猴、狒狒、山魈、猕猴等）。旧世界猴和猿类都属于狭鼻下目，共同特征是鼻狭窄，鼻孔朝下。两者的区别在于有无外尾。

长臂猿科起源于 1800 万年前，现存至少 16 种，分为 4 属：长臂猿属（7 种）、白眉长臂猿属（2 种）、合趾猿属（1 种）、黑冠长臂猿属（6 种）。长臂猿的特点是无外尾，上肢特别长，善于用长臂在树梢上"行走"。长臂猿又称小猿，与人科的大猿合称人猿总科。

三、人科

人科起源于 1400 万年前，现存 4 属 8 种，即猩猩属（婆罗洲猩猩、苏门答腊猩猩和塔巴努里猩猩）、大猩猩属（西部大猩猩和东部大猩猩）、黑猩猩属（黑猩猩和倭黑猩猩）和人属（智人）。线粒体 DNA 序列分析等证据表明，猩猩在大约 1400 万年前与人类分开，大猩猩在大约 800 万年前与人类分开，黑猩猩在大约 600 万年前与人类分开。

猩猩又称为亚洲大猿，现在仅存于印尼的婆罗洲和苏门答腊，它们以树叶和果实为食，能嗑开坚果的硬壳。猩猩的四肢都能悬挂，又称四手猿。大猩猩和黑猩猩又称为非洲大猿，它们与人的区别主要表现在 4 个方面：①不习惯两足直立行走；②指行，即指关节着地行走，因而用手操作和携带等受到限制；③牙齿、颌骨和咀嚼肌更发达；④脑量未扩大。

人科的化石记录有助于我们了解人类进化的历程（图14-2）。我们的祖先猿人与黑猩猩分开后不久就开始双足行走。在肯尼亚图根山发现的图根原人化石距今600万年，可能直立行走，被置于原人属（Orrorin）。大约420万年前，东非稀树草原上出现了直立行走的南方古猿属，简称南猿。它们的相对脑量稍大于黑猩猩，有了前后肢的分工，能制造简单的工具。早期的纤细型南猿似乎是人类的直系祖先，但在250万年前灭绝。后期的粗壮型南猿生存至130万年前，但似乎不是人类的祖先，而是一个旁支。

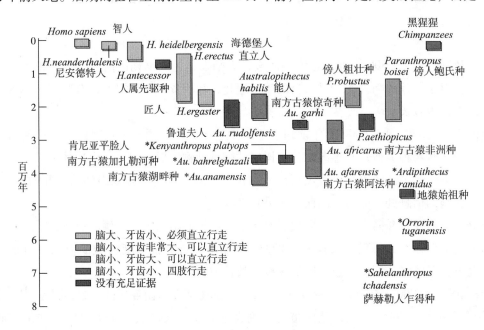

图14-2　从猿到人的变化类型

四、人属

有学者把揖别黑猩猩之后的人类发展史分为四个阶段：南猿、能人、匠人和智人。南猿的脑量略有增加，尚处于猿的水平。从能人开始，脑量增至人的水平，因此，能人、匠人和智人都划归人属（Homo）。

能人（Homo habilis）生活在250万~150万年前，是最早的人属成员，表现出南猿属过渡到人属的混合性状。与南猿相比，能人身材矮小（约140cm），牙齿和面部减小，脑量却达到600~800ml。能人是所知最早能制造石器工具的人类祖先，故而得名。能人还会猎取中等大小的动物，并可能已会建造简陋的类似窝棚的住所，甚至可能已有初步的语言。一般认为，能人是南猿的后代，匠人的祖先，而匠人则是直立人的祖先。

直立人（Homo erectus）生活在200万~25万年前，在中国曾称猿人，在非洲称为匠人（Homo ergaster）。直立人的脑已经明显增大，根据采自爪哇、中国以及非洲的直立人的14个颅骨，测出的平均脑容量是941ml（最小750ml，最大1225ml）。大脑左右两半球出现了不对称性，显示已经有了掌握有声语言的能力。平均身高160cm，下肢结构与现代人十分相似，大腿骨接近现代人，其直立行走的姿势已很完善。直立人的化石在欧、亚、非三洲均有发现，包括爪哇人、元谋人、北京人等，但是非洲以外的直立人并非现代人的直系祖先，他们被后来崛起的智人（现代人）走出非洲后灭绝，或在此之前就灭绝了。

智人（Homo sapiens）分为早期和晚期智人。早期智人过去曾叫古人，主要特征是脑容量大，在1300ml以上；眉嵴发达，前额较倾斜，枕部突出，鼻部宽扁，颌部前突。晚期智人过去曾叫新人，是解剖结构上的现代人。两者形态上的主要差别在于前部牙齿和面部减小，眉嵴减弱，颅高增大，到现代人则更加明显。在晚期智人阶段，人种形成。直立步行，臂不过膝，体毛退化，手足分工，下颌骨浅且粗壮，大脑极为发达，有语言和劳动，有社会性和阶级性。分布于世界所有大洲，早期类型仅分布于亚洲、非洲和欧洲的温暖地区。

智人的历史不超过 25 万年，已经具备了现代人的全部形态特征。智人从大约 8 万年前开始走出非洲，并逐渐征服全世界。今天地球上的 80 亿人全都属于智人，基因组相似性一般在 99.6% 以上，小于大多数物种的种内差异。研究表明，人群的多态性主要来自于 10 万年前生活在非洲的大约 1 万名智人。

由于地理气候条件的差异，智人演变为不同肤色、发色和眼色的黑种人、白种人和黄种人。各个种族之间可以通婚，生育正常后代，表明并未形成地理上和生殖上的长期隔离。智人的祖先可能是漫游在热带稀树草原上的黑皮肤无毛个体，需要较多黑色素来抵御紫外线。迁移到较高纬度的地区后，易缺乏维生素 D 而患佝偻病，或引起妊娠和分娩困难。因此在北方，浅肤色的人有更大的生殖优势。研究表明，白种人都是 *SLC24A5* 基因（编码一种色素载体）的缺陷型。黄种人的 *SLC24A5* 基因功能完整，但其他色素载体基因有缺陷，所以黑色素也不足，导致黄肤、黑发、褐眼。

种族的划分其实是非常主观而模糊的。例如，高尔夫球运动员泰格·伍兹（Tiger Woods）的祖先为 1/4 中国、1/4 泰国、1/4 非洲、1/8 印第安和 1/8 荷兰，而他们的每个祖先也可能来自多个种族。由于不同群体间的基因交流，不可能将一群人与其他群体完全分开，但可以用 DNA 图谱来推测个人的多重混合祖先。人类的历史不是形成一棵枝枝分隔的树，而更像缠绕交错的藤蔓。人类不存在严格的种族之分，而民族之间的差异更为模糊。

长期生活方式的不同可使人群出现表观遗传的差异。例如，多数人在两岁以后，乳糖酶的表达下降，不足以分解奶水里的乳糖，摄入过多的奶就会引起腹胀、腹泻等症状，这有利于断奶。但在长期喝牛羊奶的地区，成年人的乳糖酶基因一直保持较高表达。

五、人的分类地位

下面总结一下，人类在整个生物界的分类地位为：细胞生物、真核总界、后鞭毛生物、动物界、两侧对称亚界、真体腔动物、后口动物下界、脊索动物门、脊椎动物亚门、有颌下门、四足总纲、羊膜动物、哺乳纲、兽亚纲、真兽下纲、灵长总目、灵长目、简鼻亚目、类人猿下目、人猿总科、人科、人属、智人种（学名为 *Homo sapiens*）（表 14–1）。

表 14–1 人的分类地位、共祖起源和相关生物

类群	拉丁名或英文	共祖起源	生物举例
智人	*Homo sapiens*	20 万年前	智人
人属	*Homo*	250 万年前	能人、匠人、直立人
人科	Hominidae	1400 万年前	猩猩、大猩猩、黑猩猩、南猿
人猿总科	Hominoidea	1800 万年前	长臂猿
类人猿下目	Simiiformes	2500 万年前	卷尾猴、猕猴、山魈
简鼻亚目	Haplorrhini	6000 万年前	眼镜猴
灵长目	Primates	6500 万年前	狐猴、懒猴、指猴、婴猴
灵长总目	Euarchontoglires	7500 万年前	小鼠、松鼠、家兔、鼯猴、树鼩
真兽下纲	Eutheria	9000 万年前	土豚、象、蝙蝠、鲸、马、猫、狗
兽亚纲	Theria	1.6 亿年前	袋鼠、考拉
哺乳纲	Mammalia	2 亿年前	鸭嘴兽、针鼹
羊膜动物	Amniote	3.2 亿年前	恐龙、鳄鱼、龟、蛇、蜥蜴、鸟类
四足总纲	Tetrapoda	3.4 亿年前	蛙、蟾蜍、大鲵

续表

类群	拉丁名或英文	共祖起源	生物举例
有颌下门	Gnathostomata	4.6 亿年前	软骨鱼、辐鳍鱼、肉鳍鱼
脊椎动物亚门	Vertebrata	5.25 亿年前	云南虫、七鳃鳗、盲鳗
脊索动物门	Chordata	5.4 亿年前	文昌鱼、海鞘
后口动物下界	Deuterostomia	5.5 亿年前	海星、海参、海胆
真体腔动物	coelomate	5.6 亿年前	蜗牛、蚯蚓、虾、蟹、蜘蛛、昆虫
两侧对称动物亚界	Bilateria	5.7 亿年前	涡虫
动物界	Animalia	6.5 亿年前	海绵、水母
后鞭毛生物	Opisthokont	12 亿年前	隐球菌、壶菌、酵母、蘑菇
真核总界	Eukaryota	20 亿年前	植物、红藻、硅藻、疟原虫
细胞生物	cellular organism	35 亿年前	细菌、古菌

第二节　人体的构成

细胞是构成人体的基本单位，一种或多种细胞组合成组织，再进一步组成器官和系统，以完成特定的功能。

一、人体组织

组织（tissue）是构成人体各个器官的基本成分，由来源相同、形态结构和功能相似的细胞与细胞间质共同构成。人体的基本组织可分为上皮组织、结缔组织、肌组织和神经组织。

上皮组织（epithelial tissue）简称上皮（epithelium），是由大量形态相似、功能相近、排列紧密的细胞和少量细胞间质构成的膜状结构。上皮覆在体表或衬于体腔及中空器官的腔面和部分器官外表面，具有保护、分泌、吸收、排泄等功能。根据其形态和功能主要分为被覆上皮、腺上皮和感觉上皮三类。

结缔组织（connective tissue）是由细胞和大量细胞外基质构成的组织。具有连接、支持、保护、贮存营养、物质运输等功能。广义的结缔组织包括固有结缔组织、软骨组织、骨组织、血液和淋巴。一般所称的结缔组织即指固有结缔组织，包括疏松结缔组织、致密结缔组织、脂肪组织和网状组织。

肌组织（muscular tissue）是具有收缩功能的肌细胞组织，根据肌细胞的结构和收缩特性，分为三类：骨骼肌、平滑肌和心肌。骨骼肌（skeletal muscle）借肌腱附于骨骼上，是机体机械运动的动力源。骨骼肌细胞又称骨骼肌纤维，呈长圆柱形，多核，有明暗相间的周期性横纹，由运动神经支配可产生随意收缩。骨骼肌的收缩功能具有随意、力大和易疲劳等特点。平滑肌（smooth muscle）由平滑肌细胞组成，其收缩功能有缓慢、持久和不随意等特点。平滑肌细胞呈长梭形，中央有一个杆状或椭圆形的核，无横纹结构。平滑肌主要分布于内脏器官和血管，包括动脉和静脉壁、膀胱、子宫、生殖道、消化道、呼吸道、眼睛的睫状肌和虹膜等。心肌（cardiac muscle）位于心内膜与心外膜之间，由心肌细胞组成，是心壁的主要组成部分，也是心脏收缩的动力结构。心肌纤维呈不规则的短圆柱状，有分支，互连成网。多数心肌细胞有一个核，少数有双核。心肌细胞呈明暗相间的周期性横纹。心肌的收缩功能具有不随意、自主性和节律性等特点。

神经组织（nerve tissue）是由神经元和神经胶质细胞组成的高度特化的组织，是构成脑、脊髓、周围神经和神经节的主要成分。神经元（neuron）即神经细胞（nerve cell），由胞体和胞突（树突和轴突）组成，具有感受刺激、传导冲动和整合信息的功能。神经元形态多样，可分为感觉（传入）神经元，运动（传出）神经元和联络（中间）神经元。在中枢神经系统，神经元胞体聚集形成脑的灰质或皮质；轴突组成白质。神经胶质细胞（glial cell）是构成神经系统的另一大类细胞，包括脊椎动物中枢神经系统中的少突胶质细胞、星形胶质细胞及周围神经系统中的神经膜细胞。它们存在于神经元周围，胞体较小，数量是神经元的 10~15 倍，无极性，不能传导神经冲动，形成网状支架，具有支持、保护、营养、免疫、修复、再生和绝缘等功能，并参与构成血脑屏障。

二、人体层次

人体分为头、颈、躯干和四肢。头与躯干的基本层次大致相同，均由皮肤、筋膜、肌和骨骼等共同构成腔或管，容纳并保护中枢神经系统、感觉器官、心血管和内脏器官等。四肢以骨骼为支架，肌跨越关节附着于骨，并被筋膜包盖。全身各局部、各器官均有血管、淋巴管和神经分布。

表层的皮肤（skin）直接与外界环境相接触。人的皮肤由外胚层形成的浅层上皮性的表皮和中胚层形成的深层结缔组织性的真皮构成，真皮有许多突起的乳头嵌入表皮深面。

浅筋膜位于皮下，又称皮下组织或皮下脂肪，属于疏松结缔组织，遍布全身。浅筋膜内有皮神经、浅动脉、浅静脉、淋巴管和淋巴结分布。深筋膜是位于浅筋膜深面包裹着肌的一层纤维组织膜，在四肢还构成肌间隔。深筋膜包裹形成肌鞘、血管神经鞘等、囊等。

骨骼肌的肌腹为肌纤维，有收缩功能；肌腱为胶原纤维，附于骨面或筋膜上。每块肌均由邻近的动脉分支营养。血管系统的形态、数值有较大的个体差异。神经常与血管伴行，由结缔组织包绕形成血管神经束。

骨连接构成骨骼，形成人体的支架，赋予人体基本形态，并具有支持体重、保护器官的作用。骨为骨骼肌所附着，在神经系统的支配下，骨骼肌有序收缩、舒张，以关节为支点改变骨的位置，产生运动。

体腔容纳不同的脏器，人体的五个体腔是颅腔（脑）、脊腔（脊髓）、胸腔（心、肺、膈）、腹腔（胃、肝胆、脾、胰、大部分肠）、盆腔（小部分肠、膀胱、生殖器）。

体膜排列在体腔、脏器内表面和管道开口等处，有四种类型：黏膜、浆膜、滑膜和脑膜。黏膜是覆盖在消化道、呼吸道、泌尿道和生殖道的疏松结缔组织上层的上皮，可分泌黏液来抵御细菌和病毒。溃疡可导致胃肠黏膜破裂。浆膜列于胸壁、腹壁及心、肺等脏器表面，可分泌润滑液，如心包和肠系膜。滑膜是关节腔内的疏松结缔组织，可分泌滑液来润滑骨末端。类风湿性关节炎引起滑膜发炎变厚而限制运动。脑膜为结缔组织，是大脑和脊髓的保护层。脑膜炎是一种危及生命的脑膜感染。

三、人体系统

人体至少可以分为 11 个功能系统：皮肤系统、骨骼系统、肌肉系统、消化系统、循环系统、淋巴和免疫系统、呼吸系统、排泄系统、神经系统、内分泌系统和生殖系统（表 14-2）。

表 14-2 人体系统的组成和功能

系统	组成	功能
皮肤系统	皮肤、毛发、甲、汗腺、皮脂腺	保护身体；调节体温；合成维生素 D；感受刺激
循环系统	心、血管、血液	运输营养和废物；体温、pH 和体液平衡
淋巴、免疫	淋巴管、淋巴结、脾、胸腺等	抵抗传染病；体液平衡；协助吸收脂肪
消化系统	口、食管、胃肠、涎腺、肝胆胰	进食、消化、加工食物；吸收营养排出废物；体液平衡
呼吸系统	鼻、喉、气管、支气管、肺	肺和组织的气体交换；体液平衡
排泄系统	肾、输尿管、膀胱、尿道	排尿；体液平衡

续表

系统	组成	功能
骨骼系统	206 块骨、骨连接	支撑和保护；参与运动；储存矿物质；造血
肌肉系统	600 多块骨骼肌	运动和姿势；产热
神经系统	脑、脊髓、周围神经	接收、加工、储存感觉；输出运动；协调脏器
内分泌系统	松果体、甲状腺、胸腺等	产生激素；协调脏器；调节代谢和应激；体液平衡
生殖系统	睾丸、阴茎、卵巢、阴道、子宫	产生和运输配子；女性生育后代

皮肤系统（integumentary system）主要由皮肤构成，包围在人体的外表面，保护身体不受外物侵害，保持体内环境的稳定。皮肤是人体最大的器官，具有保护、排泄、调节体温、感受外界刺激和免疫防护等功能。

循环系统（circulatory system）包括心脏、动脉、毛细血管、静脉，使血液和淋巴流动。肺循环供氧和排出二氧化碳，体循环把摄取的营养和体内产生的激素等输送到全身各处，以及进行气体交换并将细胞代谢产物运送出来。

淋巴系统（lymphatic system）是由淋巴管、淋巴组织和淋巴器官组成的辅助循环系统，淋巴液从组织间隙内进入起于盲端的毛细淋巴管，逐渐汇集成淋巴干，中间有各级淋巴结，最后淋巴干汇成胸导管由静脉角返回血液。淋巴组织遍布全身，具有引流组织液，产生淋巴细胞，过滤淋巴液，滤出病原体，进行免疫应答等功能，并协助体液分配和脂肪吸收。淋巴系统又称免疫系统（immune system）。

消化系统（digestive system）由口腔、食管、胃、小肠、大肠、直肠、肛门及唾液腺、肝胆、胰等消化腺组成，执行进食、消化食物、吸收营养素和排出粪便等任务。

呼吸系统（respiratory system）由呼吸道（鼻、咽、喉、气管和支气管）和肺组成，主要功能是输送气体和进行气体交换，即吸入氧、排出二氧化碳，此外还有处理气体、嗅觉、发音、免疫、代谢等功能。

排泄系统（excretory system）由肾、输尿管、膀胱、尿道构成，将流经肾的血液中的代谢废物过滤排出体外，维持体液渗透压平衡和内环境稳定。

骨骼系统（skeletal system）由全身 206 块骨连接而成，分为中轴骨和附肢骨，在体内支撑全身，保护内脏器官，并与肌肉系统组成人体的运动系统。

肌肉系统（muscular system）由全身 600 多块附着在骨骼上的肌肉构成，占全身质量的 40%。受意识控制，骨骼肌的收缩可以引起身体的运动。

神经系统（nervous system）分为中枢神经系统（脑和脊髓）和周围神经系统（体内其余的神经），负责协调全身活动，对来自内在器官和外在环境的各种信息做出反应。

内分泌系统（endocrine system）包括下丘脑、垂体、甲状腺、胰、肾上腺等腺体，分泌激素来调节身体的生长、发育、代谢、应激、性成熟和生殖等过程。

生殖系统（reproduction system）分别由男女内外生殖器构成。男性生殖系统由睾丸、输精管、精囊、前列腺和阴茎组成；女性生殖系统由卵巢、输卵管、子宫、阴道和外阴组成。分别产生精子和卵子，受精卵发育成胚胎完成延续种族的任务。

第三节　人体的发育

生物体的发育是最神奇的生命现象之一。人体是从一个受精卵发育而来，本节按时间顺序介绍人体发育过程，包括配子发生、受精、胚胎发育、分娩、生长、衰老等过程。

一、配子发生

我们在第七章第二节已经学习了减数分裂和配子发生，这里从人体发育的角度作一简要概括。精子发生始于青春期，是睾丸内精原细胞增殖分化形成精子的过程，分为增殖期、生长期、成熟期和变形期。简单说来就是精原细胞自我更新和分化，形成初级精母细胞，经过减数分裂形成单倍体精子细胞，再经过变形期，由圆形变成蝌蚪状的精子。精子发生过程约为64天，之后精子还需要在附睾内停留12～21天以增加成熟度与运动能力。

卵子发生是卵泡中的原始生殖细胞发育成卵原细胞，再由卵原细胞发育为成熟卵子的整个过程。卵泡（ovarian follicle）是卵巢皮质中由一个卵母细胞和包绕在其周围的许多小型细胞（颗粒细胞）所组成的泡状结构，其中，透明带是初级卵母细胞和颗粒细胞之间出现的一层均质、折光性强的嗜酸性膜。放射冠是紧靠透明带的一层呈放射状排列的高柱状颗粒细胞。卵泡是卵子发生的基本单位，分为原始卵泡、生长卵泡和成熟卵泡三个阶段。

排卵是成熟卵泡破裂，卵母细胞及其外面的透明带、放射冠和卵丘（卵冠丘复合体）从卵巢表面排至腹腔的过程。卵母细胞在排卵期间完成减数分裂Ⅰ，然后停在中期Ⅱ，才具备受精的能力。卵冠丘复合体排出后附着在卵巢表面，输卵管伞部在卵巢上来回运动，将卵子等扫进输卵管。此后，卵子依靠输卵管上皮纤毛的摆动和平滑肌的收缩在输卵管内向子宫方向运行，到达输卵管壶腹部时，由于管腔大、液流速度慢，其速度减缓，受精就在输卵管壶腹部进行。

二、受精

受精（fertilization）是单倍体配子（精子和卵子）相互识别和融合而启动新生命的过程。二倍体受精卵既保证了物种的稳定延续，又因配子发生和融合而产生了遗传重组的多样性，使得新个体具有自身特有的遗传性状，包括决定性别。人类受精通常于排卵后2～12小时内发生在输卵管的壶腹部，整个受精过程约需24小时，包括精子获能、精子识别卵子透明带及发生顶体反应、精子穿过透明带、精卵质膜发生结合和融合、卵子的激活、雌雄原核的形成及融合等过程。

1. 精子移动　性交时男性射精排出上亿成熟精子，由阴茎射入女性阴道底部。精子经子宫颈、子宫腔到达输卵管壶腹部，距离约150mm，游动需30分钟左右，精液可刺激子宫和输卵管平滑肌收缩和纤毛摆动，加快精子向输卵管的运行。卵巢排出卵子经输卵管伞部进入输卵管壶腹部与峡部连接处，引起输卵管封闭，调控输卵管内的精子量，以利正常受精。能够游入子宫的精子约有一百万（1%），能够到达输卵管口的精子只有几千，最后仅20～200个精子能到达输卵管壶腹部的卵子附近。这些精子必须经历一段时间才能获得受精能力。

2. 精子获能　这是受精前必须经历的重要阶段，获能是指精子获得穿透卵子能力的生理过程。精子在附睾内已经获得了运动能力，但由附睾分泌的去能因子附于精子表面，抑制了受精能力。精子在子宫腔和输卵管游动过程中，顶体表面糖蛋白被女性生殖道分泌物中的淀粉酶降解，同时顶体膜结构中胆固醇和磷脂比率与膜电位发生改变，从而使膜稳定性降低，此过程称为获能，约需7小时，去能因子的作用被解除，精子才具有真正的受精能力。在此过程中，精子发生了一系列的变化，包括膜流动性增加、蛋白酪氨酸磷酸化、胞内cAMP浓度升高、表面电荷降低、质膜胆固醇与磷脂比例下降等。

3. 顶体反应　精子获能后呈现超激活运动，游动速度加快，当精子遇到卵子周围的放射冠时，首先发生顶体反应。顶体（acrosome）是覆盖在精子核前的双层膜帽状结构，由精子细胞的高尔基体演化形成，是一种特殊的溶酶体，含顶体酶。顶体反应发生时，顶体膨大，精子外膜与顶体外膜局部发生融合，并在融合处形成许多泡状物，随后脱落；顶体外膜出现孔洞，使顶体酶释放出来，可以直接溶解卵丘细胞之间的物质，形成精子穿越放射冠的通路。穿过放射冠的精子立即与透明带接触。透明带上含有特异性的精子受体糖蛋白 ZP_1、ZP_2 和 ZP_3，精子顶体上则含有结合蛋白，使精子头部附着在透明带上，与透明带牢固结合。释放的顶体酶随后将透明带溶出一条孔道，精子借助自身运动穿越透明带，并接触卵细胞膜。

4. 单精入卵　在精子触及卵细胞膜的瞬间，卵细胞膜表面的微绒毛会立即抱合，随后精子外膜与卵细胞膜相互融合，精子入卵，触发两个快速反应来阻止多精入卵。①透明带反应：卵子皮质颗粒的内容物很快释放到卵周隙中，使透明带硬化，精子受体失活；②卵质膜反应：精子膜与卵质膜融合，皮质颗粒膜也与卵质膜融合，使卵细胞膜硬化形成受精膜，引起卵细胞封闭，拒绝其他精子进入卵内。

5. 受精卵形成　精子入卵后的另一个反应是引起卵子胞质内 Ca^{2+} 浓度振荡，通过复杂信号传递而激活卵子完成减数分裂Ⅱ，排出第二极体，形成雌原核。另一方面，精子核在卵胞质中核膜破裂，精子染色质去浓缩，组蛋白取代鱼精蛋白，最后形成雄原核。雌原核和雄原核经过 DNA 复制和充分发育后，相向移动，彼此靠近，核膜消失，染色体融合，形成二倍体的受精卵，并启动第一次有丝分裂和胚胎发育。

三、胚胎发育

精卵结合启动了一系列错综复杂的惊人变化，导致一个人的诞生及其一生的生命活动。德国生物学家海克尔（Haeckel）曾提出"重演律"，认为个体发生过程再现了系统发生过程，或者说，高等生物的进化历程可以在胚胎发育中得到部分重演。然而，哺乳动物和人的胚胎发育非常复杂，绝不仅仅是进化的忠实重演，而是一个非常复杂且变化极为协调的生理过程，其中包括胎儿及其附属物的形成与母体各系统的适应性改变。

人体胚胎发生又称妊娠或怀孕（pregnancy），这个奇妙的过程开始于受精卵，终止于胎儿出生，历时 266 天。临床上的妊娠期通常是从末次月经第一日算起，约为 280 天（40 周）。

1. 卵裂　胚前期（pre‐embryonic period）是指受精后的前 2 周。未受精的卵细胞不能完成减数分裂Ⅱ，排卵 24 小时后即退变死亡。受精的卵不仅迅速完成减数分裂，而且在 30 小时后完成第一次卵裂，40 小时达到 4 个卵裂球，50 小时形成含 8 个卵裂球的桑葚胚。受精后第 4 天，桑葚胚增至约 100 细胞，进入子宫腔，外层细胞分泌液体，形成液腔，内细胞团突向液腔，滋养细胞形成液腔外层，此时为早期胚泡。由于透明带的限制，早期胚泡的大小和重量与受精卵相仿，直径只有 0.2mm，重约 1.5μg。在受精后 5~6 天，透明带消失，胚泡体积迅速增大，成为晚期胚泡，开始植入子宫内膜。

2. 着床　胚泡植入（implantation）又称着床（imbed），于受精第 5~6 天开始，第 11~12 天完成，经过了定位、黏附和穿透 3 个阶段。着床部位通常在子宫后壁，胚泡以内细胞团端接触子宫内膜。黏附前，胚泡外层细胞表面的糖蛋白结构发生改变，细胞表面的微绒毛倒伏，并与子宫内膜细胞的微绒毛交错对插，形成牢固的黏附。滋养细胞开始分化成合体滋养层和细胞滋养层。穿透时合体滋养细胞分泌蛋白酶，溶解子宫内膜细胞、间质和血管，并通过吞食和接触抑制清除邻近的子宫内膜细胞。此时合体滋养细胞开始分泌绒毛膜促性腺激素，维持黄体寿命和功能。着床后，由于蛋白溶解酶的溶解血管作用，合体滋养细胞间形成血液腔隙，胚泡细胞开始从母体血液中获得生殖发育必需的营养成分。胚泡内细胞团逐渐分化形成胚胎，滋养细胞逐渐形成胎盘组织。

胚胎在植入过程中及着床后持续发育。胚泡内细胞团于第 7~8 天增殖分化为上、下二胚层的胚盘。第 8 天上胚层出现腔隙并逐渐扩大，形成羊膜腔，充满羊水。第 9 天下胚层下形成初级卵黄囊。第 12 天形成胚外中胚层、胚外体腔及体蒂。第 14 天形成次级卵黄囊。

3. 胚盘　胚期（embryonic period）指受精后第 15~56 天，历时 6 周，各种组织器官从无到有，胚胎已初具人形。胚期发育最复杂，对环境因素的影响也最敏感，受到致畸因素作用而发生先天畸形的也最大。有人说，人一生中最重要的阶段是胚期。

受精后第15天，胚盘尾端出现一条细胞柱（原条），头端膨大为原结，背侧凹陷为原凹。上胚层的增生细胞向原条迁移下陷，逐渐置换下胚层，形成内胚层，另一部分迁移细胞则形成中胚层，而此时的上胚层改称外胚层，可见内、中、外胚层均来自上胚层。此时的三胚层胚盘是人体发生的原基。

4. 外胚层的发育 外胚层形成的头突在受精后第20天由实心细胞索变成了空心的脊索管，与内胚层融合并破裂，形成神经肠管。第22～24天，肠管背侧壁愈合，脊索管的背侧壁形成脊索，诱导神经管和体节等的发生。脊索退化后的遗迹留在椎间盘中央，称髓核。第22天，外胚层神经板上的神经沟开始闭合，至第27天形成一条完全封闭的神经管，外侧有神经嵴，是周围神经系统的原基。覆盖神经管和神经嵴的表面外胚层将分化为表皮及其衍生结构，眼、耳、鼻的感觉上皮，以及脑垂体、牙釉质等。

5. 中胚层的发育 中胚层在受精后第16天增生形成两条轴旁中胚层，第17天形成涡轮状的头区体节球，第20天在颈区出现第一对体节，之后每天3对，直到第35天左右共出现42～44对体节，包括4对枕节、8对颈节、12对胸节、5对腰节、5对骶节和8～10对尾节。间介中胚层分化形成泌尿系统和生殖系统的主要结构，包括前肾、中肾、生殖嵴、后肾等。侧中胚层分化为脏壁和体壁两层，分别覆盖内胚层和外胚层，将来分化为消化管壁和体壁的肌肉、结缔组织、腔膜等结构。最早的血管和造血细胞来自卵黄囊壁的胚外中胚层中的血岛。

6. 内胚层的发育 内胚层随胚盘卷折首先形成原肠，分为前肠、中肠、后肠。中肠起初为卵黄管，后来退化，使消化管与卵黄囊不再相通。原肠不仅发育为消化管各段，肝、胆、胰和呼吸系统的上皮都来自内胚层。此外，咽囊和尿囊来自内胚层，因而咽鼓管、鼓室、甲状腺、甲状旁腺、胸腺以及泌尿生殖道的上皮也都来自内胚层。

7. 胎儿 受精后第56天是胚期的最后一天，胚长达3.1cm左右，头大，四肢长，肘和膝屈曲，指趾游离分节，面部五官俱全，眼睑未闭，尾消失。胎期为第57～266天，主要是组织器官的成熟和胎儿的快速生长。一般来说，胎儿出生时体重约3.2kg，长约50cm。

四、分娩

分娩是成熟的胎儿从子宫娩出母体的过程。在妊娠期第39～41周内分娩都视为正常（约占80%）。启动分娩的原因还不清楚。在妊娠最后两个月常会发生不定期的较弱的宫缩，而真正的分娩分为扩张期（开口期）、娩出期和胎盘期。

1. 扩张期 是从第一次有节律的宫缩到子宫颈口被胎儿头部充分扩张（直径约10cm）。开始时有节律的收缩从子宫上部向下部推移，每隔15～30分钟持续10～30秒；以后间歇缩短，子宫收缩越来越强。随着每次收缩，胎儿头部压迫子宫颈，子宫颈变软、变薄，子宫颈口扩张。强烈的收缩使羊膜破裂，流出羊水。扩张期在分娩过程中持续的时间最长，初产妇为6～14小时，经产妇则短得多。子宫颈的扩张刺激其上的压力感受器产生神经冲动，传送到下丘脑。下丘脑的神经分泌细胞受到刺激，分泌催产素从神经垂体释放到血液中。催产素促使子宫更加强有力地收缩，使子宫颈口进一步扩张，于是进一步刺激压力感受器。这是一种正反馈，不同于协助维持稳态的负反馈，正反馈导致一个爆发性事件，这里就是胎儿娩出。

2. 娩出期 胎儿被挤出子宫经产道（阴道）娩出体外。此时子宫颈口已充分扩张，每2～3分钟发生一次强收缩，持续1分钟左右。经产妇的娩出期一般约为20分钟，初产妇约为50分钟（也有的需两小时）。正常分娩是胎儿的头部先露出，然后是两肩先后娩出，最后是躯干和下肢迅速滑出。如果胎儿不是头部朝下而是臀部朝下（臀位），甚至横卧在子宫中（横位），则应在分娩前实行人工转位。这是因为臀位和横位的胎儿会增加分娩困难；并且如果不是先露出头部，则在分娩时头部和脐带会在孕妇的骨盆中受到挤压，时间一长便会严重影响胎儿的血液供给。横位的胎儿应进行剖腹产的外科手术。

3. 胎盘期 即在胎儿娩出后子宫继续收缩，约 15 分钟后胎盘与子宫壁分离，随即排出体外。胎盘娩出后，子宫强烈收缩，压迫血管裂口，阻止继续流血。

人类学研究表明，两足行走的力学结构决定了人的骨盆开口是有限度的，其高限在 385ml 左右。新生儿的脑量约为 330ml，接近产道的高限，因此，人的分娩是艰难而痛苦的，常常带有风险。在医学发达的今天，尚有一定数量的新生儿是经过剖腹产来到世上的。

五、生长

与其他猿类相比，人类的新生儿提前出世，更为软弱和不能自助，因此人类具有明显不同于猿类的另一种生殖发育模式，妊娠期、断奶的年龄、性成熟的年龄以及寿命都趋于延长。出生后的人体发育可分为婴儿期、幼儿期、童年期、青春期、青年期、中年期、老年期等阶段。生长一般指从母体出生后直到性成熟的过程。

生长一般有三个途径。①细胞数目的增加：是生长的主要方式。例如，新生儿的细胞数量约为 2 万亿个，到成年时的人体细胞数量约为 30 万亿个，大约增加了 15 倍；②细胞体积的增大：是个体发育中某些细胞生长的方式。例如，骨骼肌、心肌细胞及神经元一旦分化，就不能继续分裂，神经元通过轴突和树突的伸展和增长而生长，肌肉生长包括肌原纤维的增加，同时细胞的融合为已经存在的肌纤维提供新的细胞核；③细胞分泌大量细胞外基质：使细胞外空间容量增加，如软骨和骨的生长。

出生后，新生儿在第一年生长很快，以后生长速率逐年下降并趋于稳定直到青春期以前。青春期的生长速率加快，在女性 11～12 岁和男性 13～14 岁时达到高峰，以后逐渐减慢。出生后，人体不同部分的生长速率也不同。例如，出生时脑已长到成年人脑重的 24%，而体重只占成年人体重的 6%；出生后脑继续快速生长，到四岁时已达到成年人脑重的 90%，而体重只占成年人体重的 25%。淋巴系统（淋巴结、胸腺等）在 12 岁达到最大重量（是成年人的两倍），这可能是由于在幼年时期获得了对多种微生物的免疫。总体上，从胎儿发育到成年人，头部所占的比例缩小，而躯干和四肢所占的比例增大。

青春期是指由儿童生长发育成为有生育能力的成年人的过渡时期，通常是在 10～16 岁。女孩的青春期从 10～11 岁开始；男孩的青春期稍晚一些，从 12～13 岁开始。青春期的发动是由于人体内的性激素的变化。到了青春期，下丘脑开始增加促性腺激素释放激素的分泌，促使垂体增加促性腺激素（促卵泡激素和黄体生成素）的分泌，刺激性器官的发育，促使主要的性器官（睾丸和卵巢）增加分泌雄激素、雌激素，分别引起男孩、女孩身体的一系列变化，例如雄激素促进生长，引发男性第二性征的发育，促使睾丸产生精子；又如雌激素促进生长，引发女性第二性征的发育，促进卵巢中的卵子发生和卵泡成长等。这便是青春期的开始。

六、衰老

人体在性成熟以后逐渐出现老化的现象，各种组织都会逐渐老化。引起衰老的原因很多，总之，衰老是一个过程，是多种因素综合作用的结果。下面介绍衰老的主要表现和可能机制。

1. 衰老的主要表现 结缔组织普遍随着年龄增长而变硬，这是由于胶原蛋白分子的交联增多，水溶性降低，失去韧性，趋于僵硬。结缔组织的硬度增加使老年人的皮肤弹性降低，出现皱纹，脆性增加。结缔组织中的弹性蛋白也会交联，可导致血管壁变硬，增加血管阻力，导致高血压。交联增多使肺部扩张阻力增加，肺活量减少。骨组织的钙质逐渐减少，骨质变脆，易骨折，愈合缓慢。骨质疏松症在绝经后的女性中尤为明显。肌肉萎缩导致体力减退，心肌收缩力下降，心输出量到 80 岁减少 30%。神经细胞在 10 岁增殖到最大数量，20 岁以后开始减少。老年人的神经传导速度减慢，近期记忆比远期记忆明显减退，感觉功能下降，反应能力降低。随着年龄增长，细胞增殖能力下降，伤口愈合变慢，失血后血细胞数量的恢复需要更长时间，产生免疫细胞的能力下降，患病后恢复健康的时间延长。女性在45～50 岁左右不再排卵，月经停止；男性的生殖能力也相应地逐渐减退。

2. 衰老的基因调控研究 各种动物寿命相对恒定，衰老的速率也不尽相同，衰老是受基因控制的。例如，新生的大象经历了 21 个月的胚胎发育，没有发生老化，而 21 月龄的小鼠却已经步入中年，出现衰老的迹象。机体细胞中存在着"长寿基因"和衰老基因。目前研究发现，在秀丽隐杆线虫、果蝇、小鼠以及人类中，均发现了能影响寿命的基因变异。研究表明人的 1、4、6、7、11、18 及 X 染色体上都含有与衰老相关的基因。

研究表明，胰岛素/胰岛素类生长因子（insulin－like growth factor type1，IGF－1）是控制线虫在应激情况下进入休眠期的重要物质。果蝇有着类似的调节老化的系统，也涉及胰岛素/胰岛素类生长因子信号通路的基因突变，几乎可以使果蝇的寿命延长一倍。类似于线虫的休眠期，果蝇能够进入滞育状态。有证据表明，IGF－1 受体突变的雌性小鼠的寿命比正常的小鼠延长了 33%。在人类，有两个典型的例子。一个是由于编码核膜蛋白的基因突变引起的 Hutchinson－Gilford 早衰综合征（progeria syndrome），在儿童期就呈现出早衰特征，他们不足 12 岁就死亡。另一个是隐性基因缺失的纯合子，表现为 Werner 综合征，以显著的过早老化为特征。这种病是由一个位于 8 号染色体短臂的一个称为 WRN 基因突变引起的，该基因与 DNA 解螺旋有关，患者的 DNA 不能正常修复，以致其遗传物质的损伤水平较高。提示老化与 DNA 损伤积累有关。

很多学者认为，衰老与遗传有关。在正常情况下，控制生长发育的基因在各个时期有序地开启和关闭，机体发育到生命的最后阶段才开启的基因控制着衰老的进程。这些基因的改变能够使机体一系列结构和功能改变。

3. 端粒、端粒酶与衰老 端粒是存在于染色体末端的一种重复 DNA 序列，能够保证染色体的完整性，以及保证染色体在复制过程中不丢失有信息的 DNA 末端，是决定细胞增殖能力的计时器。端粒长的细胞增殖能力强，反之则短。在老年人的细胞中，端粒的长度减小。端粒有端粒酶合成，但是端粒酶仅在生殖细胞、干细胞以及部分肿瘤细胞中有活性，一般的体细胞中端粒酶并不表达。但是，某些啮齿类动物细胞，如 Schwann 细胞，在适宜的条件下可以无限增殖，他们的端粒酶并不控制 DNA 的复制。因此，端粒的缩短是否是引起细胞老化的原因，尚不清楚。

4. 自由基、线粒体与衰老 自由基是指那些在外层轨道上具有不成对电子的分子或原子基团，他们带有未配对的自由电子，具有很高的反应活性。自由基种类很多，主要有 3 类：超氧阴离子自由基（$\cdot O^{2-}$）、羟离子自由基（$\cdot OH$）以及过氧化氢自由基（$\cdot H_2O_2$）。这些自由基与其他物质发生反应时，引起一些极其重要的生物大分子失活，对细胞核组织产生十分有害的生物效应。自由基可以是生物氧化和酶促反应的副产品，也可以是外界因素，如电离辐射、氧化性环境、污染等等诱发细胞生成。

机体中存在着清除这些自由基的机制，即超氧化物歧化酶（SOD）、谷胱甘肽过氧化物酶等。但随着年龄的增加，细胞内这些酶活性会降低，清除自由基的能力下降，导致自由基积累，对细胞膜、细胞核、细胞内膜系统等损害增加，导致细胞衰老。用清除自由基及维生素 E 都具有延缓衰老的作用。

线粒体氧化磷酸化生成 ATP 的过程，有 1%～4% 的氧转化为活性氧自由基（reactive oxygen species，ROS）。因此，线粒体是自由基浓度最高的细胞器。mtDNA 暴露于线粒体基质中，缺乏结合蛋白的保护，最易受自由基攻击。而且催化 mtDNA 复制的聚合酶 DNA 聚合酶 γ 不具有校正功能，复制错误率较高。这些都会造成 mtDNA 最容易发生突变。研究表明，线粒体基因组突变可以引起衰老相关的三种效应：①导致能量产生障碍；②细胞内氧自由基增多；③诱导细胞凋亡。一些实验发现，增加线粒体基因突变，将引起小鼠出现早衰的症状。

5. 神经内分泌 - 免疫调节与衰老　下丘脑是神经内分泌器官功能的中心环节，是人体衰老的生物钟。由于下丘脑 - 垂体内分泌腺轴系的机能衰退，是机体内分泌功能下降。随着下丘脑的"衰老"，免疫功能减退，尤其是胸腺随着年龄增长而体积缩小，重量减轻。例如，新生儿的胸腺中 15 ~ 20g，13 岁时重 30 ~ 40g，青春期后胸腺开始萎缩，25 岁以后明显缩小，到 40 岁时胸腺实体组织逐渐被脂肪取代，到老年时腺体组织完全被脂肪组织所取代，基本无功能。因此，老年人的免疫功能降低，易患多种疾病，包括肿瘤。

6. 差错灾难说　差错灾难说（error catastrophe theory）认为，紫外线、射线、毒素和致突变物等内、外因素都可引起 DNA 损伤，若损伤得不到修复或修复产生了差错，转录或翻译就产生差错，年龄增大，差错率增大，差错蛋白质和酶堆积成灾，在细胞中占据的空间越来越大，阻碍了细胞正常生理功能的发挥，导致细胞走向衰老。

关于衰老的机制，众说纷纭，还有很多种理论，包括细胞衰老学说、体细胞突变学说、交联学说、代谢学说等，有待进一步考证。

目标检测

答案解析

1. 试述人在动物界的分类地位。
2. 人体由哪些组织和器官系统构成？
3. 人体发育包括哪几个阶段？

（张　闻）

书网融合……

本章小结　　　　　题库

第十五章　人与自然

PPT

生物的生存需要一定的环境条件。环境是一个相对的概念，指围绕和影响特定生物主体的一切事物的总和。环境给生物提供了必需的生存条件，而生物在其生命活动过程中又会不同程度、直接或间接地对环境施加影响，使环境发生变化。在漫长的自然进化史中，生物和环境形成了相互依赖、相互制约、相互协调的关系。

人类活动对自然环境和其他生物的影响在不断加剧，近些年来出现了各种各样的环境问题，包括人口过度增长、环境污染、生态退化、生物多样性丧失和气候恶化等，严重影响了人类和其他生物的生存和发展，使得对生态环境的研究显得越来越重要。

第一节　生态学基础

生态学（ecology）是研究生物、人类、环境三者之间复杂关系的科学。从分子到个体到生物圈都是生态学的研究对象，其中个体（individual）、种群（population）、群落（community）和生态系统（ecosystem）是生态学研究的基本主题。

一、生态因子

生命的存在不是孤立的，任何生物都必须占有一定的生存空间，一切生物的生命活动都必然与其生存的各种外界条件相联系。生态因子（ecological factor）是指环境中对生物的生命活动和行为分布有直接影响的要素，或者说生态因子是环境因素中对生物起作用的部分。生态因子的种类很多也很复杂，其中物理因子包括光、温度、水和湿度、空气和土壤等；生物因子包括环境中的各种动物、植物、微生物及人等。

（一）物理因子

1. 光　光是绝大多数生物的最终能量来源。地球上的生物，除少数化能合成生物之外，都依赖于绿色植物光合作用所固定的太阳能进行生长发育、繁衍后代。除作为能量的最终来源外，光还对动植物的生活、生长发育等都有影响。动物的热能代谢、行为、生活周期和地理分布等都直接或间接受光照的影响。动物的昼夜节律、蛰伏、换毛、鸟类的迁徙、动物的体色变化等周期性活动都与光照周期的长短有关。

除了日光外，自然界中的宇宙射线、X射线等对生物也有一定的影响。它们可以引起生物生殖系统、胚胎发育及遗传特性的改变，而且越高等的生物（主要是动物）越敏感。X射线等被人类利用，现在已成为人类生活环境的一部分，其对人及各种生命的影响变得越来越重要。

2. 温度　温度可不同程度影响生物的新陈代谢强度，因此也影响生长发育速度及生物的数量、地理分布等。生物的生存有一定的温度范围，一般动物生命活动的温度底线是冰冻，高限是 45℃ 左右，最适温度是 20～25℃。在可耐受的温度范围内，生物的生长发育及各种生理活动一般都随温度上升而加快。动物的行为如冬眠、夏蛰习性均和温度变化有直接的关系。

3. 水　水是有机体的重要成分，没有水就没有生命。高等植物体内的水分一般在 60%～80%，少数可达到 90% 以上。在动物体内水含量也有较大区别，水母可达到 99%，成人大约 65%，初生婴儿大约为 72% 左右，动物体失水可导致极为严重的后果。空气中湿度过大可以影响植物的蒸腾作用，间接影响营养物质的吸收，也会影响叶片温度的调节从而影响植物的生长和繁殖等过程。

4. 大气　大气成分中，氧占 21% 左右，氮大约占 78%，二氧化碳约占 0.03%，另外还有少量的水及惰性气体。O_2 和 CO_2 在动植物的代谢过程中互为原料与产物，与生物的关系最为密切。N_2 可以被根瘤菌通过固氮作用固定下来，转化为植物所能利用的含氮化合物，供植物生活所需。

5. 土壤　土壤是大多数生物栖息和活动的场所，沉积和贮存着多种元素与营养物质，同时也构成了营养物质的传递、循环和废物处理系统。土壤的结构、含水量和通气性等各种理化性质，都对生物产生重要的影响和作用。土壤的酸碱度也会影响动植物的生长和分布。比如蚯蚓喜欢中性或微碱性土壤，而多数昆虫更喜欢酸性的土壤。植物的生长也与土壤的酸碱性直接相关。

（二）生物因素

特定环境中的生物，包括动植物、微生物和人等，互为生物因素，它们之间相互作用、相互影响，形成了复杂的相互关系。生物之间的相互关系主要包括种内关系和种间关系。

1. 种内关系　种内关系指生活在同一环境中的同种生物不同个体间的相互关系和影响，主要有种内互助和种内斗争。

（1）种内互助　是指同种个体在生活过程中进行的互相协作的行为。蚂蚁、蜜蜂等社会性昆虫个体之间有明确的分工，同时又通力协作，共同维护群体的生存。狼群在捕食时，多集体出动，配合默契，有利于捕捉猎物，而被捕食的牛群等可以共同对付狼群等的攻击。种内互助有利于动物的觅食、御敌和生殖等活动，对于种群的生存有重要意义。

（2）种内斗争　是指同种个体之间由于食物、栖所、配偶或其他生活条件的矛盾而发生的相互格斗、自相残杀的现象。如蝌蚪生活过程中，可排出毒素，密度过大时抑制其他蝌蚪的生长发育。雄狮在生殖季节，为了争夺配偶经常会相互攻击等。种内斗争可使生存下来的个体获得更有利的生活条件，有利于物种的延续。

2. 种间关系　种间关系是不同物种种群之间的相互关系。两个种群之间的相互关系可以是直接的，也可以是间接的，可以是有利的，也可能是有害的。典型的种间关系包括捕食、竞争、寄生和共生关系。

（1）捕食关系　是种间关系中最主要、最常见的关系。动物大多是需要摄取营养的，它们或以植物为食，或以其他动物为食。捕食者和被捕食者之间在没有外来干扰的情况下可实现动态平衡，是生态平衡的重要组成成分。

（2）种间竞争　是指个体之间彼此妨碍、相互抑制的关系。一般来讲，竞争发生在生物利用的共同资源出现短缺的情况下，如光照强度降低、土壤营养不足和土壤表层性质变化等。

（3）寄生　是一种种间的对抗关系，是指一种生物生活在另一种生物体内，依赖后者提供营养，通常会对后者带来或强或弱的危害。如蛔虫和绦虫等可寄生于人体，菟丝子可寄生于其他绿色植物上，病毒可以寄生于动、植物或细菌细胞内。

（4）共生　是指两种不同生物之间所形成的紧密互利关系。共生关系可存在于动物、植物、微生物及三者中任意两者之间。共生又可以分为互利共生和偏利共生等。豆科植物与根瘤菌之间，即为互利共生，而寄居蟹与海葵之间为偏利共生关系。

二、种群生态

种群是指在一定时间内占据一定空间的同种生物个体的集合。通常情况下，种群中的个体可以相互交配，产生正常后代。可以说，种群是物种的存在单位、繁殖单位和进化单位，也是群落的基本组成部分。种群的基本特征包括其数量特征、空间分布和遗传结构等，而生态学家最关心的是如何解释和预测种群的变化。

1. 种群的空间分布 每个种群均占据一定的空间。同一物种的不同个体可以形成多个种群，主要是因为地理隔离等原因阻止了它们之间的交配。种群内的个体受到种内关系、种间关系及自然环境条件的综合影响，呈现出随机分布、均匀分布和集群分布等不同的空间分布格局。

2. 种群的遗传结构 种群是同种个体的集合，种群中全部个体所含的全部基因构成了这个种群的基因库。但是不同的地理种群之间存在有基因差异，具有不同的基因库。种群的基因频率世代传递，在进化过程中通过改变基因频率以适应环境的不断改变，从而决定了生物进化的方向。

3. 种群的数量特征 种群的数量特征是种群的最基本特征。影响种群数量变动的基本因素主要有出生率和死亡率以及迁入和迁出，种群结构本身的特点如性别比例、年龄结构也可以影响种群数量。

（1）出生率（natality） 是种群在单位时间内出生的新个体数，反映了种群的平均生殖能力，是使种群数量增长的因素。出生率的大小与个体的性成熟速度、胚胎发育速度、每胎产仔数、生殖周期、寿命长短等有关系。一般来说，低等生物的生殖能力高于高等动物。

（2）死亡率（mortality） 是指种群在单位时间内死亡个体数，是使种群数量减少的因素。由于疾病、被捕食、种群密度过大等原因，种群的实际死亡率往往要大于自然死亡的最小死亡率。另外，种群的死亡率也会因为温度等物理因素等受到影响。

当一个种群的出生率大于死亡率时，种群数量增加，反之种群数量减少，出生率等于死亡率时，种群数量保持相对稳定。

（3）迁入和迁出 对于一个确定的种群，单位时间内迁入或迁出的个体数占种群个体总数的比例，分别称为种群的迁入率和迁出率。迁入和迁出不仅可以影响种群数量变动，还会影响种群的基因频率。大量个体的迁入或迁出会对种群密度产生显著影响。

（4）年龄结构（age structure） 是指种群中各年龄组个体（幼年个体、成年个体、老年个体）的比例。年龄结构可影响种群的出生率和死亡率，从而影响种群数量。年龄结构可用年龄锥体（age pyramids）来表示。年龄椎体可分为三种基本类型。①增长型：呈正金字塔形，基部宽，顶部窄，表示种群中有大量幼龄个体，老年个体仅占极小比例，该群体中出生率高于死亡率，是一个增长中的种群；②稳定型：各年龄组差异不大，因此是比较稳定的种群。③下降型：基部窄，顶部宽，表示幼年个体少，中老年个体比例高，是一个下降的种群（图15-1）。

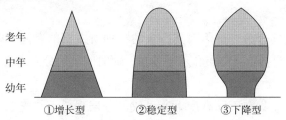

图 15-1 年龄锥体

（4）性别比（sex ratio）　是指种群中雌雄个体的数目比。自然界中，不同种群的正常性别比有很大差异，性别比对种群数量有一定影响，例如用性诱剂大量诱杀害虫的雄性个体，会使许多雌性害虫无法完成交配，导致种群密度下降。

4. 种群的数量变化　生态学家常常用群体数量、出生率和死亡率等参数的微分方程来模拟种群的变化，提出种群在资源无限条件下呈"J"形的指数增长，而在资源有限条件下呈"S"形逻辑斯蒂（logistic）增长。在这两个模型的基础上可以建立更为复杂和精确的模型来预测种群数量的变化。例如，用一个著名的微分方程组可以部分解释加拿大某地区的猞猁和雪兔这两个种群相互消长的周期性数量变化数据（图 15-2）。目前世界人口已经不再呈指数增长，但是人口增加依然很快，有些科学家预计，在世界人口达到 100 亿以后才会稳定下来。种群变化模型还有助于解释为什么有些有害物种难以消除，而有些濒危物种却难以保护等问题。

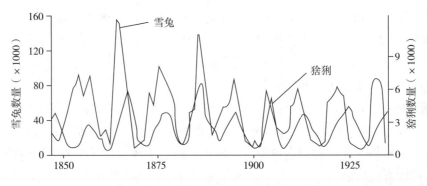

图 15-2　加拿大某地区的猞猁和雪兔的数量波动周期约为 10 年

三、群落生态

群落是在一定生活环境中所有动植物和微生物种群的自然集合体。群落的生态特征主要体现在物种多样性、优势种群、生物的时空分布和群落演替等方面。

1. 群落的物种多样性和优势种群　每个具体的生物群落均有一定的物种组成，不同生物群落的物种种类数目差别很大，但一般都极为丰富。有人调查过，在森林群落中的生物，一英亩平均均有 100 多个物种，还不包括原生生物和微生物。一般来说，在冻原和荒漠群落中物种数量要少得多。但根据苏联生物学家季霍米罗夫的资料，在西伯利亚北部的泰梅尔半岛冻原群落中也有 139 种高等植物，670 种低等植物，大约 1000 种动物和 2500 种微生物。群落中物种的多样性是维持群落稳定的重要因素，当生物群落中的物种数量发生变动时，有可能会引起群落的变化，尤其是在物种较单一的群落中，甚至有可能会造成毁灭性的破坏。

群落中的种群通过相互影响保持动态平衡，但各个物种的数量并不相同，它们在群落中所起的作用也是不一样的。有的物种数量要比其他物种的数量更多一些，如果这个物种在群落中起主要作用，则它就是这个群落的优势种群。优势种群常常不止一个，而且由于不同结构及组成的差异，不同群落中的优势种群也是不同的。

2. 群落的空间结构和时间分布　群落因其所含的物种所占据的空间、时间不同表现出一定的结构特点，其物种在空间的分布包括垂直分布和水平分布，而时间上的分布主要表现为群落中物种分布的时间节律性。

（1）**垂直分布**　即不同生物在不同高度上所形成的分层现象，与光照条件密切相关，每一层的生物是适应于该层的光照水平，并降低下一层的光照水平。垂直分布可使单位面积上的生物容纳量增大，更有利于对环境条件的利用，减弱种群之间的竞争强度。

在森林群落中垂直分布表现最复杂,可分为地下层、地表层、草被层、灌木层、下木层和树冠层等。森林中高大植物处于垂直分布的最上层,其树冠层处于全光照中,下木层得到的光照只有树冠层的10%～50%,而灌木层只有5%～10%,接近地面的草被层得到的光照就更少,只有1%～5%。各层中都栖息、生活着不同的动物类群,由此动物也在垂直分布上出现分层的现象。吃植物的昆虫、鸟类、哺乳类等占据了地上的树冠层,在地表的草被层和地表层中则栖息着大量的两栖类、爬行类、兽类(如啮齿类等)、蜱、蜘蛛等昆虫和微生物,在地下层,则生活着大量的细菌、真菌、昆虫等,还有一些穴居动物等。

(2)水平分布 在同一个水平面上,生物的分布也表现出不同的分布规律。同种个体的水平分布主要有随机性分布、均匀分布和集群分布等。而种群的水平分布则主要表现为镶嵌性。种群分布的镶嵌性与内部环境因子的分布不均、人或动物的活动影响有关。

(3)时间分布 群落中的生物分布因为时间的变化往往表现为节律性变化。比如在温带森林群落中,植物随着季节的变化,植物的生长表现为季节的节律性。有的植物四季长绿,如松柏类,有的在春季发芽生长,秋冬季枯萎死亡;有的植物春季开花,有的夏季或秋季开花。伴随着季节的节律性变化,动物也呈现季节性变化。一些昆虫会在春天逐渐出现,秋冬季进入蛰伏,候鸟也会进行季节性迁徙。由于群落中的动植物的季节性变化,群落外貌也呈现季节性改变。生物的节律性行为也与昼夜的变化有关,有的动物如蝙蝠和猫头鹰等夜间活动,而多数的鸟类则白天活动等。

3. 群落演替 生物群落总是在不断变化之中。一方面,环境的变化会影响生物的生存,影响生物的类型,影响生物的行为,另一方面,生物也在不断适应环境,并对环境产生影响。环境和生物之间的相互作用和影响使群落在发展中,部分种群数量增加,部分种群衰落甚至消失。群落的这种随时间推移而发生的有规律的变化称为演替(succession)。在这一过程中,各种群落更替相继发生,最后形成与环境相适应的相对稳定的群落即顶级群落(climax)。

群落演替可以分为初级演替(原生演替)和次级演替(次生演替)。初级演替是指从一个没有生命的地点(如沙丘、火山熔岩冷却后的岩面、冰川退却后的地面、山坡的崩塌和滑塌面等)开始的演替。次生演替是指从原存在生物的地方发生的群落演替,如砍伐森林、森林火灾、洪水等之后发生的群落演替。原生演替一般来说是一个漫长的过程,群落更替的速度比较慢,而次生演替的环境有较为成熟的土壤环境和丰富的生物遗体或繁殖体,具有较好的环境条件,因此,次生演替的速度要快得多,形成顶级群落的时间要短得多。

四、生态系统

不同的生物群落显示出不同的特点,这些都与生物群落所处的环境有直接关系,我们把生物群落与其所处的栖息环境构成的整体功能单位称为生态系统。在这个整体中,生物与环境之间不断进行物质循环、能量流动和信息传递,它们相互影响,相互制约,并在一定时期内处于相对平衡状态。生态系统可大可小,任何一个生物群落跟周围环境都可以形成一个生态系统,一个池塘、一片森林、一片草原、一个湖泊、一座城市甚至整个地球都可称为一个生态系统。整个地球上的环境和生物构成的生态系统,称为生物圈,是最大的生态系统。

(一)生态系统的组成

生态系统的组成成分可分为四个基本成分:非生物成分、生产者(producer)、消费者(consumer)和分解者(decomposer)。

1. 非生物成分 包括阳光及环境中的空气、水等无机物、有机物,还有气候和温度等物理因素,是生态系统中最基本的成分,它是生态系统能量流动和物质循环的基础。

2. 生产者　指能生态系统中的自养生物，包括绿色植物和能进行光合作用和化能合成作用的细菌，它们可以利用太阳能，把从环境中摄取的无机物合成自身的有机物，并储存能量。生产者是生态系统中动物、微生物生存的基础，是生态系统的主要成分。

3. 消费者　指直接或间接以植物为食的异养生物，是生态系统中能量流动和物质循环的重要环节。以植物为食的动物，如马、牛、昆虫和鸟等被称为初级消费者；以初级消费者为食的动物为次级消费者；依次类推，以次级消费者为食的是三级消费者。消费者由于在不同食物链上所处的位置不同，消费者的等级也是不固定的。比如杂食性动物在以植物为食的时候是初级消费者，在以动物为食的时候可作为次级甚至是三级消费者。

4. 分解者　进行腐生生活的一类异养生物，以细菌、真菌等微生物为主，也包括蚯蚓等其他腐食性动物，它们从动植物的尸体、碎屑及排泄物中获得能量，并将它们分解成为简单的有机、无机化合物和元素，并释放到生态系统的无机环境中，是生态系统的必要成分。

（二）生态系统的功能

1. 能量流动　生态系统中生产者将太阳能固定，开启了能量在生态系统中的流动、转换和消耗的过程。能量在生态系统中的传递依赖于生产者、消费者和分解者之间通过直接或间接的食物联系形成的食物链（food chain），而食物链之间又相互交错形成复杂的网络状关系，称为食物网（food web）。生态学上，能量流动过程中各生物所处的地位称为营养级（trophic level）。生产者位于食物链的最底端，也是能量流动的第一个环节，即第一营养级，植食性动物也就是初级消费者位于能量流动的第二环节，称为第二营养级，以草食性动物为食的食肉动物就是第三营养级。

营养级反映了能量流动的方向，也反映了生物在食物链各环节所处的地位。一般说来，从绿色植物流入草食性动物的能量只有绿色植物净生产量的10%左右，从草食动物流入肉食动物体内也只有10%左右，即各营养级之间的转化效率平均在10%左右，我们把这个特点称之为能量流动的"十分之一定律"，可用能量金字塔来表示（图15-3）。

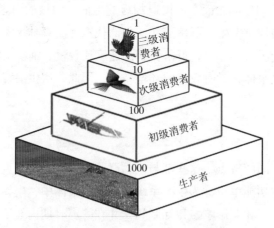

图15-3　能量金字塔与十分之一定律

由此可见，能量流动在生态系统中是不可逆的，只能由低营养级到高营养级单向流动，而且逐级递减的，所以一条食物链上的营养级一般不超过5个。

2. 物质循环　生态系统中，伴随能量流动生命所需的各种物质如水、碳、氢、氧、氮等元素也在各营养级之间源源不断地进行转移，但是不同的是能量流动是单向的，而物质是循环流动的。生态系统中的物质循环涉及整个生物圈，所以也称为生物地化循环（biogeochemical cycle）。生物地化循环根据循环途径不同可分为水循环、气体循环和沉积型循环。

水循环是物质循环中最重要的，是物质循环的中心环节。地球表面水体中的水在太阳光的作用下，形成水蒸气进入大气中，另外植物的蒸腾作用、动物通过呼吸、排泄和汗液分泌等也可形成水蒸气进入大气；在大气层中的水蒸气通过降雨、降雪等方式返回地面，一部分形成地表径流和地下水最终汇入海洋，一部分被生物体利用。

碳、氧、氮的循环多为气体循环。生物圈的中的生产者通过光合作用将大气中的 CO_2 固定，形成糖、蛋白质、脂肪等以碳、氧为主要成分的有机物，这些有机物又通过动植物的呼吸作用及分解者的分解形成 CO_2 返回大气。部分动植物的尸体也可长期埋于地下，转化为石油和煤炭等，通过燃烧产生 CO_2 也可返回大气。

硫、磷、钙、镁、钠、钾等盐类的循环属于沉积型循环。沉积型循环主要发生在岩石圈和土壤圈，元素以沉积物的形式通过岩石的风化作用和沉积物本身的分解转变成生态系统可用的物质，生物体死亡后尸体被分解者分解，元素又以沉积物的形式返回岩石圈或土壤圈。

3. 信息传递 生态系统中，能量流动和物质循环过程中，还伴随着生物体之间及生物体与环境之间的信息传递。生态系统各因素之间可通过物理信息（如声、光、电、温度、湿度等）、化学信息（如酶、激素、生物碱、代谢产物）和行为信息（如鸟类求偶期间的舞蹈）等影响生命活动的正常进行，影响种族繁衍，调整物种间关系从而维持生态系统的稳定。

（三）生态平衡

生态系统是一个开放的结构功能体系，系统中的生物跟环境之间通过物质循环和能量流动紧密联系在一起，信息传递则保证了生态系统的结构和功能得以正常运行。

经过由简单到复杂的漫长时期的演化，生态系统的结构和功能形成了一个相对稳定的平衡状态，即生态平衡（ecological balance）。这时，生态系统中物种在种类和数量上保持相对稳定，系统中的物质和能量的输入和输出趋于相等，能量流动和物质循环能够在较长时间内保持相对稳定。

生态系统的平衡状态是相对的，可以由内部的环境因素和生物因子间的相互作用来自我调节。当环境条件发生改变时，平衡状态会发生变化。如一片森林中，如果害虫增加，就会对植物造成损害，减少生物量的生成；但是以害虫为食的鸟类等天敌因为食物增加，数量也会增加。而生物量的减少及天敌数量的增加反过来又会使害虫的数量减少，导致各物种之间又重新回到原来的平衡状态。一般来说，生态系统越复杂，这种平衡状态就越稳定，越不容易被打破；生态系统越单一，生态平衡越脆弱，越容易失衡，甚至崩溃。比如，害虫的数量增加一般不会使森林生态系统失衡，但是农田生态系统由于物种组成单一，害虫数量的增加可以使其短时间内崩溃。

但是生态系统的自我调节能力是有限的，当外来的自然因素或人为干扰超过一定限度时，生态系统的平衡就会被打破，生态系统就可能发生功能障碍甚至崩溃，从而引发生态危机。Paul. J. Curtzen 等认为人类活动在工业革命之后对地球留下了深深的印记。当前全球每年的人口增长速度过快，导致地下水资源、土地资源、海洋渔业资源等日益枯竭，地球生态危机日渐严重。20 世纪 70 年代末以来，中国启动了三北防护林计划、长江和珠江防护林项目、天然林保护项目等重点保护项目，并取得一定成效。

五、生物圈

生物圈（biosphere）这个词最早是由奥地利地质学家修斯（Eduard Suess）于 1875 年提出的。从地质学的广义角度上来看，生物圈是结合所有生物以及它们之间关系的全球性的生态系统，包括生物与岩石圈、水圈和空气的相互作用。从生态学角度理解，生物圈是指地球上所有生态系统的统合整体，是地球上最大的生态系统，是地球的一个外层圈，其范围大约为海平面上下垂直约 10 千米。生物圈是一个封闭且能够自我调控的系统。

生物圈主要由生命物质、生物生成性物质和生物惰性物质三部分组成。其中，生命物质也称为活性物质，是生物有机体的总和。生物生成性物质是由生命物质所组成的有机矿物质相互作用的生成物，如煤炭、石油和土壤腐殖质等。生物惰性物质是指大气层低层的气体、沉积岩、黏土矿物和水等。

⊕ 知识链接

十分之一定律

  十分之一定律，是由美国耶鲁大学生态学家林德曼（Lindeman）发现的。1941 年，他对 50 万平方米的湖泊做了野外调查和研究后，发表了研究报告《一个老年湖泊内的食物链动态》。报告中用确切的数据说明，生物量沿食物链顺序从绿色植物向食草动物、食肉动物等转移时，呈现出逐级递减的趋势。生产者通过光合作用生成的有机物称为总初级生产量，其中一部分用于自身的生命活动比如呼吸、排泄等消耗，另一部分为净初级生产量。净初级生产量中的一部分进入草食性动物体内，除去动物自身消耗之外的形成净次级生产量。通常后一级生物量只相当于前一级生物量的 1/10。其余的 9/10 被消耗。林德曼把生态系统能量流动中存在的这种定量关系，称为"十分之一定律"。

第二节　人与环境

  人类是生物圈这个生态系统中不可或缺的重要成员，人类和环境之间相互影响，相互制约。人类在从自然环境中获得物质和能量支持的同时，也在不断影响和改造着自然环境。目前，世界人口已近 80 亿，人口的持续增长给生态环境带来越来越多的压力。探讨人类对地球的影响，不但对人类选择可持续发展战略具有重要价值，而且在维持整个生态系统的平衡、保护生物多样性等方面具有积极的意义。

一、自然资源

  自然资源（natural resources），也称为天然资源，范指具有社会有效性和相对稀缺性的自然物质或自然环境的总称，也可以理解为自然环境中发现的能够为人类提供福利的各种成分。随着社会生产力水平的提高和科学技术的进步，自然资源的种类逐渐增多，自然资源的概念也在不断发展。

  自然资源可以分为三类：第一类是不可再生资源，如化石燃料、各种金属矿物质等；第二类是可再生资源，如水和土地等资源；第三类是可以被反复利用的恒定资源，被利用后不会导致贮存量的减少和消失，如太阳能、风力等资源。

  在国土开发利用中，自然资源包括土地资源、水资源、海洋资源、矿产资源、生物资源和能源资源等。

  1. 土地资源　土地是由地形、土壤、植被、岩石、水文和气候等因素组成的一个独立的自然综合体。土地的分类方法很多，比较普遍的分类是按照地形分类和按照利用类型分类。按照地形分类可分为山地、高原、丘陵、平原和盆地等。按照利用类型分类分为草地、林地、沼泽滩涂水域、沙漠石头山地、耕地等。

  我国的土地资源类型多，山地多，平地少，耕地和林地比例较低。土地资源分布不平衡，造成地区之间的土地生产力产生差异。西北内陆区，光照充足，热量条件较好，但是气候干旱少雨，水资源缺乏，沙漠、戈壁和盐碱土地面积大，土地自然生产力低下。然而，我国东部季风区集中了全国耕地和林地的 92% 左右，占有农业人口与农业总产值的 95% 左右，是我国重要的农业区和林区，具有较高的土地生产力。

2. 水资源 水资源总量主要是由地表水资源量和地下水资源量两部分组成。地表水，即陆地水，是地面上动态水和静态水的总称，主要包括河流、湖泊、沼泽、冰川和冰盖等，是人类生活用水的主要来源。地下水是指地下的水面以下饱和含水层中的水。

根据水利部数据显示，2021 年全国水资源总量 29638.2 亿立方米，大中型水库和湖泊蓄水总体稳定，全国供水总量和用水总量较 2020 年有所增加，用水效率进一步提升，用水结构不断优化。

据统计，我国人均水资源占有量比世界人口水资源平均占有量低 6800 立方米，是世界上缺水的国家之一。目前，我国面临着人均水资源供需矛盾加剧、水资源开发不合理、水资源分配不均匀等问题。21 世纪水资源正在变成一种宝贵的稀缺资源，水资源问题已不仅仅是资源问题，更成为关系到国家经济、社会可持续发展和长治久安的重大战略问题。

3. 海洋资源 海洋资源是指海洋中的生产资料和生活资料的天然来源。海洋资源包括海洋矿物资源、海水化学资源、海洋生物（水产）资源和海洋动力资源等四项。

海洋矿产资源，也称为海底矿产资源，是海滨、浅海、深海、大洋盆地和洋中脊底部的各类矿产资源的总称。主要包括石油、煤、铁、铝矾土、锰、铜、石英岩等。海水化学资源，主要包括氯、钠、镁、硫、碘、铀、金、镍等。它们溶解在海水中，也是矿物资源。海洋生物资源，又称海洋水产资源，指海洋中蕴藏的经济动物和植物的群体数量，是有生命、能自行增殖和不断更新的海洋资源。海洋动力资源，主要指海水运动过程中产生的潮汐能、波浪能、海流能及海水因温差和盐度差而引起的温差能与盐差能等，具有蕴藏量大，可再生，能流分布不均、密度低，能量多变，不稳定等特点。

4. 矿产资源 矿产资源属于非可再生资源，其储量有限。矿产资源是人类社会不断发展的重要物质基础。矿产资源的开发推动了社会的发展，影响着人类的生活。人类对矿产资源的利用方式随着人类社会的发展呈现多元化。例如，远古时期的石器到陶器、青铜器锻造术；从冷兵器到矿物颜料；唐朝的铜钱到后世的银圆等。我国的矿产资源门类比较丰富，煤、铌、铍、汞、硫、磷、萤石、滑石、石棉等矿种储量位居世界前列，但人均占有量低于世界水平。2021 年《中国矿产资源报告》统计，我国已发现矿产 173 种，其中能源矿产 13 种，金属矿产 59 种，非金属矿产 95 种，水气矿产 6 种。

二、环境污染

人类活动对于自然界造成的影响是多方面的，其中人类生活和工农业生成所造成的环境污染是生态平衡维持稳定的最大威胁。人类活动造成的环境污染主要表现在以下几个方面。

1. 水污染 现代工业的发展和城市的急速扩张使生活污水和工农业生产中的废水排放量急剧增加，人类赖以生存的淡水资源受到严重污染。工业废水中含有的汞和铜等重金属，农业生产中的农药残留、牲畜粪便，生活污水中的洗涤剂等等都是常见的水污染物。这些污染物中的有毒物质可在水生生物中积累甚至造成水生生物死亡。硫和磷等污染物可造成水体的富营养化，使水中的藻类等大量繁殖，争夺水中的氧气，使鱼、虾等大量死亡。另外，人类对海洋的开发和利用如石油开采、远洋运输也使海洋水污染问题日益加重。

水消耗量的增加和水污染的加剧，导致全球性的水源危机。我国是世界上 13 个贫水国家之一，人口众多，水资源的人均占有量只有世界平均水平的 1/4，水污染的防治相对落后，因而水污染的问题显得尤为突出。

2. 空气污染 空气中的主要污染物是 CO、CO_2、SO_2 及粉尘颗粒等，主要来自于工厂排放的废气、汽车尾气及焚烧产生的烟尘等。

工业生产、汽车尾气等排放的大量的 CO_2 可使大气层出现"温室效应"，地表温度升高，从而导致地球冰川融化，海平面升高，威胁到沿海国家和地区的人类生存。SO_2 和 NO_2 等酸性气体遇水形成的硫酸或硝酸是酸雨的主要成分，pH 可达到 4～4.5，甚至 2 左右。酸雨可使土壤酸化，营养物质流失，降低土壤肥力，使农作物减产甚至死亡，危及森林生态系统，使树木枯萎甚至死亡，影响水体中动植物的生存繁衍。空气中的污染物如氟利昂等氯氟烃可以对地球上空的臭氧层造成破坏。据研究，大气中的臭氧每减少 1%，照射到地球上的紫外线强度就会增加 2%，人类患皮肤癌的机率就增加 3%，还会增加白内障、发育停滞等的风险。紫外线强度的增加还可以对植物的光合作用产生影响，使其更容易受病虫害的影响。臭氧层的破坏，使其对地球温度的调节能力降低，对气候变化产生影响，从而对整个生物圈的生态平衡产生不利影响。

空气中的有毒污染物可以损害人或动物的呼吸系统的机能，使呼吸道疾病的患病风险增加，并且可以刺激眼和鼻等黏膜导致疾病。浓度很高时，甚至可以造成极性中毒而死亡。比如，1952 年伦敦上空的光化学烟雾在一周之内就造成 4000 多人中毒。

3. 土壤污染　土壤污染主要来自与农业生产中的农药残留、工业生产的废弃物以及生活垃圾等，其主要污染物有汞、镉、铅等重金属、有机农药、酚类和氰化物等。比如农业生产中防治害虫的杀虫剂，清除杂草的除草剂等生物毒剂不仅可以杀死农业害虫、杂草，也威胁其他动植物、微生物甚至人类的健康，破坏生态平衡。工业生产所产生的废弃物中往往含有一些有毒、有害的重金属等成分，一方面影响土壤中的微生物及植物的正常生活和生长，另一方面还可以在这些生物体中积累，通过食物链影响环境中的其他生物，危害生态平衡。

环境污染中的水污染、空气污染、土壤污染三者之间是密切关联的。被污染的水在地表的流动或渗入地下，可以引起土壤的污染，而土壤中的污染物也可融入地表或地下水污染水源，空气中的污染物通过降雨和沉降又可造成水体和土壤污染。

生态系统中生物物种包括人的生存和延续与环境息息相关，任何一种污染都可能对生态系统造成严重的影响，甚至引发生态危机。

近年来，我国的环境污染防治工作取得了很大进展。据《2021 年中国环境状况公报》显示，2021年全国环境质量明显改善，主要体现在空气更加清新、水体更加清澈、土壤等更加安全、生态更加优美。

三、生态环境退化

人类对于自然环境的不合理的开发和利用，可引起生态系统的退化。生态环境退化是指在自然或人为干扰之下生态系统偏离自然状态，发生结构和功能衰退的过程，也是生态系统在一系列干扰下发生逆向演替的过程。生态环境退化导致生态系统中土壤沙化，有机质含量减少，污染物超标，土壤微生物种类和数量明显下降，群落物种多样性降低或丧失，生产力下降，系统抗干扰能力和自我调节能力下降等。据初步统计显示，我国处于环境退化过程中的土壤面积已达到国土面积的 45% 以上。

引起生态环境退化的因素包括气候变化、自然灾害、外来物种入侵、森林乱砍滥伐、过度开垦、放牧和采挖、不合理灌溉和工农业污染等等。其中人为因素与生态环境的退化关系最密切，造成的退化也最复杂，最严重，最难进行恢复。根据全国第二次湿地资源调查，全国湿地面积与第一次调查相比减少339.63 公顷，这与人类活动占用和湿地用途改变有重要关系。

生态环境退化是生物多样性的主要威胁，其根源是人口增长对土地资源的需求增加，大面积的森林和草原等被改变成为城镇、村庄和道路等。生态环境退化导致生态系统的功能减退，如果不加以预防和治理，环境系统的自我调节能力将可能完全丧失，致使环境恶化，因此生态环境的恢复和重建成为摆在人们面前的重要任务。生态恢复和重建就是指依据生态学原理针对生态退化的成因，通过一定的生物、生态及工程的技术和方法，使生态系统恢复或重建成合理的生态结构、恢复生态系统功能的过程。

生态环境的破坏和退化由于人类的干扰非常迅速，而生态环境的恢复和重建是一个漫长的、复杂的系统工程，必需遵循生态系统本身的规律，否则只能对生态系统造成更大破坏。

四、气候变化

《联合国气候变化框架公约》指出，气候变化（climate change）是指"经过相当一段时间的观察，在自然气候变化之外由人类活动直接或间接地改变全球大气组成所导致的气候改变"。目前，气候变化主要表现在三个方面：全球气候变暖、酸雨和臭氧层破坏。气候变化已经成为世界各国共同面临的重要挑战。

气候变化对自然生态系统分布、生产力、服务功能等造成影响，甚至导致物种减少、生境栖息地退化、林火和病虫害加剧等危害。例如，由于气温升高和降水量减少，导致东北多年冻土区植被覆盖率显著下降。与 20 世纪中期相比，青藏高原东部青海湖地区有 26 种鸟从湖区消失，包括豆雁、灰头鹀、白头鹀、鹌鹑和文须雀等。气候变化对自然资源产生影响，如气候变化会影响不同地域的降水量变化趋势。我国西部地区降水量呈明显增加趋势，华北、东北大部分地区降水量减少，南方地区降水量有所增加。另外，随着全球变暖，我国北方地区冬季采暖日减少。气候变化还会对农业、工业、建筑业和旅游业等产生一定影响，其中对农业的影响是直接的，对第二、第三产业的影响是间接的。

气候变化对不同领域或区域产生不同程度的影响，还会影响人类健康，总体上是弊大于利。因此，要及时采取预防措施来应对气候变化。优化能源结构、提高能效、调整产业结构、研发应用低碳技术及转变观念增强低碳消费意识等被认为是全球应对气候变化的重要途径。

⊕ **知识链接**

青海三江源自然保护区

我国青海三江源地区，是长江、黄河和澜沧江的发源地，也是中国最重要的是生物多样性资源库。这里的玛多县，20 世纪 80 年代之前全年年均降水 326.3mm，水草丰美，牛羊遍地。然而，80 年代以来，由于气候变化和过度放牧以及掠夺式资源开采，使 70% 的草地退化、降水减少，2003 年降水量只有 24.1mm，蒸发量却高达 429.9mm，导致黄河断流及鼠害猖獗，95% 以上的湖泊干涸、消失，生态环境急剧恶化。2008 年成立三江源自然保护区，经过持续 10 年的生态保护建设，使三江源地区的草原植被覆盖度平均提高 11.6%，黑土滩治理区植被覆盖度由治理前的 20% 增加到 80% 以上，水资源量增加 84 亿立方米，湿地面积增加 104 平方公里，草原生态系统水源涵养量增加 28.4 亿立方米，生物多样性逐步恢复，藏羚羊、藏野驴、岩羊和野牦牛等生动物种群明显增多。玛多县过去萎缩和干涸的湖泊开始恢复，数量从 2004 年的 1800 多个，恢复到近 5000 个。

第三节　生物多样性

生物多样性（biodiversity）是地球上的生物经过几十亿年演化的结果，包括数以百万计的动物、植物、微生物和它们所拥有的遗传基因，以及生物与环境形成的复杂的生态系统。简言之，生物多样性就是生命形式及其生态过程的多样性。

一、生物多样性的层次

生物多样性也可以表述为地球不同环境中生物遗传基因的品系、物种和生态系统多样性的总和，因而生物多样性有三个层次的内涵：遗传多样性（genetic diversity）、物种多样性（species diversity）和生态系统多样性（ecosystem diversity）。

（1）遗传多样性　是物种多样性和生境多样性的基础。广义的遗传多样性是指地球上生物携带的遗传信息的总和。这些遗传信息储存在生物个体的基因之中。狭义的遗传多样性就是生物的基因多样性。一个物种所包含的基因越丰富，它对环境的适应能力越强。基因多样性是生命进化和物种分化的基础，而产生基因多样性的根本原因是基因突变和基因重组。

（2）物种多样性　是生物多样性的核心。全球物种多样性是指地球上动物、植物、微生物等的丰富程度。区域物种多样性则是衡量一定地区内生物资源丰富程度的一个客观指标，其测量有三个指标：物种总数、物种密度和特有种比例。

（3）生态系统多样性　是指生物圈内生物系统组成和功能的多样化以及各种生态系统过程的多样性，包括生境多样性、生物群落和生态过程的多样化等方面。其中，生境多样性是生态系统多样性形成的基础，生物群落的多样化可以反映生态系统类型的多样性。

二、生物多样性的价值

表面看，一个生态系统里生物种类的多少似乎和我们人类没有多大关系。其实，地球是所有生物共同的家园，人类是其中的消费者，生物圈的兴衰关系人类文明的进程。具体地说，生物多样性对人类有多方面直接、间接和潜在的价值。

生物多样性的直接价值是对人类有食用、药用和工农业生产原料等实用意义的价值，以及有旅游观赏、科学研究和文学艺术创作等方面的价值。合理利用生物多样性，可以提高生活水平，改善健康状况，陶冶艺术情操。

生物多样性的间接价值主要体现在调节生态系统的功能等方面。例如，植物制造有机物、供氧、防风固沙、水土保持、净化水质、调节气候等。实际上，生物多样性的间接作用明显大于直接作用。

生物多样性还具有许多潜在价值，例如，未来可能发现某种植物含有治疗某种疾病的重要成分。随着科技的进步，生物多样性的潜在价值将逐渐展现。

总之，生物多样性对于维持生态系统稳定性具有重要意义，奠定了人类文明形成的物质条件，是人类赖以生存和发展的基础。生物多样性为人类提供了丰富多样的生产生活必需品、健康安全的生态环境和独特别致的景观文化。

三、生物多样性的丧失

2021 年 9 月，世界自然保护联盟（IUCN）在《濒危物种红色名录》中评估了全球 13.8 万物种受到威胁的风险，其中 38543 个物种（占 28%）面临不同程度的灭绝威胁。由此可见，生物多样性的丧失早已成为全球性的问题。近几个世纪以来，由于人类活动的范围和影响强度不断增大，物种灭绝的速度大大加快，许多生态系统遭到了干扰和破坏。威胁野生物种生存的人类活动，主要是对野生物种生存环境的破坏和掠夺式利用等。

人类活动使得很多物种的栖息地丧失和碎片化。森林砍伐、开垦耕地、修路、修建水坝、房地产工程等，都可能导致野生物种的栖息地丧失和碎片化。彼此隔离的栖息地"孤岛"让很多物种难以维持。

掠夺式利用包括对珍贵药用动植物和皮毛动物、海洋经济鱼类、珍贵食用药用菌等，经过长期大量捕捞或采掘，它们的种群数量已大大减少，有的甚至已经灭绝。

此外，环境污染、农林业的单一化、外来物种的盲目引入都可能导致本地物种的灭绝和生物多样性的丧失。从某种意义上说，我们人类可能正在失去大量以后可以利用的资源，最终也可能像其他生物一样，从地球上消失。

四、生物多样性的保护

美丽的大自然就是我们的家园，但它常常是脆弱的，需要我们去敬畏、去呵护。我们应该更全面地认识和理解大自然，并加入到保护大自然的队伍中来。生物多样性的保护包括就地保护、易地保守、生物技术保护、宣传教育等方面。

就地保护是指在原地对被保护的生态系统或物种建立自然保护区以及国家公园等，这是对生物多样性最有效的保护。

易地保护是指把保护对象从原地迁出，在异地进行专门保护。例如，建立植物园、动物园以及濒危动植物繁育中心等，这是为行将灭绝的物种提供最后的生存机会。在繁育中心，一旦繁育的野生生物达到一定数量，就可以将它们回放野外。

建立精子库、种子库、基因库，利用人工授精、组织培养和胚胎移植等生物技术，也是保护濒危物种的重要措施。

另外，保护生物多样性，关键是要处理好人与自然的相互关系。当前主要是降低破坏生态环境的速度，加强法制宣传教育，使每个人都能树立保护生物多样性的意识，自觉形成保护生物多样性的行为和习惯。

五、建设美丽中国

生物多样性是地球生命共同体的血脉和根基，是人与自然和谐共生的源泉。中国的生物多样性特别丰富，居北半球第一位，但由于中国庞大的人口压力和经济的快速发展对资源的需求和环境的影响，中国又成为生物多样性受到最严重威胁的国家之一。其中，云南素有"动植物王国"的美誉，生物多样性居全国首位，也是全球 34 个物种最为丰富、濒危物种最多的热点地区之一。

2021 年 8 月，国家提出了生物多样性保护的总体目标，包括到 2035 年形成统一有序的全国生物多样性保护空间格局，全国森林、草原、荒漠、河湖、湿地、海洋等自然生态系统状况实现根本好转，森林覆盖率达到 26%，草原综合植被盖度达到 60%，湿地保护率提高到 60% 左右，以国家公园为主体的自然保护地占陆域国土面积的 18% 以上，典型生态系统、国家重点保护野生动植物物种、濒危野生动植物及其栖息地得到全面保护，长江水生生物完整性指数显著改善，生物遗传资源获取与惠益分享、可持续利用机制全面建立，保护生物多样性成为公民自觉行动，形成生物多样性保护推动绿色发展和人与自然和谐共生的良好局面，努力建设美丽中国。

第四节　生态环境与医学

人类的疾病多数都是人体和环境相互作用的结果。研究生态环境变化对人体健康和疾病影响的科学称为医学生态学（medical ecology），是医学和生态学之间的边缘学科。医学生态学的研究方向和内容主要包括以下几个方面。

一、人体微生物

人的体表、黏膜和肠道中，都含有大量的微生物，其中绝大多数是人体所必需的、正常、有益的微生物菌群，少数菌群具有一定的致病性。这些菌群之间及菌群与人体宿主之间长期保持一种相互影响，相互制约的动态平衡，所以正常情况下，宿主不致病，但是一旦这种动态平衡被打破，就有可能导致机体功能紊乱，甚至引起严重疾病。

人体中肠道内含有的菌群就极具代表性。肠道中存在的微生物大部分为正常微生物群，这些正常菌群对人体是有益而且是必需的，比如双歧杆菌、乳酸杆菌等可将进入肠道的糖类分解形成乳酸等代谢产物，从而抑制肠道有害细菌的繁殖，抵抗病原的感染，还可合成维生素、促进对矿物质的吸收、刺激肠道蠕动、防止便秘、分解致癌物质、刺激人体免疫系统、提高抗病能力及延缓衰老等。但是这些正常菌群也可引起疾病，慢性腹泻中72%就是由肠道菌群失调引起。导致菌群失调的原因可能是抗生素的长期使用，可能是癌症或其他疾病。肠道中还可因为饮食不当或其他原因出现一些短暂存在的致病菌，这些致病菌一般情况下，由于有正常菌群的拮抗作用，并不能大量繁殖，所以不会引起严重的疾病，如果一旦致病菌大量增殖，就会引起急性腹泻等严重症状。

二、环境污染与疾病

大气污染引起疾病的最主要的途径是呼吸作用，因此大气污染对于人体健康的影响最直接的是呼吸道疾病。吸烟是世界上引起呼吸道疾病、肺癌等的最大原因，吸烟者的肺癌概率比非吸烟者高 10 ~ 30 倍，喉癌发病率高 6 ~ 10 倍，冠心病、气管炎等疾病的发病率也高很多，全世界每年因此死亡人数达 250 万。大气污染物中的工业废气、汽车尾气中含有的铅可以对儿童的体格发育、智力发育等产生不良影响。

在人类活动中造成的核污染的影响也不容忽视，核污染的特点是其危害作用的持续性和长效性。人体受到的辐射量达到一定剂量时就会对人体产生危害，出现头晕、头痛、食欲不振等症状，严重的时候甚至可以引起白细胞减少症等辐射病。1986 年 4 月 26 日，苏联的切尔诺贝利核电厂的四号反应堆发生爆炸导致核泄漏，在参加救援工作的 83.4 万人中，有 5.5 万人丧生，7 万人成为残疾人，30 多万人受放射伤害死去。

三、地方病

地方病与地理环境中化学和生物因素密切相关，是具有严格的地方性区域特点的一类疾病。环境中的化学元素是人体生命活动的营养物质来源，在人的生长发育、衰老、疾病和死亡中起着重要作用，但是在地球上的分布并不均匀，致使许多地方出现化学性地方病。比如，碘元素的缺乏可引起地方性甲状腺肿或克汀病，氟元素分布过多的地方会引起地方性氟中毒，而缺氟地区可出现龋齿、老年骨质疏松症增多等。生物性地方病则跟病原微生物及宿主的生活习性更为密切。

四、人兽共患病

人兽共患病是指在人和其他脊椎动物之间自然传播的一类疾病。人兽共患疾病多是由细菌等病原生物所造成的传染性疾病，病原生物与宿主之间可能还存在媒介生物如蚊、蝇等。根据病原生物的种类不同，可分为病毒病、细菌病和寄生虫病。

人兽共患病毒病包括乙型脑炎、禽流感、狂犬病、HIV 感染、疯牛病、埃博拉病毒等，这些疾病死亡率高，传播迅速，危害大，治疗难度高。据世界卫生组织估计，世界上每年报告死于狂犬病约 55000 人，主要在发展中国家，我国近些年来因宠物犬的增多，狂犬病的发病率有上升趋势，每年导致约 2000 人死亡。

人兽共患的细菌病是人兽共患病中最普遍、最常发生的一类疾病，传播途径复杂，既可以直接传播也可间接传播，其中消化道传播是最主要的传播途径。据世界卫生组织统计报告，在发达国家死于食物中毒的儿童中，70%是由微生物食物中毒所致。

人兽共患寄生虫病有蛔虫病、绦虫病、血吸虫病等。血吸虫病是由寄生在人、猪、牛等哺乳动物终宿主静脉血液中的血吸虫导致的疾病。其虫卵由宿主粪便排出后，在水中孵化成毛蚴，在钉螺等的中间宿主体内繁殖后释放至水，遇到终宿主后，便进入体内，使人和动物感染。感染后可出现咳嗽、胸痛、腹泻、腹水、巨脾等症状，严重的可导致死亡。经过1949年以后50多年的防控，我国现在仍由7个省份是血吸虫病的流行区，现有患病人数80万左右，每年出现的急性病例有一两千例，防控形势依然十分严峻。

目标检测

答案解析

1. 影响生物个体生存的生态因子主要有哪些？
2. 群落中的种群主要有哪些特征？
3. 生态系统的主要组成成分有哪些？分别具有什么功能？
4. 怎样理解生物个体、种群、群落、生态系统以及生物圈之间的关系？
5. 什么是生物多样性？为什么说保护生物多样性具有重要意义？
6. 对于人类赖以生存的自然环境的保护，我们可以做哪些工作？
7. 2015年11月16～22日，第一个"世界提高抗生素认识周"中，世界卫生组织发起"慎重对待抗生素"的全球运动有什么重大意义？

（殷晓蕾 赵 静）

书网融合······

本章小结

题库

第十六章　生物技术

PPT

生物学在很大程度上是一门实验科学。生物学的大量结论都是建立在实验的基础之上。生物学研究依赖于先进的仪器设备和技术方法。生物学的发展离不开技术的进步。生物技术（biotechnology）是利用生物学的原理开发而成的技术，目前已经形成对有机体进行人工操作或改造的综合性技术和方法体系。生物工程（bioengineering）是运用工程学原理来研究和解决生物学、医学、农学和工程学问题的一门边缘学科，有生物力学、医用工程学、生物医学工程学、仿生学、人体工程学等领域，包括遗传工程（基因工程）、细胞工程、发酵工程、酶工程、蛋白质工程等。本章先介绍生物实验的一些常用技术方法，然后介绍基因工程、细胞工程、生物信息学和药物研发等方面的基本内容。

第一节　生物实验

医学生物学的主要任务是应用生物学方法解决医学相关问题。正是由于实验技术和方法的不断进步和革新，才使得生物学成为当今生命科学的基础和核心。而这些实验技术和方法在生物医学研究领域的广泛应用，也必将对医学研究产生深远影响。在此，我们就动物实验、显微观察和常用的分子生物学技术做简要介绍。

一、动物实验

动物实验指在实验室内，为探索有关生物学、医学等方面的新知识或解决具体问题而使用动物进行的科学研究。动物实验能比较真实地反映人体的各种生理和病理现象与过程，从而帮助人们了解人体健康和疾病。

（一）实验动物的分类

按微生物和寄生虫控制级别分为：①普通动物，不携带规定的人兽共患病和动物烈性传染病的病原体。②清洁动物，除普通动物应排除的病原体外，不携带对动物危害大、对科学研究干扰大的病原体。③无特定病原体动物，除清洁动物应排除的病原体外，不携带主要潜在感染或条件致病和对科学实验干扰大的病原体。④无菌动物，不存在可检出的一切病原体。

按遗传学关系分为：①近交系，经过至少连续20代全同胞交配或亲子交配产生的，近交系数大于99%的动物品系。②突变系，通过自然突变或人工定向诱导的方式，使动物正常染色体基因发生变异，致使动物具有某一种或几种遗传缺陷，再通过近交培育的方法，使动物稳定地携带该突变基因，并遗传给子孙后代的动物品系。③杂交群，由不同品系或种群之间杂交繁衍的后代。用于实验研究的杂交群是指两个近交系之间有计划交配所获得的子一代动物，简称F1代动物。④封闭群，引种于某亲本或同源亲本的动物，禁止其近亲交配，且五年以上不与群外动物交配而培育的动物群。

（二）常用的动物实验方法

1. 疾病的动物模型　生物医学研究设计中通常需要考虑如何建立疾病的动物模型，因为很多探究疾病及疗效机制的实验不可能或不应该直接在患者身上进行，因而复制动物模型成为动物实验最基本的方法。原则上，应该优先选择与人类疾病相同的动物自发疾病模型。如果没有理想的动物自发疾病模型，采用人工方法使动物在机械、化学、物理和生物等致病因素作用下，造成组织、器官或全身的一定损伤，产生特定的代谢和功能改变，复制成与人类疾病相似的疾病动物模型，也是研究人类疾病的发生、发展和转归规律及防治方法、药物作用机制的重要途径之一。

2. 在体或离体器官实验　在麻醉条件下对分离暴露的器官或组织进行观察和研究即整体或在体器官实验。如观察器官或组织正常状态下的功能变化并分析其机制；或观察动物在疾病状态下、药物作用下，整体或局部器官组织的功能和代谢改变，从而分析疾病的发生机制和药物的作用机制。而利用动物的离体组织、器官，采取一些在体情况下无法实施的手段（如离体灌流等），观察该组织、器官的各种生理病理指标的变化或药物对其的影响，即为离体器官实验。

3. 仪器检测和体液生化测定　用电生理记录仪对动物的各种生物电，如心电、肌电、脑电等，进行观察和记录；或对动物体液（血液、尿液等）中各种生物活性物质，如酶、激素和电解质等，进行测定。

4. 免疫学观察　注入抗原使动物致敏，制备多种抗血清。如常选用新西兰兔或大白耳家兔制备病原体免疫血清、间接免疫血清及抗补体抗体血清等。采用免疫荧光技术、放射免疫测定技术、酶标记免疫技术、免疫电镜技术等检查动物免疫后各种免疫变化。

5. 其他方法　动物实验的其他方法还包括条件反射法、生物遗传法、药物化学法等。

二、显微观察

显微观察一般指利用光学系统或电子光学系统设备，观察肉眼所不能分辨的微小物体形态结构及其特性的技术。观察细胞形态和结构最常用的仪器是显微镜。一般把能在光学显微镜下看到的结构称为显微结构（microscopic structure），超出此分辨水平的结构称为超微结构（ultrastructure）或亚显微结构（submicroscopic structure）。常用电子显微镜研究超微结构。熟悉和掌握经典显微观察技术，对于细胞生物学及其他医学生物相关领域的深入研究有很大帮助。

1. 普通光学显微镜　光学显微镜（light microscope）是一种利用可见光和透镜系统放大图像的显微镜。主要包括：目镜、物镜、粗调焦旋钮、细调焦旋钮、载物台、聚光器等（图16-1）。

显微镜的成像原理如下：显微镜的目镜、物镜和聚光器各相当于一个凸透镜。首先，聚光器汇聚光线照射到标本上，物镜将通过标本的光线初次汇聚成一个倒立放大的实像。接着，目镜再将此实像进行放大，得到一个倒立放大的虚像。最后通过显微镜的调焦装置，使该虚像位于眼睛的明视距离处，由此我们便看到清晰的物像。

大多数生物材料（细胞或组织），因为太厚光线无法通过，或内部各结构折射率相差较小，即使光线通过也无法区分，因而不能直接用普通光学显微镜观察。必须通过特殊方法将材料制作成薄片，再经过染色方可显示出不同组织细胞的形态结构及其中某些化学成分的存在和变化。光学显微镜标本制作方法分为非切片法和切片法。切片法能保持细胞间正常的相互关系，能较好和较长时间地保留细胞的原貌，因而是光学显微镜的主要制片方法。

2. 倒置显微镜　倒置显微镜（inverted microscope）的基本结构和原理与普通光学显微镜相同，区别在于，物镜在载物台的下方，光路的走向是从上往下。因其结构特点，载物台上可以放置大而厚的标本。进行细胞培养时，培养的活细胞通常被放置在培养皿、培养瓶或培养板中，无法用普通光学显微镜

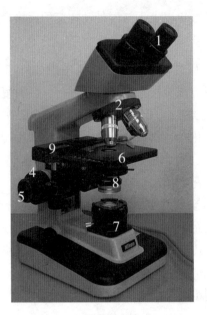

图 16 - 1　普通光学显微镜的结构

1. 目镜；2. 物镜转换器；3. 物镜；4. 粗调焦旋钮；5. 细调焦旋钮；6. 载物台；7. 光源；8. 光阑和聚光器；9. 推片器

观察，适合用倒置显微镜来观察。

3. 相差显微镜　相差显微镜（phase contrast microscope）利用光的衍射和干涉现象，使看不到的相位差（光程差）变成肉眼可分辨的振幅差（明暗差），从而使原本透明的物体显示出明显的明暗差异，增强了对比度，可用于观察无色透明的活细胞和未染色的标本。相差显微镜可以十分方便地观察到培养细胞的生长、运动、增殖等特性，也适用于研究细胞周期。

4. 荧光显微镜　荧光显微镜（fluorescence microscope）是以一定波长的紫外线为光源，照射标本，激发其中荧光物质使之发出荧光，再通过显微镜成像系统的放大作用显示标本的形状及其所在位置，从而对标本结构或组分进行定性、定量、定位的检测。细胞内有天然的荧光物质，或可借助荧光染料染色使细胞成分耦联上荧光物质。

5. 激光扫描共聚焦显微镜　激光扫描共聚焦显微镜（laser scanning confocal microscope，LSCM）是在荧光显微镜基础上加装了激光扫描装置，利用计算机进行图像处理，大大提高了光学成像的分辨率。LSCM 通常以单色激光为光源，可对样品进行无损伤观察和分析细胞的三维结构。该技术不仅可观察固定的细胞、组织切片，还可以对活细胞的结构、分子、离子及生命活动进行实时动态观察和检测，在亚细胞水平上检测生理信号及观察细胞形态变化。

6. 电子显微镜　电子显微镜的出现大大推进了生命科学的研究。使对生物结构的认识从宏观到微观，从显微水平到亚显微水平，并使形态与组成、结构与功能渐渐结合在一起。电子显微镜是一种根据电子光学原理，用电子束和电子透镜代替光束和光学透镜，使物质的细微结构在上百万倍的放大倍数下成像的大型仪器。由于电子束的穿透力很弱，用于电镜的标本须用超薄切片机制成厚度约 50nm 的超薄切片。常用的电子显微镜包括透射电子显微镜（transmission electron microscope，TEM，简称透射电镜），和扫描电子显微镜（scanning electron microscope，SEM，简称扫描电镜）。TEM 常用于观察那些用普通显微镜难以分辨的细微物质结构。SEM 常用于观察组织、细胞表面或断面的三维立体结构。

7. 扫描探针显微镜　扫描探针显微镜（scanning probe microscope，SPM）是所有机械式地用探针在样品上扫描移动以探测样品影像的显微镜的统称。SPM 的影像分辨率主要取决于探针的大小（通常在纳米范围）。与其他显微镜相比，SPM 具有以下特点：分辨率极高（原子级分辨率）；实时、实空间、原位成像；对样品无特殊要求，不受其导电性、干燥度、形状、硬度、纯度等限制；可在大气、常温环境甚至是溶液中成像；同时具备纳米操纵及加工功能等优点。因而，SPM 被广泛应用于纳米科技、化学和生命科学等领域，并取得大量重要成果。在生物医学领域主要用于核酸、蛋白质、染色体、膜等的研究分析。目前已发展出许多类型，主要包括扫描隧道显微镜和原子力显微镜。

三、分子生物学技术

分子生物学是在分子水平上研究生命现象的科学，发展极为迅速，已成为生命科学中最具影响力的学科之一。分子生物学技术早已成为当今生命科学研究技术中的主流，被众多生物医学分支学科吸收与采用，并对这些学科的发展产生深远的影响。在此，我们就目前常用、基础的分子生物学技术做简要介绍。

1. 核酸杂交 核酸杂交检测技术是以核酸碱基严格配对为基础、以双链核酸分子在特定条件下的变性和复性为手段，结合核酸标记物（探针）的灵敏度而建立的检测核酸结构与功能的方法。根据碱基互补配对原则，在适当温度和离子强度等条件下，只要两种核酸单链分子间存在一定程度的碱基配对关系，它们就可以形成杂交双链。核酸杂交既可在 DNA 与 DNA 之间、RNA 与 RNA 之间发生，也可在 DNA 与 RNA 之间进行。该技术已成为分子生物学、分子遗传学、肿瘤学、病毒学和分子病理学等研究领域的重要手段。常用的核酸杂交技术包括：① Southern 印迹杂交（Southern blot hybridization）。基本原理是将待测 DNA 样品固定在固相载体上，与标记的核酸探针进行杂交，在与探针有同源序列的固相 DNA 的位置上显示出杂交信号。Southern 杂交可用于判断被检测的 DNA 样品中是否有与探针同源的片段及该片段的长度。② Northern 印迹杂交（Northern blot hybridization）。由 Southern 杂交演变而来，实验原理与其类似。Northern 杂交中被检对象是 RNA，探针为 DNA 或 RNA。Northern 杂交是检测、定量 mRNA 大小及其在组织中表达水平的标准方法。③荧光原位杂交（fluorescence in situ hybridization，FISH）。一种用荧光物质标记探针的原位杂交技术。由于 DNA 分子在染色体上沿纵轴呈线性排列，因而探针可直接与染色体进行杂交从而完成待测基因的染色体定位。荧光原位杂交具有速度快、检测信号强、杂交特异性高和可多重染色等特点。目前这项技术已广泛应用于动植物基因组结构研究、染色体精细结构变异分析、人类产前诊断、肿瘤遗传学和基因组进化研究等许多领域。荧光原位杂交基本原理见图 16-2。

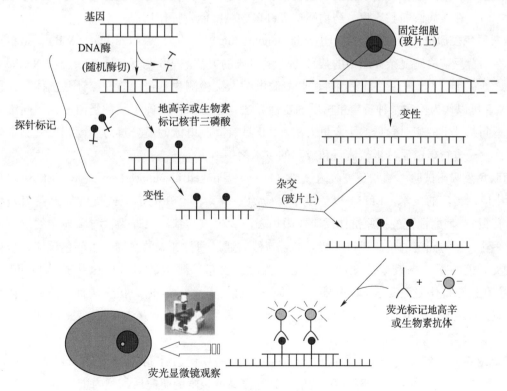

图 16-2 荧光原位杂交（FISH）基本原理

2. DNA 扩增　聚合酶链式反应（polymerase chain reaction，PCR）是一种可以在生物体外进行的，扩增放大特定 DNA 片段的分子生物学技术。它的最大特点是能将极微量的靶 DNA 特异地扩增上百万倍，从而大大提高了对 DNA 分子的分析和检测能力。①PCR 技术：其基本原理是基于 DNA 的天然复制过程。在 DNA 聚合酶催化下，以母链 DNA 为模板，以特定引物为延伸起点，通过变性、退火、延伸等步骤，在体外复制出与母链模板 DNA 互补的子链 DNA。PCR 反应的基本组成包括：DNA 模板（template），含有需要扩增的 DNA 片段；2 个引物（primer），决定了需要扩增片段的起始和终止位置；DNA 聚合酶（polymerase），用于复制需要扩增的区域；脱氧核苷三磷酸（dNTP），用于合成新的互补链；缓冲体系：提供适合聚合酶发挥功能的化学环境。PCR 反应在热循环设备即 PCR 仪中进行。②反转录 PCR（reverse transcription PCR，RT – PCR）：又称为反转录 PCR。这是一种将 RNA 的反转录（RT）和 cDNA 的 PCR 相结合的技术。以组织或细胞中的 mRNA 为模板，通过反转录和 PCR 扩增，最终获得目的基因或检测基因表达。该技术主要用于分析基因的转录产物、获取目的基因、合成 cDNA 探针、构建 RNA 高效转录系统。③实时荧光定量 PCR（real – time quantitative PCR，qPCR）：qPCR 技术是核酸定量技术的一次飞跃。通过对 PCR 扩增反应中每一个循环产物荧光信号的实时检测，实现对起始模板定量及定性的分析，在基础科学研究、临床检验、疾病研究及药物研发等领域有着重要的意义。

3. 基因芯片　基因芯片（gene chip）又称 DNA 微阵列（DNA microarray）或 DNA 芯片。基因芯片技术指通过微阵列技术将高密度已知序列的 DNA 探针分子以一定的顺序或排列方式固定在硅片、玻片等固相支持物上，构成一个二维的 DNA 探针阵列，在一定条件下，与荧光标记的样品 DNA 分子进行杂交，通过检测探针分子的杂交信号，实现对靶基因的存在、含量及变异等信息的快速检测。基因芯片技术与传统的 Southern 杂交、Northern 杂交等技术一样，均基于核酸之间的互补结合特性开发，但是传统技术只能针对单个基因来分析，而基因芯片技术则开启了高通量模式，可对样品中数以千计的核酸序列进行一次性检测。基因芯片可用于基因表达检测、突变检测、基因组多态性分析、基因文库作图以及杂交测序等方面，在疾病诊断和治疗、药物筛选等许多领域都能发挥作用。

4. 蛋白质免疫印迹　蛋白质免疫印迹（immunoblotting）又称为 Western blot（WB），是根据抗原抗体的特异性结合反应检测复杂样品中的某种特定蛋白质的方法。WB 与 Southern 杂交或 Northern 杂交类似，不同之处在于，WB 采用的是聚丙烯酰胺凝胶电泳，被检测物是蛋白质，探针是抗体，显色用标记的二抗。WB 可以作为检测某种特定蛋白质的定性方法，也可以作为确定某种蛋白质在不同细胞或者同一种细胞不同条件下的相对含量的半定量方法。WB 具有凝胶电泳的高分辨力和固相免疫测定的高特异性和敏感性，是进行蛋白质分析较流行和成熟的技术之一。

5. 酶联免疫吸附试验　酶联免疫吸附试验（enzyme – linked immunosorbent assay，ELISA）是酶免疫测定技术中应用最广的技术。ELISA 以免疫学反应为基础，将已知的抗原或抗体吸附在固相载体表面（常用 96 孔板），使酶标记的抗原抗体反应在固相表面发生。其基本原理为，与酶连接的抗原或抗体仍具有免疫活性，可与固定的抗体或抗原特异结合，然后通过酶与加入的底物产生颜色反应，根据颜色反应的发生及颜色的深浅来判断待测物的存在与否及其含量。测定的对象可以是抗体也可以是抗原。ELISA 建立在抗原抗体的免疫学反应基础上，具有很强的特异性。同时，由于酶标抗原或抗体与底物分子发生反应，产生放大作用，故亦具有很高的敏感性。常用的 ELISA 方法有间接法（indirect）、夹心法（sandwich）以及竞争法（competitive）等。

6. 酵母双杂交　蛋白质 – 蛋白质相互作用是细胞进行一切代谢活动的基础。酵母双杂交（yeast two – hybridization）是在真核模式生物酵母中进行的，具有很高灵敏度的研究活细胞内蛋白质相互作用的技术。该技术不仅可以检测已知蛋白质之间的相互作用，更重要的在于发现与已知蛋白相互作用的未知蛋白。该技术已广泛应用于细胞间信号转导、细胞代谢、细胞凋亡等研究领域。酵母双杂交的基本原理是：转

录激活因子在结构上是组件式的，往往由两个或两个以上结构和功能上相互独立的结构域构成。将DNA
结合结构域（DNA binding domain，DB）与靶蛋白即"诱饵（bait）"相结合，转录激活结构域（activation domain，AD）与待测蛋白即"猎物（prey）"相结合，分别形成两种融合蛋白。只有当两种融合蛋
白由于相互作用而导致两者在空间上相互靠拢时，才能呈现完整的转录激活因子活性，与活化序列结合
并激活下游基因即"报告基因（reporter gene）"的转录。通过对报告基因产物的检测，即可研究蛋白质
间相互作用。酵母双杂交基本原理见图16-3。

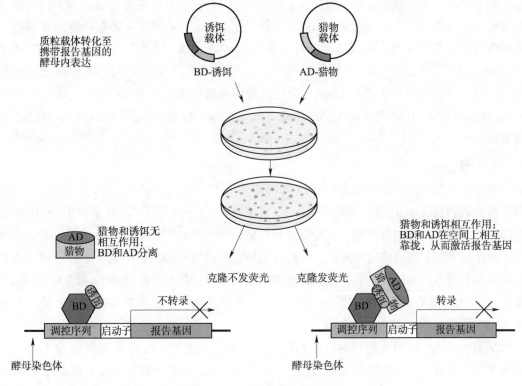

图16-3　酵母双杂交基本原理

7. 蛋白质芯片　蛋白质芯片（protein chip）又称蛋白质微阵列（protein microarray），是一种高通量
的体外蛋白功能分析技术，其原理类似基因芯片。以已知的大量蛋白质或多肽分子作为配基（探针蛋
白），将其以预先设计的方式固定在玻片、硅片或纤维膜等固相载体上形成微阵列，用荧光标记的蛋白
质（或其他分子）与之作用，洗脱未结合的成分，经荧光扫描等检测方式测定芯片上各点的荧光强度。
蛋白质芯片技术主要用于分析蛋白质与蛋白质、蛋白质与其他分子之间的相互作用关系，在基因表达筛
选、抗原抗体检测和药物筛选等方面发挥作用。

第二节　基因工程

基因工程（genetic engineering）又称基因拼接技术和DNA重组技术，是以分子遗传学为理论基础，
以分子生物学和微生物学的现代方法为手段，在分子水平上对基因进行操作的复杂技术。它是用人为的
方法将所需要的某一供体生物的遗传物质——DNA大分子提取出来，在离体条件下用适当的工具酶进
行切割后，把它与作为载体的DNA分子连接起来，在体外构建杂种DNA分子，导入受体细胞中，使得
外源基因在受体细胞中进行正常的复制和表达，从而改变生物原有的遗传特性，获得新品种并生产新产
品的一种崭新技术。基因工程技术克服了远缘杂交的不亲和障碍，为研究基因的结构和功能提供了有力

的手段。

基因工程技术的两个最基本的要点是分子水平上的操作和细胞水平上的表达，分子水平上的操作即是体外重组的过程，实际上是利用工具酶对 DNA 分子进行"外科手术"，而重组 DNA 分子需在受体细胞中复制扩增，也就是细胞水平上的表达，故也可将基因工程表征为分子克隆或基因克隆。

一、基因工程要素

基因工程或基因克隆可概括为分、切、连、转、选，最终目的在于通过相应技术手段，将目的基因导入受体细胞，从而使目的基因在受体细胞内被大量复制。"分"是指从生物有机体的基因组中，通过限制性内切酶酶切或 PCR 扩增等分离出带有目的基因的 DNA 片段；"切"是指用特异的限制性内切酶切开载体 DNA，或者切出目的基因；"连"是指用 DNA 连接酶将目的 DNA 同载体 DNA 连接起来，形成重组 DNA 分子；"转"是指将重组的 DNA 分子送入受体细胞中进行复制和扩增；"选"则是从受体细胞群中挑选出携带有重组 DNA 分子的个体。由此可知，基因工程要素涉及外源 DNA、载体、工具酶和受体细胞等。

（一）工具酶

工具酶通常包括限制性核酸内切酶和 DNA 连接酶两大类。

限制性核酸内切酶（restriction endonuclease），也称为"分子手术刀"，是重组 DNA 技术中重要的一类工具酶，能催化多核苷酸链断裂，一种限制酶只能识别一种特定的核苷酸序列，并能切开该序列内特定位点的两个核苷酸之间的磷酸二酯键，简称限制酶。通过限制酶可以把某一个遗传基因切下来，不同限制酶的酶切位点各不相同。例如，从大肠杆菌中发现的一种限制性内切酶 *Eco*R I 只能识别 GAATTC 序列，并在 G 和 A 之间将这段序列切开（图 16-4）。目前已经发现的限制酶有 200 多种，几乎所有的原核生物（细菌、霉菌等）都含有这种酶。

根据限制酶的结构，辅因子的特异性酶切位点和酶的作用方式，可将限制酶分为 I 型、II 型和 III 型。I 型和 III 型都兼具内切酶和甲基化酶的功能，既能催化宿主 DNA 的甲基化，又能催化水解非甲基化的 DNA，过程需要消耗 ATP，是一类大分子的多亚基复合物。I 型限制酶的酶切位点距离识别位点可达 1000 个碱基甚至更远，如 *Eco*B、*Eco*K；酶只催化非甲基化的 DNA 的水解，1970 年由 Hamilton Smith 首次分离，识别的多为短的回文序列（palindrome sequence），所剪切的碱基序列通常即为所识别的序列，过程不需消耗能量，是遗传工程上实用性较高的限制酶种类，常用的如 *Bam*H I 、*Eco*R I 、*Eco*R V 、*Hae* III；III 型限制酶可识别短的不对称序列，酶切位点与识别序列距离 25 个碱基对左右，水解过程需要消耗 ATP，如 *Hind* III。

DNA 连接酶（DNA Ligase），也称 DNA 黏合酶，催化 DNA 链的 3'-OH 末端和另一条 DNA 链的 5'-PO$_4$ 末端生成磷酸二酯键，从而把相邻的两段 DNA 链连接起来，连接酶的催化过程需要消耗 ATP。DNA 连接酶主要用于基因工程，将由限制性核酸内切酶"剪"出的黏性末端重新组合，故也称"基因针线"。连接酶包括大肠杆菌连接酶和 T4 连接酶，前者来自于大肠杆菌，只连接黏性末端；而 T4 连接酶，来源于 T4 噬菌体，既可连接黏性末端，又可连接平末端，但连接效率较低。

（二）载体

载体（vector）是基因工程中，能够把一个有用的目的 DNA 片段通过重组 DNA 技术，转移至受体细胞的一种能自我繁殖和表达的 DNA。基因工程中应用的载体具有几项基本特征：①在宿主细胞中能保存下来并能大量复制，且对受体细胞无害，不影响受体细胞正常的生命活动；②有多个限制酶切位点，同时每种酶的酶切位点最好只有一个，如大肠杆菌 pBR322，有多种限制酶的单一识别位点，适于多种限制酶切割的 DNA 片段插入；③含有复制起始位点，能够独立复制进行基因的扩增，否则可能会使重组 DNA 丢失；④有一定的标记基因，便于进行筛选；⑤分子大小合适，以便操作。常用的可以作为载体的选择有质粒、噬菌体、病毒以及酵母人工染色体。常用的基因工程载体有以下几类。

（1）质粒（plasmid）　是基因工程中作为最常用、最简单的载体，为相对分子质量较小（一般为 1～200kb），独立于细菌染色体 DNA 之外，可自我复制小型环状 DNA 分子。质粒在所有的细菌类群中都可发现，一个细菌中有一个或者多个质粒不等。质粒能通过细菌间的接合由一个细菌向另一个细菌转移，既可以独立复制，也可整合到细菌染色体 DNA 中，随着染色体 DNA 的复制而复制。基因工程中使用的质粒载体都已不是原来细胞中天然存在的质粒。作为载体的质粒必须包括三部分：遗传标记基因，复制区，目的基因。从不同的实验目的出发，科学家们设计了各种不同类型的质粒载体，如 pMD – 18T 质粒、pUC19 质粒、pBR322 质粒（图 16 – 4）。

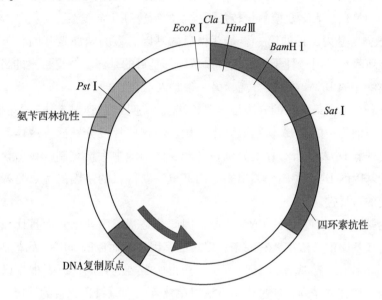

图 16 – 4　质粒 pBR322 的结构（箭头指示 DNA 复制的方向）

Ti（tumor – inducing）是在根瘤土壤杆菌（*Agrobactertium tumefaciens*）细胞中存在的一种染色体外，并能自主复制的环形双链 DNA 分子。它控制根瘤的形成，可作为基因工程的载体。Ti 质粒（Ti plasmid）大小在 160～240kB 之间，既有在细菌中表达的基因，又有在高等植物中表达的基因，在众多的载体中目前仅有 Ti 质粒在转化植物受体方面取得较多的成功，所以 Ti 质粒是当前植物基因工程中最常用的载体系统。

（2）噬菌体（phage）　是感染细菌的一类病毒。有的噬菌体基因组较大，如 λ 噬菌体和 T 噬菌体等；有的则较小，如 M13、f1、fd 噬菌体等。用感染大肠杆菌的 λ 噬菌体改造而成的载体应用最为广泛。λ 噬菌体的整个基因组可分为三个部分：左臂、中段和右臂。利用 λ 噬菌体作载体，主要是将外来目的 DNA 替代或插入中段序列，使其随左右臂一起包装成噬菌体，去感染大肠杆菌，并随噬菌体的溶菌繁殖而繁殖。插入或置换中段外来的 DNA 长度在 5～20kb 之间，否则将导致包装而成的噬菌体存活力显著下降。λ 噬菌体感染大肠杆菌要比质粒转化细菌的效率高得多，但 λ 噬菌体载体的克隆操作要比质粒载体复杂。

（3）病毒　病毒载体的出现，质粒和噬菌体载体只能在细菌中繁殖，不能满足真核生物的 DNA 重组需要，因此科学家将能感染动物细胞的病毒改造成为载体。由于动物细胞的培养和操作较复杂，花费也较多，构建病毒载体时一般都把细菌质粒复制起始序列放置其中，使载体及其携带的外来 DNA 序列在细菌中大量繁殖和克隆，然后再引入真核细胞。

（4）人工染色体（artificial chromosome）　指人工构建的含有天然染色体基本功能单位的载体系

统。天然染色体基本功能单位包括复制起始位点（replication origin），保证了染色体复制；着丝粒（centromere），保证了染色体分离；以及端粒（telomere）封闭了染色体末端，防止黏附到其他断裂端，保证了染色体的稳定存在。人工染色体的构建是为了克隆大片段 DNA，而利用 DNA 体外重组技术分离天然染色体的基本功能元件并将它们连接起来。相比于其他复制子而言，染色体要大得多。常用的人工染色体包括酵母人工染色体（YAC）、细菌人工染色体（BAC）、P1 派生人工染色体（PAC）、哺乳动物人工染色体（MAC）和人类游离人工染色体（HAEC）等。

二、基因工程的流程

简单来说，基因工程包括目标基因获得，基因表达载体的构建，外源基因导入受体细胞，以及外源基因在宿主基因组上的整合、表达及检测与转基因生物的筛选等几个步骤。

1. 目标基因的获得　基因工程的第一步是获得目的基因。人的胰岛素基因、干扰素基因等，植物的抗病（抗病毒、抗细菌）基因，种子的贮藏蛋白基因都是目的基因。获得特定的目的基因主要有两条途径：一条是从供体细胞的 DNA 中直接分离；另一条是人工合成。

从供体细胞直接分离基因最常用的方法是"鸟枪法"，又叫"散弹射击法"。鸟枪法的具体做法是：用限制性内切酶将供体细胞中的 DNA 切割成许多片段，将这些片段分别插入载体，通过载体分别转入不同的受体细胞，使外源 DNA 的所有片段分别在各个受体细胞中大量复制，找出含有目的基因的受体细胞，再把带有目的基因的 DNA 片段分离出来。用鸟枪法获得目的基因的优点是操作简便，缺点是工作量大，且具有一定的盲目性。

由于真核细胞的基因含有不表达的 DNA 片段，因此若是基因序列已知而且比较小就可用人工直接合成的方法。人工合成基因的方法主要有两条：以目的基因转录而成的 mRNA 为模版，反转录成互补的单链 DNA，然后在酶的作用下合成双链 DNA，从而获得所需要的基因；或者根据已知蛋白质的氨基酸序列，推测出其基因的核苷酸序列，通过化学方法以单核苷酸为原料合成目的基因。如人的血红蛋白基因，胰岛素基因等就可以通过人工合成基因的方法获得。

2. 基因表达载体的构建　载体的构建是基因工程的核心，是将目的基因与载体结合的过程，是不同来源的 DNA 重新组合的过程。以质粒作为载体为例，首先用特定的限制酶切割质粒，使质粒出现一个缺口，露出黏性末端，然后用同一种限制酶切割目的基因，使其产生相同的黏性末端（部分限制性内切酶可切割出平末端，拥有相同效果），再将切下的目的基因片段插入质粒的切口处，两个黏性末端吻合，通过碱基配对形成氢键，再加入适量 DNA 连接酶，催化两条 DNA 单链之间形成磷酸二酯键，形成一个重组 DNA 分子。如人的胰岛素基因就是通过这种方法与大肠杆菌中的质粒 DNA 分子结合，形成重组 DNA 分子的。

3. 目的基因导入受体细胞　目的基因片段与载体在生物体外连接形成重组 DNA 分子后，下一步就是将重组的 DNA 分子导入受体细胞中进行扩增。

基因工程中常用的受体细胞有大肠杆菌、枯草杆菌、土壤农杆菌、酵母菌和动植物细胞等。用人工方法将体外重组的 DNA 分子导入受体细胞，主要是借鉴细菌或病毒侵染细胞的途径。例如，如果载体是质粒，受体细胞是细菌，一般是将细菌用氯化钙处理，以增大细菌细胞壁的通透性，以便含有目的基因的重组质粒进入受体细胞。目的基因导入受体细胞后，随着受体细胞的繁殖而复制，由于细菌的繁殖速度非常快，在很短的时间内就能够获得大量的目的基因。

将外源重组 DNA 分子导入宿主细胞的方法有转化（transformation）、转染（transfection）和转导（transduction）。

（1）转化现象　在原核生物中广泛存在，是自然界外源基因重组的一种主要形式。1944 年，美国微生物学家艾弗里通过其著名的"肺炎球菌 R→S 转化实验",成功证明了 DNA 才是生物的遗传物质。在基因工程中,转化特指将质粒 DNA 或者以质粒为载体构建的重组子直接导入细菌细胞的过程。

(2)转导现象　该现象的发现者是美国科学家津德和莱德伯格。他们在研究中发现,P22 噬菌体在感染细菌细胞过程中,形成子代噬菌体颗粒时,噬菌体外壳蛋白偶尔会将细菌染色体片段而不是它们自己的遗传物质包裹进去。当这种噬菌体再次感染细菌时,注入细菌细胞的却是原宿主细菌的部分基因。在遗传学上,转导是指以噬菌体为媒介,将细菌的小片段染色体或基因从一个细菌转移到另一个细菌的过程。在分子克隆技术中,转导特指以噬菌体 DNA 为载体,将外源 DNA 导入细菌细胞的过程。噬菌体 DNA 通过噬菌体外壳蛋白包装成有活力的噬菌体,以感染的方式进入宿主细胞,使目的基因得以复制繁殖。

(3)转染　是指外源基因以噬菌体为载体(噬菌体没有经过外壳蛋白包装),导入受体细胞的过程。由于噬菌体载体的分子量大,再加上外源 DNA 分子,直接转染效率低,实际操作中很少使用。随着分子克隆技术的发展,"转染"的概念也扩展为"将外源基因导入哺乳动物细胞的一系列技术的通称"。哺乳动物细胞很难捕获外源 DNA,近年来通过摸索已建立了几种高效的将外源基因导入哺乳动物细胞的方法,如脂质体包裹 DNA 转染法、磷酸钙转染法、DEAE – 葡聚糖介导转染法、电击法等。此外,人工合成的翻译核苷酸、寡核苷酸、干扰性 RNA 等导入动物细胞的过程,也通称为转染。

4. 外源基因　在宿主基因组上的整合、表达及检测与转基因生物的筛选　受体细胞获得了来自供体细胞的 DNA 片段后,通过交换,把它组合到自己的基因组中,从而获得供体细胞的部分遗传性状,称为转化,转化后的受体细胞,称转化子(transformant)。从携带着不同的重组 DNA 分子的受体细胞中鉴定出含有目的基因的受体细胞即转化子(也称为阳性克隆)的过程就是筛选。常见的成熟筛选方法有以下四种。

(1)插入失活法　外源 DNA 片段插入位于筛选标记基因(抗生素基因或 β – 半乳糖苷酶基因)的多克隆位点后,会造成标记基因失活,表现出相应的抗生素抗性消失或转化子颜色改变,通过这些可以初步鉴定出转化子是重组子或非重组子。常用的是 β – 半乳糖苷酶显色法即蓝白筛选法(白色菌落是重组质粒)。

(2)PCR 筛选和限制酶酶切法　提取转化子中的重组 DNA 分子作为模板,根据目的基因已知的两端序列设计特异性引物,再通过 PCR 技术筛选阳性克隆。PCR 法筛选出的阳性克隆,可以通过限制性内切酶酶切法进一步鉴定插入片段的大小。

(3)核酸分子杂交法　制备目的基因特异的核酸探针,通过核酸分子杂交法从众多的转化子中筛选目的克隆。目的基因特异的核酸探针可以是已获得的部分目的基因片段,或目的基因表达蛋白的部分序列反推得到的 DNA 片段或其他物种的同源基因。

(4)免疫学筛选法　获得目的基因表达蛋白的抗体,就可以采用免疫学筛选法获得目的基因克隆。这些抗体既可以是从生物本身纯化出目的基因表达蛋白的抗体,也可以是从目的基因部分"开放阅读框"(ORF)片段克隆在表达载体中获得表达蛋白的抗体。

上述方法获得的阳性克隆最后要进行测序分析,以最终确认目的基因。

三、基因工程的应用

基因工程技术在很多领域都得到广泛的应用,包括科学研究,农业,生物科技以及药物研发。应用了酶技术的洗衣粉、胰岛素和人生长激素现在已经可以通过转基因细胞来生产,实验用转基因细胞系和转基因动物如小鼠、斑马鱼也广泛应用于科学研究,转基因作物也已大规模投入农业生产。

通过基因工程"制造"出来的生物称为转基因生物。世界上最先出现的转基因生物是转基因细菌

（1973 年）和转基因老鼠（1974 年）。1982 年制造胰岛素的细菌投入商业化生产；1994 年转基因食物开始正式出售；2003 年 12 月，第一种通过转基因设计的宠物，能发荧光的小型热带鱼——荧光鱼，在美国首次出售。

基因工程药物是先确定对某种疾病有预防和治疗作用的蛋白质，再将指导该蛋白质合成的基因作为目的基因，与特定载体结合后，转入合适的受体细胞中进行表达，从而达到大规模生产具有预防和治疗这些疾病作用的蛋白质，即基因疫苗或药物。例如，传统的胰岛素长期以来只能依靠从猪、牛等动物的胰腺中提取，100kg 胰腺只能提取 4～5g 的胰岛素，而通过将合成的胰岛素基因导入大肠杆菌，每 2000L 培养液就能产生 100g 胰岛素。

⇒ 案例引导

转基因羊奶

临床案例 α₁ – 抗胰蛋白酶缺乏症是一种在北美较为常见的单基因遗传病（AR），患者成年后会出现肺气肿及其他疾病，严重者甚至死亡，通常采用注射人 α_1 – 抗胰蛋白酶来进行替代治疗，以补其所缺，但价格昂贵。利用转基因技术，将指导该酶合成的基因导入羊的受精卵，最终培养出能在乳腺细胞表达的人 α_1 – 抗胰蛋白酶的转基因羊，从而更易获得这种酶。英国罗斯林研究所研制成功的这种转基因羊，由于其乳汁中含有抗胰蛋白酶，每升奶可售 6000 美元。

讨论 转基因羊奶与注射人 α_1 – 抗胰蛋白酶相比有哪些优缺点？

四、酶工程和微生物工程

酶工程（enzyme engineering）是指将酶或者微生物细胞、动植物细胞、细胞器等在一定的生物反应装置中，利用酶的生物催化功能，借助工程手段将相应的原料转化成有用物质并应用于社会生活的一门科学技术。基因重组技术促进了各种有医疗价值的酶的大规模生产。酶可用作常规治疗，如细胞色素 C 用于组织缺氧的急救和辅助用药，还可作为医学工程的某些组成部分而发挥医疗作用；如在体外循环装置中，利用酶清除血液废物，防止血栓形成和体内酶控药物释放系统等。酶还可以作为临床上应用的体外检测试剂，能够快速、灵敏、准确地测定体内某些代谢产物，如葡萄糖氧化酶：作为临床上常用的诊断酶，用于血浆中葡萄糖的测定，也可以用于药物生产，如青霉素酰化酶：用于工业生产 β – 内酰胺类抗生素的关键中间体和半合成 β – 内酰胺类抗生素。

微生物工程（microbial engineering）也称为发酵工程，是大规模发酵生产工艺的总称，指利用微生物的特定性状和功能，通过现代化工程技术手段生产有用物质，或者把微生物直接应用于工业化生产的技术体系，是将传统发酵工艺与现代 DNA 重组、细胞工程、分子修饰和改造等新技术结合并发展起来的现代发酵技术。在医药工业上也有广泛的应用，如维生素、动物激素、药用氨基酸、核苷酸（如肌苷）等的大量生产，常用的多种抗生素，青霉素类、金霉素类、头孢菌素类、红霉素类和四环素类。应用发酵工程大量生产的基因工程药物有人生长激素、重组乙肝疫苗、某些种类的单克隆抗体、白细胞介素 –2、抗血友病因子等。

第三节　细胞工程

细胞工程（cell engineering）是生物工程的一个重要方面，指应用细胞生物学、遗传学和分子生物学的理论和方法，按照人们预先的设计，在细胞水平上进行的遗传操作以及随后的大规模细胞和组织培养，目的是通过有计划地改变或创造细胞的遗传学性状，以获得细胞产品或利用细胞本身。当前细胞工程所涉及的主要技术领域有细胞培养、细胞融合、组织工程等方面。

一、细胞培养

细胞培养（cell culture）也叫细胞克隆技术，是指选用各种细胞的最佳生存条件，在体外对活细胞进行培养和研究的技术。细胞培养的本质就是细胞的克隆，由一个细胞经过培养产生大量简单的单细胞或极少分化的多细胞的过程，是克隆技术必不可少的环节。通过细胞培养可以得到大量的细胞或其代谢产物，而生物产品都是从细胞得来，所以可以说细胞培养技术是生物技术中最核心、最基础的技术。现代生物工程的发展几乎都与细胞培养有密切关系，特别是在医药领域的发展，细胞培养更具有特殊的作用和价值，比如基因工程药物或疫苗在研究生产过程中很多是通过细胞培养来实现的。基因工程乙肝疫苗多选用中国仓鼠卵巢细胞（该细胞具有不死性，可以繁殖百代以上，是目前生物工程上广泛使用的细胞）作为受体细胞；细胞工程中更是离不开细胞培养，杂交瘤单克隆抗体完全是通过细胞培养来实现的。即使是现在飞速发展的基因工程抗体也离不开细胞培养，而倍受重视的基因治疗、体细胞治疗也要经过细胞培养过程才能实现，发酵工程和酶工程有的也与细胞培养密切相关。细胞培养分为原代培养（primary culture）和传代培养（subculture）。

原代培养是将细胞、组织和器官直接从有机体取下后立即进行的培养。此时的细胞保持原有细胞的基本性质，如果是正常细胞，仍然保留二倍体核型。实际上，通常把第一代至第十代以内的细胞培养统称为原代细胞培养。

最常用的原代培养有组织块培养和分散细胞培养。组织块培养是将剪碎的组织块直接移植在培养瓶壁上，加入培养基后进行培养。分散细胞培养则是将动物有机体内的组织取出来，经各种酶（常用胰蛋白酶或胶原酶）消化细胞间的结合物或者用金属离子螯合剂（如 EDTA）除去细胞互相粘着所依赖的 Ca^{2+}，再经机械轻度振荡，使其分散成单个细胞，在体外合适的营养（培养基）、温度、pH 等条件下进行培养，使细胞得以生存、生长和繁殖。

原代培养一般持续 1~4 周。在此期间内细胞呈活跃的移动，细胞分裂但不旺盛。原代培养细胞与体内原组织在形态结构和功能活动上具有高度相似性，这时细胞群是异质性的，即各细胞的遗传性状互不相同，细胞相互依存性强，如果把这种细胞群稀释分散成单个细胞，在软琼脂培养基中进行培养，细胞克隆形成率［cloning efficiency，细胞群被稀释分散成单个细胞进行培养时，形成细胞小群（克隆）的百分数］很低，即细胞独立生存性差。

原代培养技术为研究生物体细胞的生长、代谢、繁殖提供了有力的手段，同时也为后续的传代培养创造了条件。由于原代培养细胞和体内细胞性状相似性大，是检测药物很好的实验对象，可直接服务于临床实践。例如，用从手术中切除的肿瘤细胞进行原代培养，然后用该培养细胞进行抗癌药物的筛选，根据肿瘤细胞对加入的化疗药物的敏感性来帮助选择最有效的化疗方案，有可能起到增强疗效、降低副作用的作用。

传代培养时，当原代培养成功以后，随着培养时间的延长和细胞的不断分裂，一方面由于细胞间的接触而引发的接触抑制，导致细胞的生长速度减慢甚至停止；另一方面也会因培养基内的营养物逐渐不足和细胞代谢物积累引起细胞生长缓慢或发生中毒。此时就需要将培养物分割成小的部分，重新接种到另外的培养器皿（瓶）内，再进行培养，这个过程就称为传代或者再培养。细胞传代后，一般经过游离期、指数增长期和停止期三个阶段。从肿瘤组织培养建立的细胞群或培养过程中发生突变或转化的细胞，可无限繁殖、传代，成为细胞系（cell line）。传代培养可获得大量细胞，要在严格的无菌条件下进行。

二、细胞融合

细胞融合（cell fusion）技术是在自然条件下或用人工方法（生物的、物理的、化学的）使两个或两个以上的细胞合并形成一个细胞的过程，也称为细胞杂交（cell hybridization）。正常人体内也有细胞融合现象，如有性繁殖时两性生殖细胞结合形成受精卵，多个巨噬细胞融合成一个体积很大的多核异物巨细胞。人工诱导的细胞融合，在六十年代作为一门新兴技术而发展起来，基本过程包括细胞融合形成异核体（heterokaryon），异核体通过细胞有丝分裂进行核融合，最终形成单核的杂种细胞。

细胞融合需要通过外源的刺激来诱导发生，诱导物的种类很多，常用的有生物法，用灭活的仙台病毒（Sendai virus）；化学法，如用聚乙二醇（polyethyleneglycol，PEG）；物理法，如电脉冲、振动、离心、电刺激。目前应用最广泛的是聚乙二醇，因为它易得、简便，且融合效果稳定。动植物细胞融合方法不同，其中利用灭活仙台病毒是动物细胞融合所特有的。细胞融合是细胞遗传学、细胞免疫学、病毒学、肿瘤学等研究的一种重要手段，目前被广泛应用于细胞生物学和医学研究的各个领域，如将受抗原刺激后的小鼠脾淋巴细胞分离出来，与已建成的小鼠骨髓瘤（浆细胞瘤）细胞融合，筛选出的杂交瘤细胞可长期存活和增殖，成为制备单克隆抗体的细胞株，单克隆抗体可以用作诊断试剂、治疗疾病和运载药物，具有准确、高效、简易、快速等优点。另外细胞融合技术还可应用于细胞膜蛋白的研究等。

三、组织工程

组织工程（tissue engineering）是应用生命科学与工程学的原理与技术，在正确认识哺乳动物的正常及病理两种状态下的组织结构与功能关系的基础上，研究、开发用于修复、维护、促进人体各种组织或器官损伤后的功能和形态的生物替代物的一门新兴学科。

组织工程是通过从机体获取少量的活体组织，用特殊的酶或其他方法将细胞（又称种子细胞）从组织中分离出来在体外进行培养扩增，然后将扩增的细胞与具有良好生物相容性、可降解性和可吸收的生物材料（支架）按一定的比例混合，使细胞黏附在生物材料（支架）上形成细胞–材料复合物；将该复合物植入有机体的组织或器官病损部位，随着生物材料在体内逐渐被降解和吸收，植入的细胞在体内不断增殖并分泌细胞外基质，最终形成相应的组织或器官，从而达到修复创伤和重建功能的目的。生物材料支架所形成的三维结构为细胞获取营养、生长和代谢提供了一个良好的环境。组织工程学的发展提供了一种组织再生的技术手段，将改变外科传统的"以创伤修复创伤"的治疗模式，迈入无创伤修复的新阶段。同时，组织工程学的发展也将改变传统的医学模式，进一步发展成为再生医学并最终应用于临床。

组织工程研究主要包括四个方面：种子细胞、生物材料、构建组织器官的方法和技术以及组织工程的临床应用。目前临床上常用的组织修复途径大致有三种，即自体组织移植、异体组织移植和应用人工代用品。这三种方法都存在不足之处，如免疫排斥反应及供体不足等。组织工程的核心是建立由细胞和生物材料构成的三维空间复合体，这与传统的二维结构（如细胞培养）有着本质的区别，其最大优点是：可形成具有生命力的活体组织，对病损组织进行形态、结构和功能的重建并达到永久性替代；用最少的组织细胞通过在体外培养扩增后，进行大块组织缺损的修复；可按组织器官缺损情况任意塑形，达到完美的形态修复。

组织工程的发展将从根本上解决组织和器官缺损所导致的功能障碍或丧失的治疗问题。目前组织工程主要有软骨和骨组织构建、组织工程血管、神经组织工程、皮肤组织工程、口腔组织工程、肌腱韧带组织工程、眼角膜组织工程和肝、胰、肾、泌尿系统组织工程。可应用于复制各种组织，如肌肉、骨骼、软骨、腱、韧带、人工血管和皮肤；生物人工器官的开发，如人工胰脏、肝脏、肾脏等；人工血液的开发；神经假体和药物传输等方面。

组织工程是继细胞生物学和分子生物学之后，生命科学发展史上的又一新的里程碑，它标志着医学将走出器官移植的范畴，步入制造组织和器官的新时代。

第四节　生物信息学

生物信息学是一门新兴的交叉学科，随着二十年前人类基因组计划（Human Genome Project，HGP）的完成（图 16-5），人类 DNA 上超过三十亿的碱基（即 A、T、C、G）的排列顺序被确定，其中包含两万多个功能基因。这些基因在疾病中是否发生突变、基因表达的蛋白质、蛋白质的翻译后修饰（如磷酸化、乙酰化、甲基化等）、蛋白质相互作用、人体不同组织的表达水平、不同细胞中的定位，以及在人类疾病中的作用等复杂而庞大的信息，若仍以传统方式处理则极为耗时费力，在这样的时空背景下，生物信息学（bioinformatics）应运而生，利用计算器与数学的原理归纳整理生物学的数据，将生物相关的数据进行搜集、加工、储存、分析、注释，以阐明实验数据的生物意义，并给予研究方向上的指引与提示。生物信息学已然成为新时代的研究利器，因此，掌握相对应的数据库与分析判读方法，将决定未来科学界的话语权。目前生物信息学发展较为快速的两个领域为基因组学与蛋白组学，接下来的内容围绕这两大主题展开。

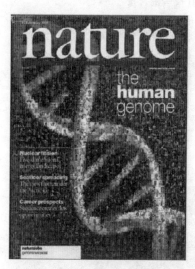
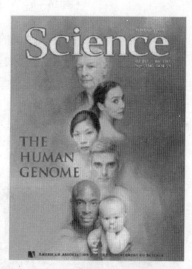

图 16-5　2000 年 2 月 Nature 与 Science 国际期刊同时以人类基因组计划为封面主题

一、生物信息数据库

数据库是生物信息学中至关重要的一环，可由此获取与储存可观的生物学数据，并架构功能强大的搜索引擎，让用户输入关键词后，快速获得所需要的相关信息。本小节将介绍当前应用较为广泛、发展较为成熟的数据库。

1. 基因组和核酸序列数据库　最早的生物信息数据库始于 20 世纪 80 年代，由美国能源部所建立的基因银行（Gene Bank），储存世界各地的 DNA 测序数据，自从 1990 年人类基因组计划启动以来，该数据库的信息量成指数倍增长，并每日与欧洲分子生物实验室（European Molecular Biology Laboratory，EMBL）数据库和日本 DNA 数据库（DNA Data Bank of Japan，DDBJ）进行同步，至今已是最大的公共数据库。其中包含超过 600 万条序列，总计超过 70 亿个碱基的数据量，记录了近 5 万个物种的生物信息。目前该数据库已交由美国国家卫生研究院下辖的国家生物科技信息中心（National Center for Biotechnology Information，NCBI）（https：//www.ncbi.nlm.nih.gov/）（图 16-6）管理，并且期间经历数次升级改版，现在通过互联网，研究人员可无偿且快速地进入此数据库检索，获取所需的相关信息。为了更便利于使用者，NCBI 的 Entrez 整合检索系统提供更高效的信息检索、序列比对和跨数据库间的查阅功能，对于科学的进展做出了重要贡献。

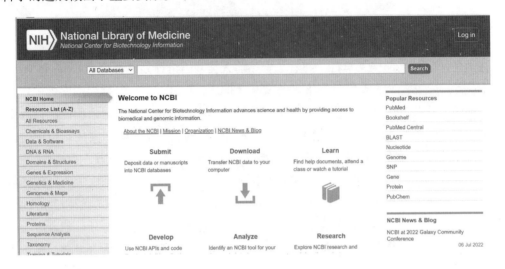

图 16-6　NCBI 的官网首页

2. 蛋白质序列数据库　目前国际上权威的蛋白质序列数据库为 SWISS - PROT（http：//cn. expasy. org/sprot）（图 16-7），由瑞士日内瓦大学医学生物化学系与欧洲生物信息学研究所（EBI）共同合作构建，其中的蛋白质数据包含两大部分：一为核心数据，包含蛋白质的氨基酸序列、参考文献、分类信息；其二为蛋白质的注释，包含结构域、功能位点、跨膜区域、二硫键位置、翻译后修饰与突变体等信息。

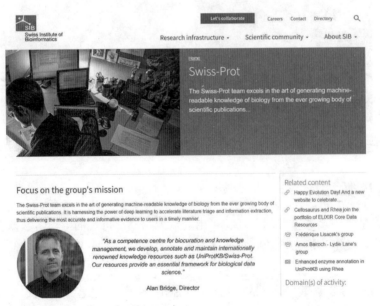

图 16-7　SWISS - PROT 官网首页

另一个较为常用的蛋白质序列数据库为美国 NBCI 所构建的 PIR（Protein Information Resource）（https：//proteininformationresource. org/）（图 16-8）数据库，为一个全面且附加注释的数据库，提供蛋白质序列及分子进化、功能基因组学、蛋白质超家族等相关信息，其中包含蛋白质全称、分类、来源物种、原始参考文献、序列中的重要位点与功能区域，及蛋白质一般特征，如不同组织中的表达水平、翻译后修饰等。

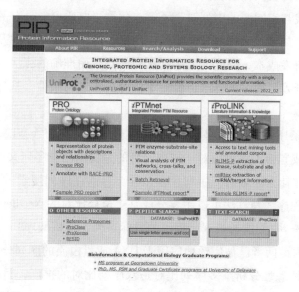

图 16 - 8　PIR 的官网首页

3. 生物大分子结构数据库　目前最主要的数据库为 Protein Data Bank（PDB）（https：//www. rcsb. org/）（图 16 - 9），于 20 世纪 70 年代由美国 Brookhaven 国家实验室建立，由美国结构生物学研究合作组织（Research Collaboratory for Structural Biology，RCSB）管理与维护，数据库内的结构信息包含生物大分子（蛋白、核酸、糖类、蛋白与小分子复合物）内所有原子的坐标、物种来源、检测方法（X 射线晶体衍射法、核磁共振 NMR 法）、提交作者信息、蛋白一级结构及二级结构等（图 16 - 10），该数据库具有检索、分析及可视化等功能。

另外，英国医学研究委员会分子生物医学实验室与蛋白质工程中心与英国伦敦大学基于 PBD 蛋白质结构数据库分别开发了分类、检索及分析系统 Structural Classification of Protein（SCOP）与 CATH（Class，Architecture，Topology，Homology）系统，能够详尽地描述 PDB 中已知结构蛋白质之间的结构与进化关系，并可按照结构、蛋白家族或超家族、蛋白相似折叠结构等特性进行分子进化树的绘制，另外提供蛋白序列、参考文献、蛋白质立体结构图像的相关信息。

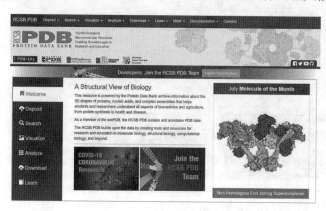

图 16 - 9　PDB 数据库官网首页

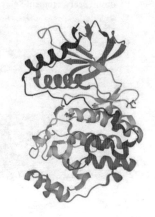

图 16 - 10　PDB 数据库中
ERK1 蛋白质的结构示意图

二、序列与结构比对

核酸序列和氨基酸序列是生物信息学中最基本且核心的研究对象，而比对序列的目的是发现相似的序列，分析保守的区域，因为在演化上它们可能有功能、结构或进化上的关系，因此，对于一个感兴趣的核酸或蛋白质序列，寻找与它同源的序列对于了解、预测蛋白质可能具有的生物功能，进而去解释其生物学角色具有重大意义。如今，生物信息学数据库所提供的生物分子序列及其结构信息，能有效地缩小检索范围，节省庞大的研发成本，因此开发序列比对的高效而准确的算法，是继建立生物信息学数据库后重要的议题，目前已开发了很多的算法，针对不同分析主题与条件，选择适当的算法能够得到更好的分析结果。

1. 双序列比对 当两条序列对比时，序列中字符（核酸碱基，如 A、T、C、G，或是二十种氨基酸英文字母缩写）按照对应或置换关系进行对比排列，目的是找出两个序列共有的排列顺序，即在什么区域两个序列相同或相似，在什么区域两个序列存在差异。目前在序列搜索方面 BLAST（图 16-11）和 FASTA 是效率较高的两个程序，其算法可以主要分成基于全局比对的 Needleman-Wunsch 算法和局部比对的 Smith-Waterman 算法，它们能够根据所提供的目标序列，从核酸序列数据库或蛋白质序列数据库中快速地找出相似序列，目前两者已被广泛地应用于 DNA 或蛋白质的序列分析。

2. 多序列比对与序列同源性分析 多序列比对是双序列比对的推广，目的是研究多条序列的共性，多序列比对可用来搜索基因组序列的功能区域及演化上的保守区域，即把两个以上字符序列对齐，逐列比较其字符的异同，使得每一列字符尽可能一致，以发现其共同的结构特征。多序列比对算法可以分成渐进法和同步法。多序列比对可以发现不同的序列之间的相似部分，从而推断它们在结构和功能上的相似关系，主要用于分子进化关系，预测蛋白质的二级结构和三级结构、估计蛋白质折叠类型的总数、基因组序列分析等。可应用于研究同一个蛋白或基因在不同物种间的共性与差异，或是探究同一家族中的不同基因或蛋白，其序列或是功能区域的共性与差异；再者，根据序列上的共性，新发现的未知蛋白质亦能归类某一蛋白家族。最早的多序列分析由 Frederick Sanger 发表于 1955 年，对于胰岛素蛋白在人、羊、牛、猪等物种间的蛋白质同源性的研究。至今，此方法仍广泛应用于研究多个基因或蛋白质之间的进化关系。

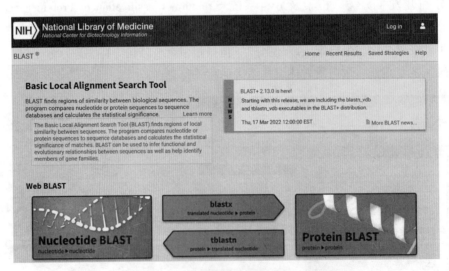

图 16-11 BLAST 序列分析页面

3. 空间结构比对 在蛋白质研究方面，除序列数据库之外，还有结构数据库，通过结构比对，两个序列不相似的蛋白质有可能具有相似的空间结构，在药物开发上，根据小分子化合物的立体构象，匹配蛋白质表面特定空间结构进行评价与打分，对筛选靶向药物起到决定性影响。

三、蛋白质结构分析与蛋白质组信息学

随着 2000 年人类基因组的解密，这些由三十亿个碱基对所组成的线性信息，对于未来疾病诊断及药物设计具有重大的影响。然而，单凭 DNA 线性的讯息，仍无法解释人类疾病与衰老等问题，因此在后基因组时代，基因与蛋白表达的调控，及其牵涉的生理、病理、代谢等机制将是未来研究的重点。在后基因组时代中，能够快速分析蛋白结构与功能，才能真正掌握研究的主动权，由解密的人类基因组对应出的蛋白质蕴含大量生物信息，且与核酸碱基种类相比，氨基酸的种类众多，每种氨基酸自身的特性与带电性各有差异，使得研究更加复杂多变。除了蛋白质的氨基酸序列之外，每个蛋白质又具有自身独特的三维立体结构，因此，蛋白质的相关分析有别于传统的序列分析，研究人员根据不同的需求建立不同的数据库，如蛋白质的功能性结构区域分析、蛋白质相互作用网络分析、蛋白质三维结构分析、蛋白质翻译后修饰位点预测，以及蛋白表达水平与临床疾病相关性的分析等，应用范围广泛，各种数据库与分析方式林立，使用方法也有所不同，本小节将一一介绍。

（一）蛋白质组学简介

蛋白质组学的研究主要基于二维凝胶电泳技术、质谱测序技术和日渐成熟的蛋白质芯片技术。二维凝胶电泳技术可以获得某一时间节点蛋白质组的表达情况，结合免疫相关的技术，利用特定的抗体能识别出特定蛋白质。而质谱测序是一个最直接鉴定蛋白质的手段，目前常用的两个系统分别为液相层析串联质谱法（图 16 – 12）与基质辅助雷射脱附串联质谱法，能依据蛋白质分解出的短肽段分子量推算出氨基酸序列，进而对蛋白质进行定性分析。近年，质谱技术飞速发展，蛋白质的定量分析与蛋白质上的翻译后修饰等，都能精准地被检测。蛋白质芯片技术可以用于研究蛋白质的表达调控、信号传导和药物先导化合物的筛选等。蛋白质组学研究工作的重点是发现并鉴定在不同生理条件或外界刺激下，不同蛋白质组中有差异的蛋白质组分。

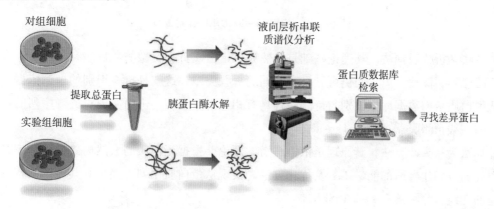

图 16 – 12　液向层析串联质谱的基本操作流程

（二）蛋白质的结构预测

蛋白质负责执行大部分基因的功能，因此掌握蛋白质相关的数据、分析蛋白质的结构区域、预测蛋白质的结构至关重要。蛋白质发挥其特定生物功能与其特殊的结构有关，因此，如何用生物信息的方法预测蛋白质的二级结构（secondary structure of protein，即 α 螺旋、β 折叠等）与三维立体空间结构，是当今生物学相关领域研究者必须掌握的技能。

1. 二级结构预测　蛋白质二级结构的预测是蛋白结构预测的第一步，是指蛋白质中多肽主链骨架原子沿一定的轴盘旋或折叠而形成的特定的构象，即肽链主骨架原子的空间位置排布，不涉及氨基酸残

基侧链。蛋白质二级结构的主要形式包括 α - 螺旋、β - 折叠、β - 转角和无规卷曲，一个蛋白质分子的不同肽段中，可能含有不同形式的二级结构，在不同蛋白质间，不同类型构象以不同的占比组合，而维持二级结构的主要作用力为氢键，这些参数都是在构建生物信息学模型时必须考虑的因素。二级结构的形成与氨基酸残基的存在方式有关。目前，预测未知蛋白质二级结构的算法大多以已知三维结构和二级结构的蛋白质为依据，采用人工神经网络、遗传算法等技术构建预测方法。较为成功的软件是基于神经网络的 PHDsec 系统，该系统使用了序列的局部信息和进化信息，但其准确率仅仅超过 70%，仍有待提高。另外 PredictProtein 在线服器亦能提供预测，平均准确率超过 72%，最佳残基预测准确率达 90% 以上。

2. 空间结构的预测　在空间结构的预测方面，较成功的是同源模型法，其理论基础是蛋白质的三级结构比一级结构更为保守，原理是相似序列的蛋白质折叠成类似的三维空间结构，如果一个未知结构的蛋白质序列与一个已知结构的蛋白质序列相似，就可以根据已知蛋白质的结构为未知蛋白质建立近似的三维结构模型，通过这种方法可以完成所有蛋白质 10% ~ 30% 的空间结构的预测工作，相对应的在线预测服器是 SWISS – MODEL（图 16 – 13）。

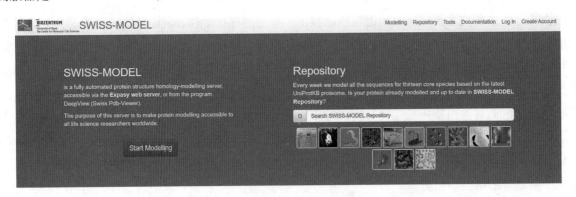

图 16 – 13　SWISS – MODEL 官网首页

第二种算法是折叠识别法，其理论基础是自然界中蛋白质折叠类型的数目是有限的，许多蛋白质虽然具有较低的序列相似性，但它们仍可能具有相同的折叠类型，这就是折叠识别的理论依据，根据其基本原理，从蛋白质结构数据库中识别与待测序列具有相似折叠类型，进而实现对待测序列的空间结构预测，相对应的在线预测服器有 pGenThreader。

另一种算法为从头计算法，其原理是依据热力学理论，根据蛋白质的天然构象分析对应其能量最低的构象，因此通过构建合适的能量函数及优化方法，实现从蛋白质序列直接预测其三维结构的目的，以此算法构建的在线预测服器有 I – TASSER。

（三）蛋白质翻译后修饰的预测

蛋白质翻译后修饰（protein translational modifications，PTMs）通过功能基团或蛋白质的共价添加、调节亚基的蛋白水解切割或整个蛋白质的降解来增加蛋白质组的功能多样性。这些修饰包括磷酸化、糖基化、泛素化、亚硝基化、甲基化、乙酰化、脂质化和蛋白水解，几乎影响正常细胞生物学和发病机制的所有方面。因此，识别和理解 PTM 在细胞生物学和疾病治疗和预防的研究中至关重要。由于翻译后修饰种类繁多，且每种修饰是通过蛋白质氨基酸特异序列来决定，因此考虑的模型参数亦不相同，根据不同种类的修饰开发的生物信息学预测网站众多，常见的服器如下。

1. Uniport　整合了包括 EBI（European bioinformatics institute）、SIB（the swiss institute of bioinformatics）、PIR（protein information resource）三大数据库的资源，是当今信息最丰富、资源最广的蛋白质

序列数据库，对于各种蛋白质的修饰，如磷酸化、醣基化等，服务器内皆有相对应的预测工具供研究者使用，是功能最全面的蛋白质在线分析数据库（https：//www. uniprot. org/）（图 16 – 14）。

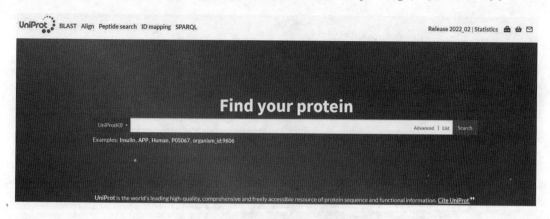

图 16 – 14　Uniport 所提供的搜索引擎

2. PhosphoSitePlus　其中关于翻译后修饰的信息主要来自于具体的实验结果以及高通量测序的预测。经过分析、整理和总结，PhosphoSitePlus 最后总共包括了 57664 个蛋白的 599017 个翻译后修饰位点。其中包括了包括磷酸化、乙酰化等多个翻译后修饰种类，并且数据库持续更新（https：//www. phosphosite. org/homeAction. action）（图 16 – 15）。

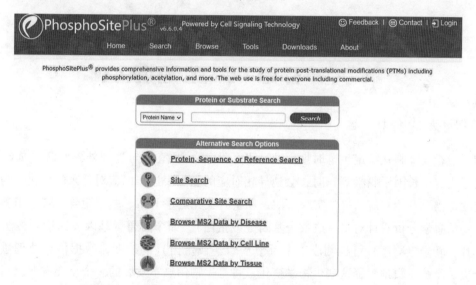

图 16 – 15　PhosphoSitePlus 的官网首页

（四）蛋白质相互作用的预测

有机体中大部分的生理、代谢功能都是由蛋白质完成，如信号通路、基因表达与调控、能量代谢、细胞周期等等，这些生化反应通过两个或多个蛋白相互作用、参与而完成，其中蛋白质相互作用网络与蛋白质彼此之间的关系极度复杂多变，因此系统性分析与研究特定疾病模型或是正常生理、发育过程中的多种蛋白质相互作用关系，是后基因组时代中不可或缺的板块，这对于了解蛋白之间的功能调控，乃至未来相关通路的药物开发都有具有重要的意义。目前，较具代表性的在线分析服器为 STRING（图 16 – 16），其中包含 14094 个物种、近 7000 万个蛋白质与超过 20 亿种蛋白质相互作用数据，该数据库能提供目标蛋白质的相互作用网络，同时可视化目标蛋白的三维立体结构与功能区域分析，并在蛋白互作网络中，以评分的形式揭示蛋白质互作发生的概率，部分数据亦经过科学实验验证，是一个预测模型与实验数据兼具，且相关信息较为丰富的在线服务器。

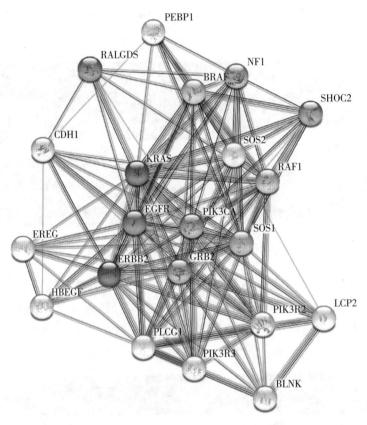

图 16 – 16 STRING 所分析的蛋白质相互作用网络示意图

四、基因表达分析

当个体、组织或细胞在特定生理时期（如生长、发育、繁殖）与受到外界刺激（如缺氧、氧化压力、微生物感染、生长因子刺激等）时，会诱导相对应的基因表达，以应对外来的变化。为了研究这类基因表达改变，需要有相对应的科学实验手段，如实时荧光定量 PCR、基因矩阵、转录组测序等。相较于早期的生物信息学分析只针对单一或数个基因（或蛋白），如今高通量基因表达检测方法（如基因矩阵、蛋白芯片、转录组测序）可检测成千上万个基因（或蛋白）的改变，数据信息处理量剧增。要如何高效地分类、系统逻辑地解释这些生物学变化，将是生物信息学发展的一个重要方向。目前基因表达分析主要分为下列常见几大类。

1. 差异基因表达分析 此分析的目的是发现两组实验样本中表达不同的基因，例如，比较肿瘤与正常组织中哪些基因上调、哪些基因下调，以为肿瘤相关研究人员选取实验方向提供了重要的依据。差异基因的筛选方法有很多，最简单的是阈值法，用变化倍数分析基因表达水平差异，即计算基因在两个条件下表达水平的比值，确定比值的阈值（比如改变 1.5 倍以上的基因定义为上调基因，1.5 即为该次实验中的阈值），将绝对值大于此阈值的基因判断为差异基因，分析结果多以表达量热图（Heat Map）或是火山图呈现（图 16 – 17）。另外还有些方法包括统计学的 T 检验法和 SAM 等方法。

2. 聚类分析 聚类分析又称表达模式分析，一般而言，表达模式相似的基因（或蛋白质）具有类似的生物学功能，通过此分析，获取不同样本间的差异表达模式，将表达模式相似的基因聚成一类，分析其功能，并比较不同样品之间的相似或相异性。分析的结果将不同的基因或蛋白归类到不同的簇（cluster，即具有相似表达模式的基因或蛋白质所组成的集合），各个不同簇中的基因集合可再细化，进

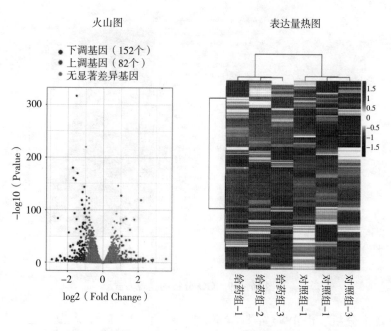

图 16 – 17　火山图与表达量热图

一步以基因功能 GO（Gene Ontology）富集分析和 KEGG 通路富集分析，深度解析不同的簇所执行的核心功能、信号通路等信息。聚类分析有多种不同的方法，常用的有 K – 均值聚类分析（K – means clustering analysis）与层次聚类分析（hierarchical clustering analysis）等，此分析的数据最后以散点图或树状热图呈现（图 16 – 18）。

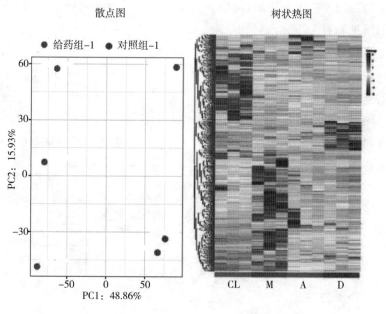

图 16 – 18　散点图与树状热图

3. GO 基因功能富集分析　即将分析中所得到差异基因以功能归类，如细胞周期相关基因、细胞凋亡相关基因、能量代谢相关基因等，观察或描述基因表达量变化时，以大类为主体进行阐释，如 COVID – 19 感染时，发炎相关的基因表达量会上调，以应对病毒的感染。透过 GO 富集分析，能将数以千计的差异基因根据其功能的相似性，归类到对应的类别进行分析，如此极大地降低了分析的难度，研究者再根据自身的研究方向，细化研究大类中个别基因的变化，挑选自己感兴趣的基因进行更深入的研究，此分析最后的数据多半以气泡图或直方图来呈现（图 16 – 19）。

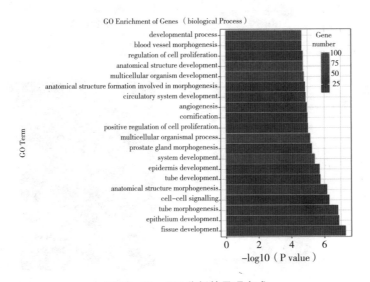

图 16-19　GO 分析的呈现方式

4. KEGG 通路富集分析　由 1995 年日本京都大学生物信息学中心建立的生物信息学数据库，整合了基因组、化学和系统功能的相关信息，其中最核心的为 KEGG 信号通路分析功能，可以用于预测各种细胞过程的蛋白质相互作用网络，包含当前关于分子相互作用网络的知识，如信号通路和代谢复合物，以及关于基因组计划产生的基因和蛋白质的信息和有关生化产物和反应的信息。因此在生物信息学分析过程中，KEGG 通路富集分析常常应用于差异表达基因的功能注释，了解差异表达的基因与他们所属的功能与作用通路，此分析最后的数据多半以气泡图（图 16-20）或信号通路图（图 16-21）来呈现。

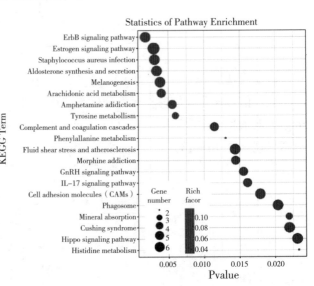

图 16-20　KEGG 分析的气泡图

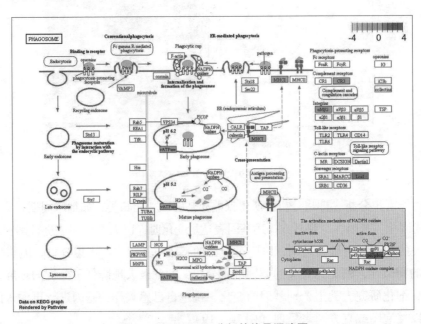

图 16-21　KEGG 分析的信号通路图

五、分子演化与系统发生

在物种漫长的进化过程中，生物大分子如核酸或蛋白质的变异会日积月累，并与其祖先产生巨大的差异，通过分析生物大分子中蕴藏的大量生物遗传信息并加以归类，绘制系统发生树形图，从而了解生物系统发育的关系，通过之前提到的同源性序列比较，明确基因进化与生物系统的内在规律，可更直观的估测物种间的亲缘关系，阐明物种间的进化历程，较传统比较形态学、比较生理学更准确，更有理论依据。

正常情况下，分子进化的速率相对恒定，即核酸或蛋白质序列中的替换频率保持稳定，随着时间变化的比例也几乎是恒定的。某一基因或蛋白质在不同物种间的取代数与所研究的物种间分歧时间接近正线性关系，这种分子水平的横速变异称之为"分子钟"，这对于判定物种演化分歧的时间节点是重要的参考指标。另外，分子进化具有高度保守性，功能重要的生物大分子，其进化速度要远低于功能次重要的分子，因此，保守标志基因亦是鉴定物种进化的参考依据（图 16 – 22）。

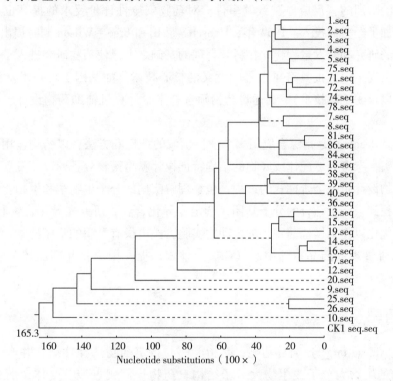

图 16 – 22　典型的分子进化树示意图

根据过往基因进化的规律，可预防与控制疾病的暴发，如以每年的流感病毒进化的趋势，开发相对应的流感疫苗，以降低重症患者的发生率。这类分析，较为常用的在线服务器为 NCBI 中的 BLAST，将多个目的序列输入后，以多重比对的功能来绘制出相对应的系统发育树。近年，随着蛋白质晶体研究的日益进展，以蛋白质立体结构为核心的结构进化分析应用也越来越广泛，对于小分子药物开发中，预测可能靶向的目标蛋白，或是推测小分子药物的脱靶率的重要参考指标（图 16 – 23）。

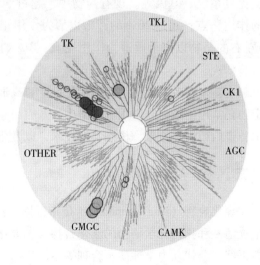

图 16 – 23　基于蛋白结构分析的分子进化树

第五节　药物研发

药物（drug）是指直接用于诊断、治疗或者疾病预防，调节机体功能和代谢活动的化学分子。药物研发经历了随机筛选，定向发掘和药物设计三个历史阶段。远古时代，人们为了生存从生活经验中得知某些天然物质可以治疗疾病与伤痛，这是药物的起源。继而开始从药用植物中筛选出有效的化学成分，如从鸦片中提取了吗啡作为医用止痛药、奎宁的树皮中提取了喹啉用于治疗疟疾。定向发掘兴起于20世纪20年代，最初的设想是利用合成的化合物或者染料来治疗微生物感染引发的疾病，如治疗锥体虫所引起的疾病，并取得了一定成效，盘尼西林、胰岛素等重要的药物就是在这一时期被开发出来。到了20世纪60年代后期，药物开发出现困难，传统的药物研究命中率低、花费巨大，成效也并不令人满意。这一时期出现的欧洲的"反应停"致畸事件，对药物安全性评价要求的提高也从客观上延长了药物的研制周期，增加了经费的投入。1964年，Hansch、藤田和Free－Wilson同时提出了定量构效关系的研究方法，将药物的研究和开发过程建立在科学合理的基础之上，使药物研究进入了一个革命化变化的新时代。这一时期出现了一大批具有重大影响意义的核心技术，如基因工程技术（结合微生物工程技术、细胞工程技术以及酶工程技术）、高通量药物筛选技术、计算机辅助药物设计、组合化学以及生物信息学等。

药物设计（drug design）是指综合应用多个学科领域的理论和方法，以药物作用的机理为指导，以药物作用靶点为源头，参考天然配体或底物的结构特征设计新型药物分子，以期发现特异性作用于靶点的新药的过程。药物设计是一个阶梯式的过程，包括理解疾病的分子生物学和生物化学特性，找到有效的药物作用靶点，找到与药靶结合的分子基团，选定先导化合物，研究先导化合物和药靶的结合特征，对先导化合物进行优化以作为候选药物，进行动物实验，挑出最有希望的临床药物，进行临床试验，再由国家食品药品监督管理局药品审评中心（CDE）评审，提交国家食品药品监督管理总局（CFDA）审批。

一、寻找药靶

药物作用靶点（drug target）简称药靶，是指能够与特定药物选择性结合并产生治疗疾病作用或调节生理功能作用的生物大分子或生物大分子结构。药物作用靶点涉及受体、酶、离子通道、转运体、免疫系统、基因等。现有药物中，超过50%的药物以受体为作用靶点，受体成为最主要和最重要的作用靶点；超过20%的药物以酶为作用靶点，特别是激酶抑制剂，在临床应用中具有特殊地位；6%左右的药物以离子通道为作用靶点；3%的药物以核酸为作用靶点；20%药物的作用靶点尚有待进一步研究。

确定新型有效的药靶是药物优化设计和高通量筛选的关键，对新药研发具有重要意义。当前筛选和鉴定药靶常用的策略和应用有：微生物基因组学信息获得研制新型抗生素的药靶，计算机辅助反向寻靶技术，蛋白质组学技术，核磁共振技术，以及蛋白芯片技术筛选药靶等。

二、先导化合物

先导化合物（lead compound）是指根据与药靶结合的分子结构特性，从众多的候选化合物中发现具有生物活性和独特化学结构的新化合物。先导化合物存在活性不够高，化学结构不稳定，毒性较大，选择性不好，药代动力学性质不合理等不足，需要对先导化合物进行化学修饰，使之得到进一步优化，并发展为理想的药物，这一过程称为先导化合物的优化。对先导化合物进行结构变换和修饰，可得到具有优良药理作用，受专利保护的新药品种，是现代新药研究的出发点。

一旦通过基因组学和药理学方法发现和证实了一个有用的药靶，识别先导化合物是新药开发的第一步。先导化合物的发现和寻找有多种多样的途径和方法。

（1）从天然产物活性成分中发现先导化合物。①植物来源：如解痉药阿托品是从茄科植物颠茄、曼陀罗及莨菪等植物中分离提取的生物碱。②微生物来源：如青霉素、环孢素 A 等。③动物来源：如具有降压作用的替普罗肽是从巴西毒蛇的毒液中分离出来的。④海洋药物来源：如 Eleutherobin 是从海洋柳珊瑚中得到的，具有抑制细胞微管蛋白聚合作用。

（2）通过分子生物学途径发现先导化合物。如在组胺的基础上发展的 H_1 受体拮抗剂和 H_2 受体拮抗剂。

（3）通过随机机遇发现先导化合物。如青霉素、β 受体阻断剂。

（4）从代谢产物中发现先导化合物。如由偶氮化合物磺胺米柯定发现磺胺类药物，阿司咪唑进一步发现诺阿司咪唑。

（5）从临床药物的副作用或者老药新用途中发现。例如，由异丙嗪发现吩噻嗪类抗精神病药物。

（6）从药物合成的中间体发现先导化合物。

在新药研发过程中，很多潜在的先导化合物被筛选，大量紧密结合物被识别，这些化合物都需要经过反复的严格评估，以决定它们是否适合于先导药物优化。一旦掌握了很多先导化合物信息，接下来就进入优化阶段，这需要做三件事：应用药物化学手段提高先导物对靶点的专一性；优化化合物的药物动力性能和生物可利用率；在动物身上进行化合物的临床前试验。

三、结构设计

结构设计（structural design）是指综合运用药物化学、分子生物学、量子化学、统计数学基础理论和当代科学技术以及电子计算机技术等手段，对药物的天然有效成分进行结构的改造。改造的方式包括切除、化学修饰和接枝。

四、药物试验

药物试验包括动物实验（animal trials）和临床试验（clinical trials）两个阶段。

动物实验中主要观察药物的两大方面，即药物对有机体的作用和有机体对药物的作用。动物实验的第一阶段主要研究药物对机体的作用，药物在整体上是否有效以及效应规律，观察是否有毒性和不良反应，观察药物在不同剂量下的安全性的大小等一系列问题，属于药物效应动力学的研究范围。第二阶段必须解决另一个问题，即有机体对药物的作用，有机体如何吸收、转运、代谢和排泄药物，属于药物代谢动力学的研究范围。根据药品种类不同，动物实验所需要的时间也不一样，很多时候动物实验可能会直接宣布药物需要重新开发，所以动物实验是一个反复的过程。

药物临床试验是指任何在人体（患者或健康志愿者）进行的药物系统性研究，以证实或发现试验药物的临床、药理和（或）其他药效学方面的作用、不良反应和（或）吸收、分布、代谢及排泄规律，以确定试验药物的安全性和有效性。药物临床试验一般分为 Ⅰ、Ⅱ、Ⅲ、Ⅳ 期临床试验和药物生物等效性试验以及人体生物利用度。通过药物临床试验的评估以后，再经过 CDE 评审和 CFDA 审批，新药才能投入市场。可以说新药研发是一项开发周期长、资金投入大、不可预测因素多的系统工程，具有较高的风险。

五、人类基因组学和药物设计

2001 年，人类基因组计划宣布全部完成，人类进入后基因组时代，药物设计也因此进入了一个全新的阶段。科学家通过认识重要疾病的致病基因序列，研究其蛋白质产物的结构和功能，并以此为基础进行药物的设计。在此过程中，计算机科学和信息科学辅助药物设计，包括模拟生物大分子的结构，研究其功能及其与药物小分子的相互作用，并通过计算机模拟"筛选"。这种通过计算机辅助的，针对基因与蛋白质的药物设计大大提高了药物设计的成功率，降低了前期的研究投入费用。

⊕ 知识链接

中国新药研发注册流程

1. 立项 进行市场调研工作，确定研发品种或治疗某类疾病药物上市后的市场潜力，从而选择适合的品种。

2. 临床前研究 一般品种的研发流程如下：小试产品→药效筛选→制备工艺优化数据→质量标准→中试放大→药理毒理→药剂工艺→稳定性实验→资料整理报批。

3. CDE 待批临床 根据药品注册管理办法相关规定，省局30日内完成资料的形式审查，注册现场核查等。

4. 临床试验 根据各类新药类别不同，进行Ⅰ、Ⅱ、Ⅲ、Ⅳ期临床试验。

5. CDE 待批生产 药品注册管理办法中申报新药生产；获准进入特殊审批程序的品种。CDE 审评结束后，送国家局审批，批准生产，获国药准字。

6. 生产批件的转移 企业试生产，申报物价上市，进行 GMP 认证工作等。

一个新药走完所有流程，至少需要7~8年的时间，需要投入巨大的人力财力，并面临难以预估的风险。而一旦成功上市，所能收获的市场价值也是非常巨大的。（CDE 为国家药品审评中心）

答案解析

目标检测

1. 什么是载体？基因工程常用的载体有哪些？
2. 基因工程中主要的工具酶是什么？
3. 简述组织工程的基本原理。
4. 什么是细胞培养？有哪些类型？
5. 未来生物信息学在研究领域中将扮演主角或配角？
6. 什么是药靶？什么是先导化合物？

（杨榆玲 郑 多）

书网融合……

本章小结

题库

参考文献

［1］吴相钰，陈守良，葛明德．陈阅增普通生物学［M］.4 版．北京：高等教育出版社，2014.

［2］朱正威，赵占良．生物学［M］．北京：人民教育出版社，2020.

［3］傅松滨．医学生物学［M］.9 版．北京：人民卫生出版社，2018.

［4］胡火珍，梁素华．医学生物学［M］.9 版．北京：科学出版社，2019.

［5］王望九．医学生物学［M］.2 版．北京：中国中医药出版社，2016.

［6］陈元晓，陈俊霞．医学细胞生物学［M］.2 版．北京：科学出版社，2017.

［7］龙莉，杨明．医学遗传学［M］．北京：科学出版社，2018.

［8］陈誉华，陈志南．医学细胞生物学［M］.6 版．北京：人民卫生出版社，2018.

［9］左伋．医学遗传学［M］.7 版．北京：人民卫生出版社，2018.

［10］丁明孝，王喜忠，张传茂，等．细胞生物学［M］.5 版．北京：高等教育出版社，2020.

［11］马萍，方玲．医学细胞生物学与遗传学实验指导［M］．北京：人民卫生出版社，2018.

［12］胡金良，王庆亚．普通生物学［M］.2 版．北京：高等教育出版社，2014.

［13］道金斯，黄可仁．祖先的故事［M］.2 版．北京：中信出版集团，2019.

［14］张闻．英汉人类基因词典［M］．北京：人民卫生出版社，2011.

［15］Alberts B. Molecular Biology of the Cell［M］.6ed. New York：Garland Publishing Inc，2015.

［16］Mader SS. Human Biology［M］.15ed. New York：McGraw – Hill Education，2018.